【画像再構成シリーズ】

逐次近似CT
画像再構成の基礎

[著者]

篠原　広行・橋本　雄幸

医療科学社

『逐次近似 CT 画像再構成の基礎』に収載の
プログラム，画像処理・表示ツール Display は
「医療科学社のホームページ」からダウンロードすることができます．

http://www.iryokagaku.co.jp/

本書のプログラムは
ハードウエア：Windows 7, 10 を OS とするコンピュータ
ソフトウエア：Microsoft Visual Studio 2010, 2015, 2017 日本語版
のシステム環境で動作することを確認しています．

【著作権】
本書に関係するプログラムの著作権は著者が所有しています．画像処理・表示ツール Display の著作権は橋本雄幸が所有しています．

【禁止事項】
プログラム，画像処理・表示ツール Display を，権利者の許諾なく複製し，無償・有償を問わず，頒布・貸与，公衆送信（インターネットやファイル交換ソフト等で公開・送信すること，送信可能状態に置くこと等）することはできません．

【免責事項・その他】
著者および株式会社医療科学社はプログラムを使用したことによって発生した，いかなる損害・障害について一切の責任を負いません．

ソフトウエア名，OS 名は，各メーカの商標または登録商標です．

はじめに

　本書は逐次近似CT画像再構成の基礎について解説した専門書である．診療放射線技師，医学物理士，医師，医療関係企業技術者，保健医療系大学生，理工系大学生の方などで，逐次近似CT画像再構成の中身に関心のある方を対象にしている．本書の特色は，本文の再構成画像あるいはその処理画像を付属のC言語プログラムと「画像処理・表示ツールDisplay68」によって確認できる環境を整えていることである．本文に掲載したプログラムおよびダウンロード用のプログラムは，C言語初心者にもわかりやすいように，基礎的なC言語を用い記述している．

　CTには解析的な画像再構成のフィルタ補正逆投影法（FBP法）が用いられている．2000年中期頃には線量の低減技術が重視され，解析的画像再構成法とは別に，新たなCT画像再構成として逐次近似法を用いた統計的画像再構成法（逐次近似CT画像再構成法）が提案された．そして，今日では，医療機器メーカはそれぞれ独自の逐次近似CT画像再構成法をCTに搭載している．しかし，実際どのような画像再構成法が用いられているかについての詳細は医療機器メーカから明らかにされていない．

　逐次近似CT画像再構成法に関し数式を用い解説した文献は世界的にほとんど存在しなかったが，筑波大学 工藤博幸教授によって，2014年に3種類の逐次近似CT画像再構成 "True IR"，"Hybrid IR"，"Image space denoising" 法が解説された（低被曝CTにおける画像再構成—統計的画像再構成，逐次近似画像再構成，圧縮センシングの基礎—. Med Imag Tech 32: 239-248, 2014）．この論文は各社の共同研究グループが製品開発前に公表した論文をもとにまとめられており，工藤博幸教授が論文の中で，"ただし，非公開のため本当にどうなっているかはわからない" と述べられている．

　このように，論文の数式とCTのアルゴリズムに使用されている数式との整合性は不明であるが，これまでブラックボックスであった逐次近似CT画像再構成法の数式が示されたことはCTの研究と教育において大きな意義がある．しかし，今日に至るまでそれら数式を実装し再構成画像の画質を調べた報告はない．著者らは，工藤博幸教授が示した数式を実装し，2018年4月の第115回日本医学物理学会学術大会において3種類の逐次近似CT画像再構成法の特徴について発表を行い，医学物理誌に報告した．本書はこれらをもとに，第2章で逐次近似CT画像再構成法の数式およびその実装について詳細に解説し，再構成画像を提示している．

　第1章は第2章の主要な役割を果たす正則化について，画像再構成を含まない雑音除去に正則化を用い解説している．画像再構成に比較し，数式構造がより簡単な雑音処理において正則化を体験することで第2章に円滑に進みやすいと考えた．

　第3章では数値実験に必要なファントムの作成，投影データの作成，投影データへの雑音の加え方，画像再構成について解説している．

　第4章のCTの性能評価，第5章の線形フィルタ処理と非線形フィルタ処理は，再構成画像の情報処理を扱っている．第4章では，エッジ法による線広がり関数の測定，MTF，ノイズパワースペクトルなどの数値実験を行える．ノイズパワースペクトルについては，先行研究の数式を引用し解説している他，特に，その形状の成り立ちを数値実験に基づき詳細に考察している．そして，ノイズパワースペクトルの測定誤差の原因になる折り返しを防ぐ方法を述べ，この方法で算出したノイズパワースペクトルは理論式に近い形状になることを示す．

　第5章では，線形フィルタ処理，メディアンフィルタ，バイラテラルフィルタ，Nonlocal meansフィルタなどを用いた非線形フィルタ処理などの数値実験を行える．本章で非線形フィルタ処理を体験することで，第6章の非線形フィルタを用いた逐次近似CT画像再構成に進みやすくなることを意図した．

第6章は第5章の非線形フィルタの画像再構成への応用例を紹介している．情報科学において画期的な理論として登場した圧縮センシングは，MRIの高速撮像技術として臨床に導入され，CTにおいても圧縮センシングの研究が行われている．圧縮センシングでは対象画像を疎な信号の画像（非零の値が少ない画像）に変換するスパース変換が重要な役割を果たす．第6章では，非線形フィルタを用いたスパース変換について紹介し，通常の角度サンプリング数（ビュー数）に非線形フィルタを用いた逐次近似CT画像再構成の例を示す．

なお，本書について，以下の点をご了承いただきたい．

1) パワーポイント上で暗い画像については，紙面での画像を見やすくするために，実際の値を基準にする標準の明るさとコントラストよりも，パワーポイントの画面で（明るさ + 20，コントラスト + 20），あるいは（明るさ + 20）にして作成した図を使用している．そのため，実際の数値での画像を観察するにはDisplayで表示していただきたい．上記の対象画像は以下の通りである．
   （明るさ + 20，コントラスト + 20）：図1-19
   （明るさ + 20）：図1-20，図1-21，図2-1，図2-2，図2-3，図2-4，図2-5，図2-6
2) 本文に掲載したプログラムのうち，フーリエ変換の関数など他のプログラムでも使用するものは1つのプログラムにのみ掲載している．
3) 説明の都合上，必要に応じ，著者らの既出書籍の本文，図を使用している．

最後になりましたが，出版に際し，医療科学社の齋藤聖之氏，小柳晶子氏には大変お世話になりましたことをお礼申し上げます．

2018年11月

篠原広行　　橋本雄幸

＜逐次近似CT画像再構成の基礎　目次＞

はじめに／目次／プログラム一覧
画像処理・表示ツール Display68 で新しく追加した機能

第1章　逐次近似法と正則化 …………………………………… 3

- 第1節　X線の減弱 …………………………………………………… 3
- 第2節　ラドン変換 …………………………………………………… 5
- 第3節　透過光子の分散と投影データの分散 ……………………… 8
- 第4節　対数変換に伴う投影データの修正 ………………………… 9
- 第5節　統計的画像再構成法 ………………………………………… 14
- 第6節　正則化関数と雑音除去 ……………………………………… 20
  - (1) ベクトルのノルム・20
  - (2) 凸関数と目的関数の最小化・24
  - (3) 関数の等高線・25
  - (4) 正則化関数と雑音除去・27
- プログラム／ P1-6denoising_cg_TV・46

第2章　逐次近似CT画像再構成 ……………………………… 53

- 第1節　True IR 法 …………………………………………………… 53
- 第2節　Hybrid IR 法 ………………………………………………… 55
- 第3節　Image space denoising 法 ………………………………… 56
- 第4節　逐次近似CT画像再構成法のブロック化 ………………… 59
- 第5節　勾配法 ………………………………………………………… 61
- 第6節　最急降下法 …………………………………………………… 67
- 第7節　共役勾配法 …………………………………………………… 71
- 第8節　バックトラッキング法による直線探索 …………………… 74
- プログラム／ P2-1trueIR, P2-2hybridIR, P2-3isd, P2-5ossart_ptn・76

第3章　数値ファントムと投影データの作成 ……………… 111

- 第1節　数学と画像の座標系 ………………………………………… 111
- 第2節　座標の回転 …………………………………………………… 112
- 第3節　固定座標系と回転座標系 …………………………………… 114
- 第4節　楕円画像 ……………………………………………………… 117
- 第5節　数値ファントム ……………………………………………… 118
- 第6節　画像からの投影データの作成 ……………………………… 125
- 第7節　投影データへのポアソン雑音の付加 ……………………… 129
- 第8節　投影データへのガウス雑音の付加 ………………………… 131
- 第9節　FBP 画像再構成 ……………………………………………… 132

第 10 節　FBP 法の角度サンプリング数 …………………………………… 136
　　　　プログラム／P3-3numerical phantom・141

第 4 章　CT の性能評価 …………………………………………… 147

　　第 1 節　線広がり関数の測定 ………………………………………………… 147
　　第 2 節　MTF の測定 ………………………………………………………… 150
　　第 3 節　ノイズパワースペクトルの測定 …………………………………… 151
　　第 4 節　窓関数とノイズパワースペクトル ………………………………… 155
　　第 5 節　逆投影の補間関数 …………………………………………………… 160
　　第 6 節　ノイズパワースペクトルの理論式 ………………………………… 162
　　第 7 節　補間関数とノイズパワースペクトル ……………………………… 163
　　第 8 節　シンク補間を用いたノイズパワースペクトル …………………… 171
　　　　プログラム／P4-1mkedge, P4-3mkmtf, P4-4nnps, P4-7nps_db_fbp_win・176

第 5 章　線形フィルタ処理と非線形フィルタ処理 ………… 197

　　第 1 節　線形フィルタと非線形フィルタ …………………………………… 197
　　第 2 節　移動平均フィルタ …………………………………………………… 200
　　第 3 節　荷重平均フィルタ …………………………………………………… 202
　　第 4 節　ガウスフィルタ ……………………………………………………… 203
　　第 5 節　メディアンフィルタ ………………………………………………… 204
　　第 6 節　バイラテラルフィルタ ……………………………………………… 204
　　第 7 節　Nonlocal means フィルタ ………………………………………… 209
　　　　プログラム／P5-4medianfilter, P5-5bilateralfilter, P5-6nlmeansfilter・214

第 6 章　非線形フィルタを用いた逐次近似 CT 画像再構成 … 225

　　第 1 節　近接作用素 …………………………………………………………… 225
　　第 2 節　メジャライザー最小化（Majorizer Minimization）法 …………… 227
　　第 3 節　勾配法とメジャライザー最小化法の関係 ………………………… 230
　　第 4 節　非線形フィルタを用いた逐次近似 CT 画像再構成 ……………… 231
　　　　プログラム／P6-3trueIR_nlmeans・241

参考文献・251
索引・255
著者略歴・258

<プログラム一覧>

プログラム名	実験内容
第1章	
P1-1denoising_cg_quadratic.c	正則化に2次関数を用いた雑音除去.
P1-2denoising_cg_Gngauss.c	正則化に一般化ガウス関数を用いた雑音除去.
P1-3denoising_cg_Huber.c	正則化にHuber関数を用いた雑音除去.
P1-4denoising_cg_Geaman.c	正則化にGeaman関数を用いた雑音除去.
P1-5denoising_cg_Elad.c	正則化にElad関数を用いた雑音除去.
P1-6denoising_cg_TV.c	正則化にTVを用いた雑音除去.
P1-7denoising_TV.c	正則化にTVを用いた雑音除去. 目的関数の最小化に勾配法を用いている.
第2章	
P2-1trueIR.c	True IR法.
P2-2hybridIR.c	Hybrid IR法.
P2-3isd.c	Image space denoising法.
P2-4ossart.c	ブロック化したTrue IR法.
P2-5ossart_ptn.c	ブロック化したTrue IR法. 乱数の初期値を変え多数回の実験を行う. 関心領域のマスク画像を入力することで画像全体の他, 関心領域別に線減弱係数±標準偏差, RMSE±標準偏差を出力する.
P2-5trueIR_exp.c	勾配法を用いたTrue IR法.
第3章	
P3-1mkellipse.c	楕円画像の作成.
P3-2mkphatomt.c	複数の楕円画像を作成する. Shepp-Loganファントムはこのプログラムを利用し作成できる.
P3-3numerical phantom.c	xdisk_1からxdisk_12ファントムの作成. 12個の数値ファントムの座標を記載している. 実行するときは目的の数値ファントムのコメントを外す.
P3-4mkprj_xct_img.c	画像からシステム行列を用い投影データを作成.
P3-5exptrans.c	投影データから計測データに変換する.
P3-6addpoisson.c	投影データにポアソン雑音を加える.
P3-7logtrans.c	対数変換し投影データを作成.
P3-8addgaussian_dB.c	デシベル単位のガウス雑音を投影データに加える.
P3-9addgaussian_c.c	平均0, 標準偏差1のc倍のガウス雑音を投影データに加える.
P3-10fbp.c	実空間でフィルタの畳み込みを行うフィルタ補正逆投影法.
P3_11fbp_2	周波数空間でフィルタの乗算を行うフィルタ補正逆投影法.
第4章	
P4-1mkedge.c	線広がり関数測定用のエッジ画像の作成.
P4-2mklsf.c	エッジ画像から線広がり関数の作成.
P4-3mkmtf.c	MTFの計算.
P4-4nnps.c	ノイズパワースペクトルの計算.
P4-5nnps_db.c	雑音レベルを変えたノイズパワースペクトルの計算.
P4-6nps_db_fbp	雑音レベルを変えたFBP雑音のノイズパワースペクトルの計算.
P4-7nps_db_fbp_win	再構成フィルタの窓関数を変えたFBP雑音のノイズパワースペクトルの計算.

第5章	
P5-1smafilter.c	移動平均フィルタ.
P5-2wmafilter.c	荷重平均フィルタ.
P5-3gaussfilter.c	ガウスフィルタ.
P5-4medianfilter.c	メディアンフィルタ.
P5-5bilateralfilter.c	バイラテラルフィルタ.
P5-6nlmeansfilter.c	Nonlocal means フィルタ.
第6章	
P6-1trueIR_median.c	メディアンフィルタを用いた逐次近似CT画像再構成.
P6-2trueIR_bilatral.c	バイラテラルフィルタを用いた逐次近似CT画像再構成.
P6-3trueIR_nlmeans.c	Nonlocal means フィルタを用いた逐次近似CT画像再構成.
P6-4trueIR_TV.c	TVを用いた逐次近似CT画像再構成.

＜画像処理・表示ツール Display68 で新しく追加した機能＞

1) Excelファイルで作成した楕円の組み合わせからなる数値ファントムの座標データを複写,「楕円データの貼り付け」を選択, 貼り付けると数値ファントム画像が作成される.

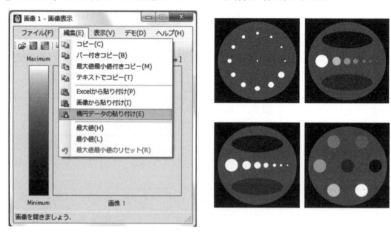

2) 逐次近似画像再構成法に勾配法, 最急降下法, 共役勾配法を追加した.

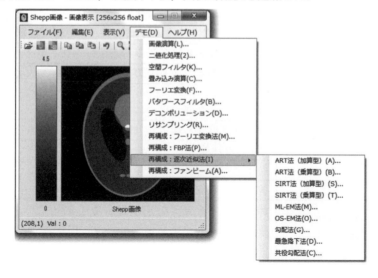

【画像再構成シリーズ】

逐次近似 CT 画像再構成の基礎

第1章　逐次近似法と正則化
第2章　逐次近似 CT 画像再構成
第3章　数値ファントムと投影データの作成
第4章　CT の性能評価
第5章　線形フィルタ処理と非線形フィルタ処理
第6章　非線形フィルタを用いた逐次近似 CT
　　　　画像再構成

〈第1章〉
逐次近似法と正則化

　逐次近似CT画像再構成法は投影データだけを利用するのではなく，原画像に関する先見情報を利用し再構成画像を得る．原画像に関する先見情報を利用した画像再構成を正則化画像再構成という．本書は，正則化画像再構成をCTに応用した逐次近似CT画像再構成法の数学基礎とC言語によるアルゴリズムの実装法を解説している．

　正則化画像再構成には，投影データに等分散を仮定し正則化を行うか，それとも投影データの分散を考慮し正則化を行うかの2通りの考え方があるが，本書は後者の分散を考慮する正則化画像再構成を主に扱う．商用CTは，装置の幾何学形状や光子計測の物理過程などがシステム行列（原画像と投影データの関係を表す行列）に組み込まれた精巧かつ複雑なものであるが，本書では，システム行列は原画像の平行ビームによる線積分で表されると仮定している．非常に簡略化したシステム行列ではあるが，逐次近似CT画像再構成の基礎について学習するには十分である．

　本章では，逐次近似CT画像再構成の基礎となる，透過光子の分散とその対数変換で得られる投影データの分散との関係，統計的画像再構成，正則化関数（正則化に用いられる関数）と雑音除去などについて述べる．

〔第1節〕　X線の減弱

　単位長さあたり光子の減弱を表す線減弱係数を μ cm^{-1} とする．図1-1は吸収体の線減弱係数が位置に依らず一定（一様吸収体）とし，強度 I の光子が長さ Δl の吸収体に入射する様子を示す．吸収体との相互作用（光子の吸収・散乱）による光子の変化量は，入射強度，線減弱係数，吸収体の長さに比例すると考えられ次式で表される．

$$\Delta I = -I\mu\Delta l \tag{1-1}$$

(1-1)式は入射光子数が多い程，線減弱係数が大きい程，そして吸収体が長い程，光子が吸収体と相互作用をする機会が増えると予想される式となっている．吸収体の長さが無限小のとき(1-1)式は

$$dI = I\mu dl \tag{1-2}$$

となる．変数分離形の積分をし

$$\frac{dI}{I} = -\mu dl \tag{1-3}$$

吸収体がないときの入射強度を I_0 とすると次式が得られる．

$$I = I_0 e^{-\mu l} \tag{1-4}$$

　線減弱係数が一定な吸収体について入射強度と透過強度の関係式が得られたので，(1-4)式を用い図1-2のように線減弱係数が一定な3つの吸収体を並べたときの透過強度を考える．1番目の吸収体は線減弱係数 μ_1，長さ l_1 からなり (μ_1, l_1) と表す．2番目の吸収体は線減弱係数 μ_2，長さ l_2 の (μ_2, l_2)，3

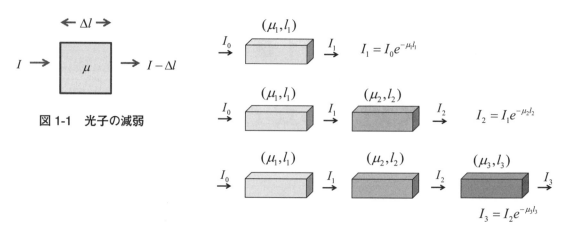

図1-1 光子の減弱

図1-2 3つの吸収体による光子の減弱

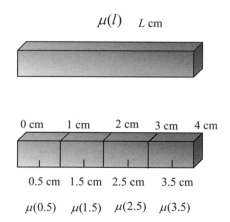

図1-3 線減弱係数が位置に依存して変化する吸収体

番目の吸収体は線減弱係数 μ_3，長さ l_3 の (μ_3, l_3) と表す．1番目の吸収体を透過する光子数は

$$I_1 = I_0 e^{-\mu_1 l_1}$$

となる．2番目の吸収体については1番目の吸収体を透過した光子が入射強度となるので，透過強度は次式で与えられる．

$$I_2 = I_1 e^{-\mu_2 l_2} = I_0 e^{-(\mu_1 l_1 + \mu_2 l_2)}$$

3番目の吸収体については2番目の吸収体を透過した光子が入射強度となるので，透過強度は次式で与えられる．

$$I_3 = I_2 e^{-\mu_3 l_3} = I_0 e^{-(\mu_1 l_1 + \mu_2 l_2 + \mu_3 l_3)}$$

次に図1-3のように線減弱係数が位置に依存し変化する不均一吸収体に対し，光子が入射した場合の透過強度について考える．吸収体を小区間に分割する．区間内でも線減弱係数は変化するが，各区間の中央の位置における線減弱係数で代表する．区間の幅（Δl）が1 cmのとき1番目の区間の線減弱係数は0.5 cmにおける線減弱係数 $\mu(0.5)$，2番目の区間では1.5 cmにおける $\mu(1.5)$，3番目の区間では2.5 cmにおける $\mu(2.5)$，4番目の区間では3.5 cmにおける線減弱係数 $\mu(3.5)$ であるとする．長さ4 cmの吸収体を透過する光子数 I_4 は

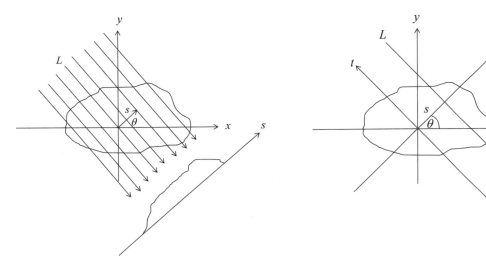

図 1-4　線積分で表される 2 次元ラドン変換　　　図 1-5　直線上の積分経路

$$I_4 = I_0 e^{-\{\mu(0.5)\cdot 1 + \mu(1.5)\cdot 1 + \mu(2.5)\cdot 1 + \mu(3.5)\cdot 1\}}$$

となる．以上から長さ L の吸収体を n 分割した場合には次式で表される．

$$I = I_0 e^{-\sum_{m=1}^{n} \mu_m l_m} \tag{1-5}$$

分割数を多くしていくと各小区間内では線減弱係数を一定とみなせるので和が積分となり，不均一吸収体の透過強度は次式で表される．

$$I = I_0 e^{-\int_0^L \mu(l) dl} \tag{1-6}$$

〔第 2 節〕　ラドン変換

固定座標系 (x, y) とそれに対し半時計回りに回転した回転座標系 (s, t) の関係は次式で表される．

$$\begin{aligned} s &= x\cos\theta + y\sin\theta \\ t &= -x\sin\theta + y\cos\theta \end{aligned} \tag{1-7}$$

固定座標は回転座標を用い次式で表される．

$$\begin{aligned} x &= s\cos\theta - t\sin\theta \\ y &= s\sin\theta + t\cos\theta \end{aligned} \tag{1-8}$$

図 1-4 のように 2 次元関数 $f(x, y)$ を直線 L 上で積分することを線積分（投影）という．図 1-5 の s は x 軸と θ の傾きをなしており，原点から直線 L に下ろした垂線の距離である．s に平行な直線を検出器の並びとし，線積分の値が s 上に測定される様子を示している．線積分を用いラドン変換 $\mathcal{R}\{f(x, y)\}$ は次式で表される[1]．

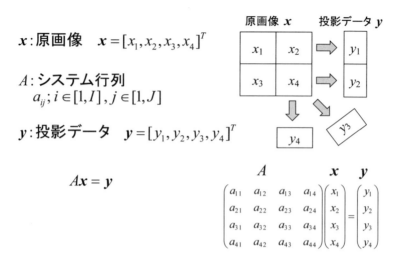

図 1-6　原画像，システム行列，投影データの簡単なモデル

$$p(s,\theta) = \mathcal{R}\{f(x,y)\} = \int_{-\infty}^{\infty} f(x,y)\,dt$$
$$= \int_{-\infty}^{\infty} f(s\cos\theta - t\sin\theta, s\sin\theta + t\cos\theta)\,dt \tag{1-9}$$

(1-9) 式は (x,y) を (1-8) 式で置き換えている．デルタ関数 $\Delta(\cdot)$ を用いた表記ではラドン変換は

$$p(s,\theta) = \mathcal{R}\{f(x,y)\} = \int_{-\infty}^{\infty}\int_{-\infty}^{\infty} f(x,y)\delta(x\cos\theta + y\sin\theta - s)\,dxdy \tag{1-10}$$

となる．デルタ関数は括弧内が零になるすなわち s が (1-7) 式の 1 行に等しくなる (x,y) 座標を抽出する性質があるので (1-9) 式を (1-10) 式のように書ける．$f(x,y)$ を線減弱係数の分布とすると (1-6) 式の入射強度と透過強度の関係から投影は次式で表される．

$$p(s,\theta) = \frac{I_0}{I} = \int_{-\infty}^{\infty} f(x,y)\,dt \tag{1-11}$$

$p(s,\theta)$ を本書では投影もしくは投影データと呼ぶことにする．投影データと記載する場合には CT 装置を仮想した実測データを指し，仮想した実測データでなく計算で求めた場合（例えば，逐次近似法において画像からシステム行列（投影行列）を用い計算で求めた投影）は単に投影と記す．

図 1-6 において原画像の線減弱係数分布を x，投影データを y，システム行列を A とし行列の要素を a_{ij} で表す．太字はベクトルを表しベクトルの成分は通常文字の下付添字で表す．原画像の画素を表すのに j（画素の総数 J），検出器を表すのに i（検出器の総数 I）を用いる．この i は投影データの番号でもある．システム行列は原画像と投影データの関係を表す行列である．CT の場合，図 1-7 のように i 番目の X 線が画像 j を通過する長さを a_{ij} とするが，本書では，図 1-8 のように検出器に 1 画素の幅があると仮定し，a_{ij} は画素が検出器に投影される面積としている．図 1-9 に矩形内の線減弱係数が一定のときの透過強度と投影を示す[2),3)]．

第1章 逐次近似法と正則化 —— 7

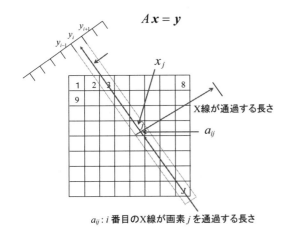

図 1-7 画像から順投影の計算法（直線法）

a_{ij}：i 番目のX線が画素 j を通過する長さ

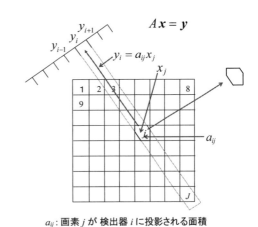

図 1-8 画像から順投影の計算法（面積法）

a_{ij}：画素 j が検出器 i に投影される面積

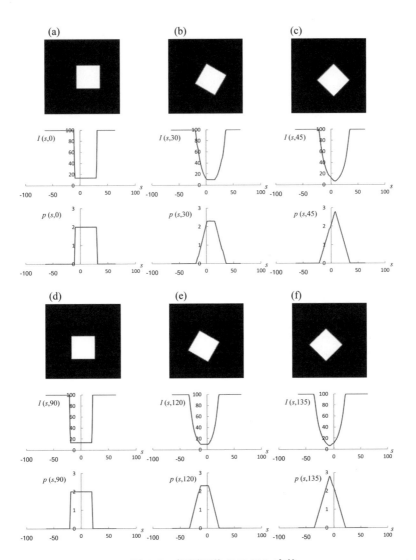

図 1-9 矩形画像のラドン変換

〔第3節〕 透過光子の分散と投影データの分散

統計的画像再構成法は投影データの分散を考慮した数式の構造になっているのが特徴であり，投影データを定数として扱う代数的方法と異なる．本節では，入射光子が被写体を透過し検出器で観測される透過光子はポアソン分布に従うと仮定し，透過光子の分散と投影データの分散について整理する．入射光子には統計変動がなく一定として扱い，入射光子数を n_0 とする．透過光子には統計変動がありその期待値を $\bar{n}_i$，i 番目の検出器の透過光子数の実測値を n_i とする．また，本章第2節では投影を $p(s,\theta)$ と表したが本節では i 番目の投影を y_i と表す．

$$(s,\theta) \to i, \quad p(s,\theta) \to y_i \tag{1-12}$$

透過光子数の期待値は次式で表される（expは指数関数を示す）．

$$\bar{n}_i = n_0 \exp\left(-\sum_{j=1}^{J} a_{ij} x_j\right) \tag{1-13}$$

投影データの期待値は次式で表される．

$$\bar{y}_i = \ln \frac{n_0}{\bar{n}_i} = \ln n_0 - \ln \bar{n}_i \tag{1-14}$$

透過光子数が n_i のとき投影データの実測値は次式で表される．

$$y_i = \ln \frac{n_0}{n_i} = \ln n_0 - \ln n_i \tag{1-15}$$

透過光子がポアソン分布に従うとその分散 σ_i^2 は期待値に等しいので，分散と標準偏差 σ_i は

$$\sigma_i^2 = \bar{n}_i, \quad \sigma_i = \sqrt{\bar{n}_i} \tag{1-16}$$

となる．これから透過光子数は次式で表される．

$$n_i = \bar{n}_i \pm \sqrt{\bar{n}_i} \tag{1-17}$$

したがって，投影データは次式で表される．

$$y_i = \ln n_0 - \ln\left(\bar{n}_i \pm \sqrt{\bar{n}_i}\right)$$

$$= \ln n_0 - \ln \bar{n}_i + \ln\left(1 \pm \frac{1}{\sqrt{\bar{n}_i}}\right) \tag{1-18}$$

右辺第3項の対数関数を次式のテイラー展開

$$\ln(1+z) = z - \frac{z^2}{2} + \frac{z^3}{3} - \cdots \quad (-1 < x < 1) \tag{1-19a}$$

$$\ln(1-z) = -z + \frac{z^2}{2} - \frac{z^3}{3} + \cdots \quad (-1 < x < 1) \tag{1-19b}$$

すると

クランプ処理

$$n_i = \begin{cases} n_i & n_i > 1 \\ 1 & n_i \leq 1 \end{cases}$$

入射光子数 n_0	$\ln(n_0/1)$
50	3.912
100	4.605
250	5.521
500	6.215
2000	7.601

図 1-10　投影データのクランプ処理

$$\begin{aligned} y_i &= \ln n_0 - \ln \bar{n}_i + \ln\left(1 \pm \frac{1}{\sqrt{\bar{n}_i}}\right) \\ &= \ln n_0 - \ln \bar{n}_i \pm \frac{1}{\sqrt{\bar{n}_i}} \\ &= \bar{y}_i \pm \frac{1}{\sqrt{\bar{n}_i}} \end{aligned} \quad (1\text{-}20)$$

が得られる．入射光子数と透過光子数の比が対数変換される結果，投影データの分散は

$$\sigma_{y_i}^2 = \frac{1}{\bar{n}_i} \quad (1\text{-}21)$$

となり，標準偏差は

$$\sigma_{y_i} = \frac{1}{\sqrt{\bar{n}_i}} \quad (1\text{-}22)$$

となる[4]．なお，本節の数式は文献 4) を参考にさせていただいた．

〔第 4 節〕　対数変換に伴う投影データの修正

入射光子数 n_0 は統計変動のない定数として扱い，透過光子数 n_i はポアソン分布に従うと仮定する．これを次式で表す．

$$n_i = Poisson(n_i) \quad (1\text{-}23)$$

CT の投影データ y_i は入射光子数 n_0 と透過光子数 n_i の比を対数変換して得られる．投影データの作成において透過光子数が零のとき対数変換をすることができないため，透過光子数を 1 にする処理（クランプ処理[5]～[8]）を行う．

$$n_i = \begin{cases} n_i & n_i > 1 \\ 1 & n_i \leq 1 \end{cases} \quad (1\text{-}24)$$

入射光子数と透過光子数の比が対数変換される結果，透過光子数の期待値を $\bar{n}_i$ とすると投影データの分散は前述の（1-21）式で表される．ガウス雑音を加法的に透過光子に加えると透過光子数が零あるいは負値になる場合がある．この場合も上記のクランプ処理が行われる．図 1-10 に入射光子数が 50，100，250，500，2000 のときのクランプ処理による投影データを示す．$n_0 = 50$ では透過光子数が 1 以下のとき投影データは 3.912 になる．

以下ではクランプ処理を図 1-11 に xdisk_7 を用い具体的に示す．図 1-11（a）の xdisk_7 は直径 18.4

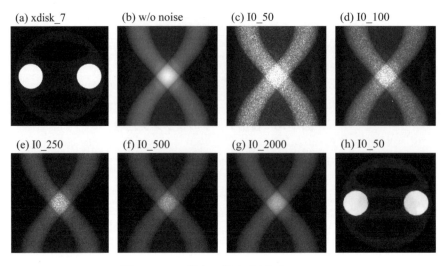

図 1-11　入射光子数と投影データ

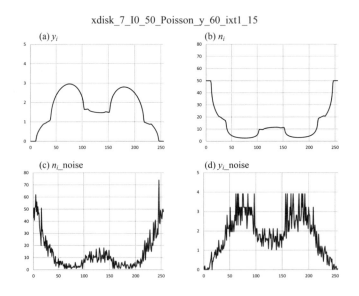

図 1-12A　入射光子数 50，投影角度投影角度 42° における投影データ（図 1-11（c））のプロファイル

cm，線減弱係数 0.1 cm^{-1} の円内に長径 12 cm，短径 8 cm，線減弱係数 0.035 cm^{-1}，0.065 cm^{-1} の楕円，直径 5 cm，線減弱係数 0.4 cm^{-1} の小円を含む．(b) は雑音を含まない投影データ，(c)，(d)，(e)，(f)，(g) はそれぞれ n_0 = 50, 100, 250, 500, 2000 のときのポアソン雑音を含む投影データを示す．(h) は n_0 = 50 について，第 2 章で述べる True IR 法（iterative reconstruction：IR）の再構成画像である．
図 1-12A は図 1-11（c）で n_0 = 50 のときの y = 60（縦方向を y として y = 0 〜 255 の y = 60 の行で投影角度 42° に相当）における投影データのプロファイル（横方向を x として x = 0 〜 255）を示す．(a) は雑音を含まない投影データ，(b) は (a) の透過光子数，(c) は雑音を含む透過光子数，(d) は (c) にクランプ処理を行った雑音を含む投影データである．この投影角度では高吸収体の 2 つの円に共

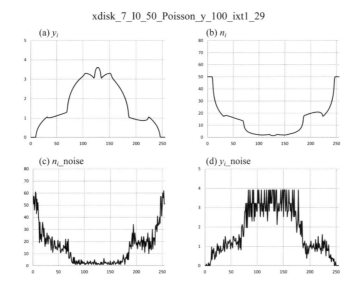

図 1-12B 入射光子数 50，投影角度 70° における投影データのプロファイル

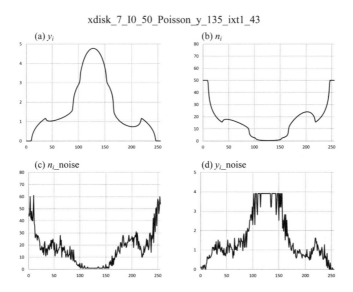

図 1-12C 入射光子数 50，投影角度 95° における投影データのプロファイル

に入射する光子はないため，それぞれ 1 つの円を通過する際に強い減弱を受ける．その結果，(a) の投影データにはピークが 2 つあり，これらの近傍では透過光子数が 1 以下になる．クランプ処理によって透過光子数は 1 に整数化されるため，投影データの最大値は 3.912 に制限される．**図 1-12A** ではクランプ処理の対象になる光子数は 15 個である．**図 1-12B** は $y = 100$（投影角度 70°）における投影データのプロファイルを示す．この投影角度では高吸収体の 2 つの円に共に入射する光子が存在し，強い減弱を受ける機会が増える結果，クランプ処理の対象になる光子数は 29 個になる．**図 1-12C** は $y = 135$（投影角度 95°）における投影データのプロファイルを示す．この投影角度では高吸収体の 2 つの円に共に入射する光子がさらに多くなる結果，クランプ処理の対象になる光子数は 43 個に増加する．クラン

12 —— 逐次近似CT画像再構成の基礎

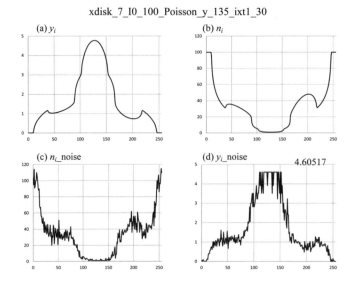

図 1-13 入射光子数 100，投影角度投影角度 95°における投影データ（図 1-11（d））のプロファイル

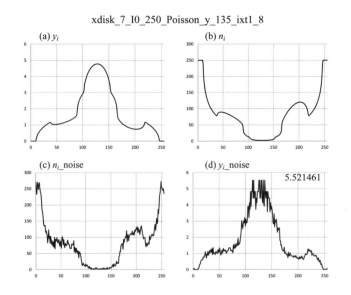

図 1-14 入射光子数 250，投影角度投影角度 95°における投影データ（図 1-11（e））のプロファイル

プ処理された投影データは線減弱係数分布の情報を失うため，これらの全投影データに占める割合が大きくなると正確な線減弱係数の再構成が困難になる．

　図 1-13 は入射光子数が 100 のときの投影角度 95°における投影データのプロファイルを示す．入射光子数が 100 になると入射光子数が 50 のときに比較し透過光子数は多くなる．透過光子数を期待値とするポアソン雑音を加えるので入射光子数が 100 では入射光子数が 50 のときに比較し透過光子数が 1 以下になる確率は減少する．その結果，クランプ処理の対象になる光子数は 30 個に減少する．図 1-14 は入射光子数が 250 のときの投影角度 95°における投影データのプロファイルを示す．クランプ処理の対象になる光子数は 8 個になる．図 1-15 は入射光子数が 500 のときの投影角度 95°における投影

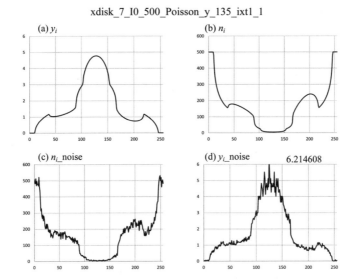

図 1-15　入射光子数 500，投影角度投影角度 95° における投影データ（図 1-11（f））のプロファイル

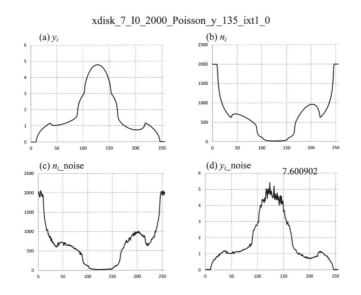

図 1-16　入射光子数 2000，投影角度投影角度 95° における投影データ（図 1-11（g））のプロファイル

データのプロファイルを示す．クランプ処理の対象になる光子数は 1 個になる．図 1-16 は入射光子数が 2000 のときの投影角度 95° における投影データのプロファイルを示す．クランプ処理の対象になる光子数は 0 個になる．この場合，線減弱係数分布の情報は雑音で劣化されているものの，クランプ処理で失われる情報はない．

逐次近似画像再構成

$$Ax = y$$

x：原画像
A：システム行列
y：投影データ

$$a_{11}x_1 + a_{12}x_2 + \cdots a_{1J}x_J = y_1$$
$$a_{21}x_1 + a_{22}x_2 + \cdots a_{2J}x_J = y_2$$
$$\vdots$$
$$a_{I1}x_1 + a_{I2}x_2 + \cdots a_{IJ}x_J = y_I$$

代数的方法：投影データは決定的（定数）
　ART (Algebraic reconstruction technique)
　SIRT (Simultaneous iterative reconstruction technique)

統計的方法：投影データは確率的（揺らぎがある）
　ML-EM (Maximum likelihood expectation maximization)
　WLS (Weighted least squares)

図 1-17　代数的方法と統計的方法

統計的画像再構成

観測過程　$y = Ax + n$　　n：加法的雑音

最尤推定－期待値最大化法（ML-EM法）

$$\max_x \sum_i \overset{\text{尤度}}{(y_i \ln A_i x - A_i x)}$$

重み付き最小二乗法（WLS法）

$$\min_x \sum_i \frac{1}{\sigma_i^2} \overset{\text{一致度}}{(A_i x - y_i)^2}$$

y_i：実測投影データ
$A_i x$：順投影　$[Ax]_i$
σ_i：標準偏差

図 1-18　最尤推定－期待値最大化法と重み付き最小二乗法

〔第5節〕 統計的画像再構成法

　逐次近似法は**図 1-17**のように代数的方法と統計的方法に大別される．代数的方法では投影データを決定的に扱い，投影データは定数であり揺らぎはないとする．代数的方法は初期ベクトルx^0を投影データに射影する操作を繰り返すことで解を求める方法であり，式中には統計分布に関係する項は現れない．一方，統計的方法では投影データを確率変数として扱い，投影データに揺らぎを考慮する．**図 1-18**は観測データに雑音が加法的に付加されたモデルの統計的画像再構成法を示す．統計的方法の最尤推定－期待値最大化（maximum likelihood-expectation maximization：ML-EM）法は，**図 1-18**のように投影データはポアソン分布に従うとして数式が構築されているので，ポアソン分布に由来する部分がML-EM法の数式に現れる．重み付き最小二乗（weighted least squares：WLS）法は，投影データはガウス分布に従うとして数式が構築されているので，ガウス分布に由来する分散が最小二乗法の数式に現れる．投影データの分散をすべて等しいとしたものは最小二乗（least squares：LS）法であり，

分散を表す行列の対角要素はすべて1になる．統計的画像再構成は投影データの分散を含みさらに後述する正則化項を含むものとして定義されることがあるが，本書では，分散の影響と正則化の影響を区別するため，統計的画像再構成とは投影データの分散を含み正則化項を含まない重み付き最小二乗法とする．

以下に示すように，ポアソン分布に従う透過光子の同時確率の式から，取り扱いが容易な2次関数形の重み付き最小二乗法による近似式が導かれる．指数関数を含む目的関数から2次関数で表される目的関数への変換は，Sauserの論文[9]に導出過程が記載されている．さらに，Buzugの書籍[4]にはそれがわかりやすく記載されているので，本書でもそれらを引用し説明する．導出には指数関数や対数関数のテイラー展開を利用する．ポアソン分布を次式で表す．

$$P(n) = \frac{(\bar{n})^n}{n!} e^{-\bar{n}} \tag{1-25}$$

透過光子数はポアソン分布に従いかつ検出器間で統計的に独立と仮定すると，同時確率は次式で表される．太字はベクトルを示す．

$$P(\boldsymbol{n}|\bar{\boldsymbol{n}}) = \prod_i^I \frac{(\bar{n}_i)^{n_i}}{n_i!} \exp(-\bar{n}_i) \tag{1-26}$$

入射光子数と透過光子数の関係はシステム行列を用い次式で表される．

$$\bar{n}_i = n_0 \exp\left(-\sum_{j=1}^J a_{ij} x_j\right) \tag{1-27}$$

同時確率を尤度と呼び$L(\boldsymbol{x})$で表すと次式で表される．

$$\begin{aligned}L(\boldsymbol{x}) &= \ln P(\boldsymbol{n}|\bar{\boldsymbol{n}}) \\ &= \sum_{i=1}^I \left[n_i \ln(n_0) - n_i \sum_{j=1}^J a_{ij} x_j - \ln(n_i!) - n_0 \exp\left(-\sum_{j=1}^J a_{ij} x_j\right) \right]\end{aligned} \tag{1-28}$$

投影データの期待値と実測値は次式で表される

$$\bar{y}_i = \sum_{j=1}^J a_{ij} x_j \tag{1-29}$$

$$y_i = \ln\left(\frac{n_0}{n_i}\right) \tag{1-30}$$

これらを用いると尤度は

$$\begin{aligned}L(\boldsymbol{x}) &= \ln P(\boldsymbol{n}|\bar{\boldsymbol{n}}) \\ &= \sum_{i=1}^I \left[n_i \ln(n_0) - n_i \bar{y}_i - \ln(n_i!) - n_0 e^{-\bar{y}_i} \right]\end{aligned} \tag{1-31}$$

となる．指数関数は原点の近傍で次式のマクローリン展開される．

$$f(z) = f(0) + \frac{f'(0)}{1!}z + \frac{f''(0)}{2!}z^2 + \cdots \tag{1-32}$$

$$e^{-z} = e^{-0} - e^{-0}z + e^{-0}z^2 + \cdots = 1 - z + z^2 + \cdots \tag{1-33}$$

(1-31) 式の右辺第4項の指数関数について投影データの実測値の近傍で投影データの期待値をテイラー展開する．

$$f(z) = f(a) + \frac{f'(a)}{1!}(z-a) + \frac{f''(a)}{2!}(z-a)^2 + \cdots \tag{1-34}$$

$$f(a) = e^{-y_i}, \quad f'(a) = -e^{-y_i}, \quad f''(a) = e^{-y_i} \tag{1-35}$$

これから

$$e^{-\bar{y}_i} \simeq e^{-y_i} - e^{-y_i}(\bar{y}_i - y_i) + \frac{1}{2}e^{-y_i}(\bar{y}_i - y_i)^2 \tag{1-36}$$

が得られる．したがって，尤度は次式で表される[4]．

$$\begin{aligned}
L(\boldsymbol{x}) &\simeq \sum_{i=1}^{I}\left[n_i \ln(n_0) - n_i \bar{y}_i - \ln(n_i!) - n_0\left(e^{-y_i} - e^{-y_i}(\bar{y}_i - y_i) + \frac{e^{-y_i}}{2}(\bar{y}_i - y_i)^2\right)\right] \\
&= \sum_{i=1}^{I}\left[n_i \ln(n_0) - n_i \bar{y}_i - \ln(n_i!) - n_i + n_i(\bar{y}_i - y_i) - \frac{n_i}{2}(\bar{y}_i - y_i)^2\right] \\
&= \sum_{i=1}^{I}\left[n_i \ln(n_0) - \ln(n_i!) - n_i - n_i y_i - \frac{n_i}{2}(\bar{y}_i - y_i)^2\right] \\
&= \sum_{i=1}^{I}\left[n_i \ln(n_0) - \ln(n_i!) - n_i(1 + y_i) - \frac{n_i}{2}(\bar{y}_i - y_i)^2\right] \\
&= -\frac{1}{2}\sum_{i=1}^{I}n_i(\bar{y}_i - y_i)^2 + \sum_{i=1}^{I}\left[n_i \ln(n_0) - \ln(n_i!) - n_i(1 + y_i)\right] \\
&\simeq -\frac{1}{2}\sum_{i=1}^{I}n_i\left(\sum_{j=1}^{J}a_{ij}x_j - y_i\right)^2 + \sum_{i=1}^{I}c(n_i)
\end{aligned} \tag{1-37}$$

最後の式の第2項は投影データの期待値に無関係な項であり $\boldsymbol{x}$ に関係しない．これを除くと対数尤度は次式で表される．

$$L(\boldsymbol{x}) \simeq -\frac{1}{2}(A\boldsymbol{x} - \boldsymbol{y})^T D(A\boldsymbol{x} - \boldsymbol{y}) \tag{1-38}$$

ここで，D は n_i を要素とする対角行列を表す．D は投影データの統計的性質を考慮しない場合

$$D = \{n_1, n_2, \cdots, n_I\} \in \{1\} \tag{1-39}$$

で表され，統計的性質を考慮する場合は分散と透過光子数の関係を用い

$$y_i = \ln\frac{n_0}{n_i} \rightarrow n_i = \frac{n_0}{e^{y_i}} \tag{1-40}$$

D は次式で表される．

$$D = \{n_1, n_2, \cdots, n_I\} \in \left\{\frac{n_0}{e^{y_i}}\right\} \tag{1-41}$$

原画像 $\boldsymbol{x}$ が与えられたときの投影データ $\boldsymbol{y}$ が統計的に独立なガウス分布に従うと仮定すると，y_i の期待値を $\bar{y}_i$ として同時確率は次式で表される．

$$P(\boldsymbol{y}|\boldsymbol{x}) = \prod_i^I \frac{1}{\sqrt{2\pi}\sigma_i} \exp\left(-\frac{(y_i - \bar{y}_i)^2}{2\sigma_i^2}\right) \tag{1-42}$$

同時確率の対数をとった尤度は

$$L(\boldsymbol{y}|\boldsymbol{x}) = \ln P(\boldsymbol{y}|\boldsymbol{x}) \simeq -\frac{1}{2}(\boldsymbol{y}-\bar{\boldsymbol{y}})^T \Lambda (\boldsymbol{y}-\bar{\boldsymbol{y}}) = -\frac{1}{2}(A\boldsymbol{x}-\boldsymbol{y})^T \Lambda (A\boldsymbol{x}-\boldsymbol{y}) \tag{1-43}$$

となる．ここで，Λ は対角行列を表す．

$$\Lambda = \{1/\sigma_1^2, 1/\sigma_2^2, \cdots, 1/\sigma_I^2\} \in \left\{\frac{1}{\sigma_i^2}\right\} \tag{1-44}$$

透過光子数が大きいほど投影データの分散は小さいとし対角行列 Λ の要素を $\sigma_i^2 = 1/n_i$ と仮定すると，(1-37) 式は (1-43) 式と同じになる．

【対数尤度の最大化】

対数尤度の最大化は

$$\max_{x} \left[-\frac{1}{2}(A\boldsymbol{x}-\boldsymbol{y})^T D (A\boldsymbol{x}-\boldsymbol{y})\right] \tag{1-45}$$

負符号を付けた最小化と等価であるので，次式を最小化すれば $\boldsymbol{x}$ が得られる．

$$\min_{x} \frac{1}{2}(A\boldsymbol{x}-\boldsymbol{y})^T D (A\boldsymbol{x}-\boldsymbol{y}) \tag{1-46}$$

最小化の目的関数を $J(\boldsymbol{x})$ で表す．

$$J(\boldsymbol{x}) = \min_{x} \frac{1}{2}(A\boldsymbol{x}-\boldsymbol{y})^T D (A\boldsymbol{x}-\boldsymbol{y}) \tag{1-47}$$

$J(\boldsymbol{x})$ の微分を用いると

$$\frac{\partial J(\boldsymbol{x})}{\partial \boldsymbol{x}} = \nabla J(\boldsymbol{x}) = A^T (A\boldsymbol{x}-\boldsymbol{y}) D \tag{1-48}$$

$J(\boldsymbol{x})$ の最小化は勾配ベクトルに掛ける係数のステップサイズを α_k とし次式の勾配法[10]で行える．反復式はベクトルの上付き文字で表す．

$$\boldsymbol{x}^{k+1} = \boldsymbol{x}^k - \alpha_k \nabla J(\boldsymbol{x}^k) \tag{1-49}$$

右辺第 2 項の符号が負になるのは (1-48) の勾配は目的関数が増加する方向となるので，最小化はそれと逆方向に収束解を探索するためである．

本書の数値実験は原画像を 256×256 画素の 2 次元画像とし投影データの直線サンプリング数を 256，角度サンプリング数を 256/180°としている．図 1-19 (a) に数値実験に用いた xdisk_8 (原画像)，(b) に雑音を含まない投影データ，(c) にポアソン雑音を含む投影データ，(d) に半値幅 2 画素の 1 次元のガウスフィルタで平滑化処理をした投影データを示す．この処理の目的は投影データを分散として用いる際に，平滑化なしの投影データでは計算途中で発散する場合がありこれを避けるためである．(d) を投影データの分散とする．(e) ～ (g) は (d) を式中に組み込む過程を示す．(e) は (d) の指数関数 e^{y_i}，(f) は (e) の $1/e^{y_i}$，(g) は初期画像を 0 としたとき 1 回目の反復で投影データに掛け算される y_i/e^{y_i}，それぞれを示す．(g) は (1-47) 式において (f) の分散行列 D を反復の初期画像 $\boldsymbol{x}$ を 0 にして投影データに掛けた状態に相当する．画像を見やすくするため，(b) ～ (g) は実際の値を基準にする標準の明るさとコントラストよりもパワーポイントの画面で明るさ +20，コントラスト +20 にしている．

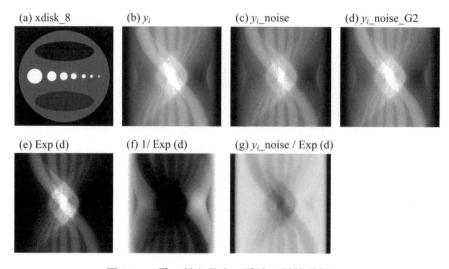

図 1-19　重み付き最小二乗法の計算過程

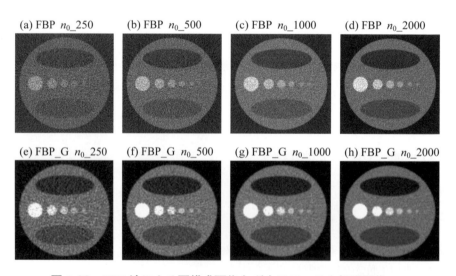

図 1-20　FBP 法による再構成画像とガウスフィルタ処理画像

　図 1-20 は入射光子数を 250，500，1000，2000 のときの投影データを Ramp フィルタ処理した FBP 法による再構成画像を 1 行に示す．2 行にはそれらを半値幅 3 画素の 2 次元ガウスフィルタで平滑化した画像（FBP_G）を示す．図 1-20 は明るさ +20 にしている．図 1-21 は行列 D として等分散を仮定した（1-39）式を用いた再構成画像（IR）を 1 行に，投影データの分散を考慮した（1-41）式を用いた再構成画像（IR_V）を 2 行に示す．図 1-21 は明るさ +20 にしている．投影データに等分散を仮定する場合に比較し，投影データの統計的性質を考慮した分散を入れることで雑音が抑制される．図 1-22 は再構成画像の平方根二乗誤差（RMSE）を示す．横軸は反復回数（Itn）を表す．画質評価は IR 法あるいは FBP 法の再構成画像を $\hat{x}$ として原画像 x を基準にした RMSE（％）で行った．

$$\mathrm{RMSE} = 100 \frac{\|\hat{\boldsymbol{x}} - \boldsymbol{x}\|_2}{\|\boldsymbol{x}\|_2} \tag{1-50}$$

（1-50）式の RMSE の定義は Bilgic[11] らによるものである．この式は root normalized mean square

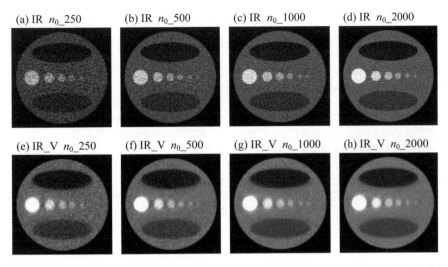

図 1-21　等分散を仮定した再構成画像（1 行）と分散を考慮した再構成画像（2 行）

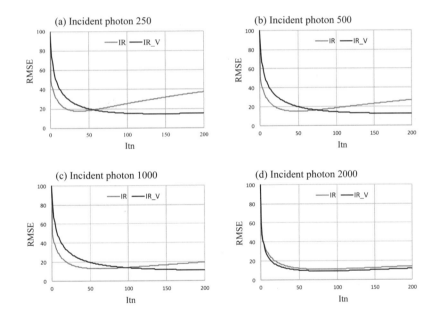

図 1-22　反復回数と平方根二乗誤差（RMSE）

error（RNMSE）を表しているが，本書では Bilgic らの表記にならい RMSE と呼ぶことにする．**図 1-21** は第 2 章の P2-6trueIR_exp.c を用いた実験で β を 0 にし作成している．

図 1-23 正則化の役割

画像再構成：観測データから原画像を求める逆問題

観測データは雑音によって劣化している
観測データは未知数に比較し少ない

などの不良設定問題に対し，正則化逐次近似画像再構成は，原画像の滑らかさなどの先見情報（事前確率）を目的関数に加え逆問題を反復法で解く．

図 1-24 ベイズ定理

ベイズ定理　$P(x|y) = \dfrac{P(y|x)P(x)}{P(y)} \propto P(y|x)P(x)$

（事後確率，尤度 $L(x)$，事前確率）

評価関数　$\max_{x}[\ln L(x) + \ln P(x)]$

画像に関する事前確率（先見情報）$P(x)$ を尤度 $L(x)$ に加えた事後確率を最大化

ギブス分布　$P(x) = \alpha e^{-\beta U(x)}$, $U(x) = \sum_{j}\sum_{q \in N_j} w_{jq}\phi(x_j - x_q)$

評価関数　$\min_{x}[-\ln L(x) + \ln P(x)]$

図 1-25 ギブス分布のエネルギー関数

$P(x) = \alpha e^{-\beta U(x)}$, $U(x) = \sum_{j}\sum_{q \in N_j} w_{jq}\phi(x_j - x_q)$

α：正規化定数
β：重み係数
U：エネルギー関数

エネルギー関数は注目画素とその近傍画素で決められる．エネルギー関数が大きくなると，そのような状態をとる確率が小さくなる．

〔第6節〕 正則化関数と雑音除去

画像再構成は図 1-23 に示すように観測データから対象の物理量を示す原画像を求める逆問題である．観測データは雑音の影響や未知数を求めるのにデータ数が不足するなど情報が劣化あるいは不足したりする．正則化画像再構成は，再構成画像からの予測投影データと実測投影データとの距離を評価する尤度に原画像に関する事前情報を加えることで解を安定的に得る方法である．

図 1-24 はベイズ定理を示す．$P(x)$，$P(y)$ はそれぞれ画像および投影データの得られる確率を示す．ここで，実測されるのは y であり x は未知数である．$P(x)$ は x に関する先見確率あるいは事前確率と呼ばれる．$P(x)$ が確率であるためにはその和が 1 に正規化される必要があるが，画像再構成ではそれらに比例するものであればよい．そこで，確率という語句を使用せず，先見情報あるいは事前情報という語句が用いられることもある．$P(y|x)$ は画像 x が与えられたとき投影データ y が得られる条件付き確率を示す．$P(y|x)$ は未知数 x から y が得られる尤もらしさを表すことから尤度と呼ばれる．$P(x|y)$ は投影データ y が与えられたもとで画像 x が得られる条件付き確率を示す．$P(x|y)$ は実測されたデータから原画像はこうであろうと推定するもので事後確率と呼ばれる．$P(x)$ には画素間の相関を考慮する図 1-25 のギブス分布が用いられる場合が多い．

$$U(\boldsymbol{x}) = \sum_j \sum_{q \in N_j} w_{jq} \phi(x_j - x_q)$$

w_{jq}　ユークリッド距離（画素間の距離）の逆数

0.71	1.00	0.71
1.00	0	1.00
0.71	1.00	0.71

x_j：処理対象の画素
x_q：近傍画素
N_j：近傍画素の範囲

$1/\sqrt{2} = 0.71$

図 1-26　エネルギー関数と近傍画素の重み

ML-EM/Map-EM

$$\max_x \left[\underbrace{\sum_i (y_i \ln A_i x - A_i x)}_{\text{尤度}} - \beta \underbrace{\sum_j \sum_{q \in N_j} w_{jq} \phi(x_j - x_q)}_{\text{事前確率}} \right]$$

WLS/PWLS

$$\min_x \left[\underbrace{\sum_i \frac{1}{\sigma_i^2} (A_i x - y_i)^2}_{\text{一致度}} + \beta \underbrace{\sum_j \sum_{q \in N_j} w_{jq} \phi(x_j - x_q)}_{\text{正則化}} \right]$$

y_i：実測投影データ　　　ϕ：エネルギー関数
$A_i x$：順投影 $[Ax]_i$　　　β：重み係数
σ_i：標準偏差　　　　　w_{jq}：近傍画素間の係数

図 1-27　正則化を用いた画像再構成法

$$P(\boldsymbol{x}) = a e^{-\beta U(\boldsymbol{x})}, \quad U(\boldsymbol{x}) = \sum_j \sum_{q \in Z_j} w_{jq} \phi(x_j - x_q) \tag{1-51}$$

a は正規化因子，β はエネルギー関数 $U(\boldsymbol{x})$ の重み係数，w_{jq} は図 1-26 のように注目画素とその周辺 8 画素 Z_j のユークリッド距離の逆数（上下左右の画素：1，45°方向の画素：$1/\sqrt{2}$）を表す．$\phi(x_j - x_q)$ はエネルギー関数の働きを決めており本書では正則化関数と呼ぶことにする．$P(\boldsymbol{x})$ の対数を（1-38）式に加えると，ベイズ定理から $\boldsymbol{x}$ は事後確率に負符号を付け次式を最小化することで得られる．

$$J(\boldsymbol{x}) = \min_x \left[\frac{1}{2} (A\boldsymbol{x} - \boldsymbol{y})^T D (A\boldsymbol{x} - \boldsymbol{y}) + \beta U(\boldsymbol{x}) \right] \tag{1-52}$$

正則化画像再構成法とは図 1-27 のような目的関数を最小化し $\boldsymbol{x}$ を得る方法である．そのうち，本書では次式の重み付き最小二乗法の正則化画像再構成を扱う．

$$\min_x \left[\sum_i \frac{1}{\sigma_i^2} (A_i x - y_i)^2 + \beta \sum_j \sum_{q \in N_j} w_{jq} \phi(x_j - x_q) \right] \tag{1-53}$$

$$\|\boldsymbol{x}\|_p = (\sum_{i=1}^{N} |x_i|^p)^{1/p} \quad (p \geq 1) \quad \boldsymbol{x} \in \mathrm{R}^N \quad \boldsymbol{x} : N 次元ベクトル$$

L1ノルム：画素値の絶対値の和　　L2-L1 最小化

$$p = 1 \quad \|\boldsymbol{x}\|_1 = \sum_{i=1}^{N} |x_i| \quad \min_{\boldsymbol{x}} \frac{1}{2}\|A\boldsymbol{x} - \boldsymbol{y}\|_2^2 + \|\psi \boldsymbol{x}\|_1$$

ψ：スパース変換行列

L2ノルム：画素値の2乗和の平方根　　L2-L2 最小化

$$p = 2 \quad \|\boldsymbol{x}\|_2 = \sqrt{\sum_{i=1}^{N} x_i^2} \quad \min_{\boldsymbol{x}} \frac{1}{2}\|A\boldsymbol{x} - \boldsymbol{y}\|_2^2 + \|\phi \boldsymbol{x}\|_2^2$$

ϕ：平滑化行列

図 1-28　最尤推定－ベクトルのノルム

PET，SPECT などで用いられている最尤推定－期待値最大化法は次式を最大化し $\boldsymbol{x}$ を得る方法であり，MAP-EM（maximum a posterior EM）法と呼ばれる正則化画像再構成の一種である

$$\max_{x} \left[\sum_{i} (y_i \ln A_i x - A_i x) - \beta \sum_{j} \sum_{q \in N_j} w_{jq} \phi(x_j - x_q) \right] \tag{1-54}$$

正則化に用いられる関数には2次関数，1次関数，2次関数と1次関数の混合形などがある．これらに関係しベクトルのノルムについて述べる．

(1) ベクトルのノルム

図 1-28 はノルムの定義を示す．ベクトルはその成分を縦に並べた縦ベクトルや横に並べた横ベクトルで表す．

$$\boldsymbol{x} = \begin{pmatrix} 2 \\ 0 \\ 0 \\ 1 \\ 3 \end{pmatrix}, \quad \boldsymbol{x} = (2, 0, 0, 1, 3)^T \tag{1-55}$$

横ベクトルの T は行と列を入れ換える操作の転置を示す．本書では画像は一様な信号値に満たされた正方形の画素の集まりからなると仮定する．例えば，256×256 画素の正方形の画像では，これを縦ベクトルあるいは横ベクトルで表示するとベクトルの成分数が $256 \times 256 = 65536$ ある．画像は2次元の画素で表したものであるが，成分数が 65536 のベクトルとして考えることもできる．ベクトルの大きさを測る量としてノルムがあり，L0ノルム，L1ノルム，L2ノルムなどがある．L0ノルムは非零の値をもつベクトルの成分の数，L1ノルムは成分の値の絶対値の和，L2ノルムは成分の値の2乗和の平方根である．これらのうちL2ノルムは最小二乗法に出てくるので染み深い．例に示した成分数が5のベクトルを例にノルムを求める．画像をベクトルとみなすと成分は画素に対応する．L0ノルムは非零の値をもつ画素の数なので3となる．これを下付文字として0を記し次式で表す．

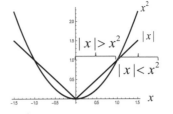

図 1-29　正則化関数の働き

$$\|x\|_0 = 3 \tag{1-56}$$

L1 ノルムは画素の値の絶対値の和を計算し 2+1+3 = 6 となる．これを下付文字として 1 を記し次式で表す．

$$\|x\|_1 = |2| + |1| + |3| = 5 \tag{1-57}$$

L2 ノルムは画素の値の 2 乗和の平方根である．これを下付文字として 2 を記し次式で表す．

$$\|x\|_2 = \sqrt{2^2 + 1^2 + 3^2} = 3.74 \tag{1-58}$$

p が 1 以上のノルムについては次式で定義される．

$$\|x\|_p = (\sum_{i=1}^{N} |x_i|^p)^{1/p} \qquad (p \geq 1) \tag{1-59}$$

これから $p = 1$ の L1 ノルムは

$$\|x\|_1 = \sum_{i=1}^{N} |x_i| \tag{1-60}$$

に，$p = 2$ の L2 ノルムは

$$\|x\|_2 = \sqrt{\sum_{i=1}^{N} x_i^2} \tag{1-61}$$

となる．

　L1 ノルムはベクトルの絶対値の和であり，圧縮センシングのスパース変換に用いられる．MRI の脳血管撮影画像のように信号値の和が小さい画像（信号値に零が多い）を疎画像と呼び，スパース変換とは疎画像に変換することである．正則化画像再構成では L2 ノルムあるいは L1 ノルムが用いられる．図 1-29 は L2 正則化と L1 正則化の違いについて説明している．x が零に近い小さな値のときには

$$|x| > x^2 \tag{1-62}$$

であり，x が 1 よりも大きな値になると

$$|x| < x^2 \tag{1-63}$$

となる．したがって，横軸の値 1 を境にして x が小さいときに L1 正則化は小さな値の x を零に近づけて目的関数を最小化する働きがある．一方，x が大きいときに L2 正則化は値を抑制するように働くが L1 正則化はそれほど抑制しない．小さな x の変化を雑音と捉え大きな x の変化をエッジと捉えれ

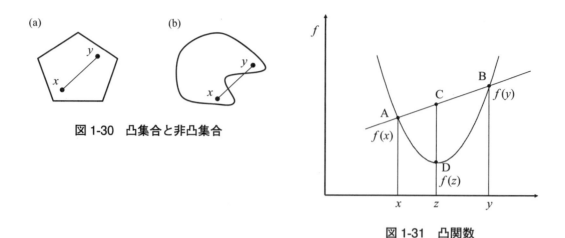

図 1-30　凸集合と非凸集合

図 1-31　凸関数

ば，L2 正則化は平滑化を促進する働きがあるのに対し，L1 正則化は雑音を抑制しエッジを保存する働きがある．CT では図 1-29 の横軸は線減弱係数の値になる．仮に，対象画像の線減弱係数の最大値が 0.2 cm^{-1} とか 0.4 cm^{-1} であれば，横軸をこれらに置き換えて考えればよい．

(2) 凸関数と目的関数の最小化

目的関数が凸関数であると逐次近似法によって目的関数を最小にする解に収束する．本節では凸関数について述べる．図 1-30 は凸集合と非凸集合を表す．N 次元ベクトル $\mathbf{R}^N$ の集合 S 内にある 2 つのベクトル $\boldsymbol{x}$ と $\boldsymbol{y}$ を $\boldsymbol{x}, \boldsymbol{y} \in S$ と表す．任意の実数 $0 \leq \theta \leq 1$ に対し

$$\theta \boldsymbol{x} + (1-\theta) \boldsymbol{y} \in S \tag{1-64}$$

が成り立つとき集合 S は凸集合であるという．(1-64) 式は線分を表す．図 1-30 (a) は $\boldsymbol{x}$ と $\boldsymbol{y}$ を結ぶ線分は S 上にあるので凸集合である．一方，(b) では $\boldsymbol{x}$ と $\boldsymbol{y}$ を結ぶ線分は S 上にはない凹んだ領域を通過するため凸集合ではない．任意の 2 つのベクトルと任意の実数 $0 \leq \theta \leq 1$ に対し

$$f(\theta \boldsymbol{x} + (1-\theta) \boldsymbol{y}) \leq \theta f(\boldsymbol{x}) + (1-\theta) f(\boldsymbol{y}), \quad 0 \leq \theta \leq 1 \tag{1-65}$$

が成り立つとき関数 f は凸関数であるという．(1-65) 式の左辺は $\theta \boldsymbol{x} + (1-\theta) \boldsymbol{y}$ における関数の値を表し，右辺は 2 点 $\boldsymbol{x}$ と $\boldsymbol{y}$ を結ぶ直線上の値を表す．図 1-31 に示すように凸関数は 2 点を結ぶ直線よりも下にある．図 1-32 に凸関数と非凸関数の例を示す．(a)，(b) はグラフのどの 2 点を結んだ直線より関数の値は下にあるので凸関数である．(c) はグラフのどの 2 点を結んだ直線より関数の値は上にあるので非凸関数である．(c) は凹関数と呼ばれる．(d) はグラフの 2 点を結んだ直線より関数の値は下にある部分もあるが，逆に上にある部分もあるので (1-65) 式を満たさず非凸関数である．目的関数が (d) のような非凸関数の場合，収束解は必ずしも最小解とは限らない．一方，目的関数が (a) のような凸関数であれば収束解は最小解になる．このように，目的関数が凸関数であるか非凸関数であるかは最小化において重要な意味をもつ．

図 1-33 は 1 次元の 2 次関数（凸関数）で表される場合について，凸関数を勾配法によって最小化する様子を示す．反復 k 回目の解 $\boldsymbol{x}^k$ における勾配は正なのでこのまま正の方向に探索すると関数の値は増加する．それで関数を最小化するには勾配とは逆の方向に探索する．逆に，左のように反復 k 回目の解 $\boldsymbol{x}^k$ における勾配が負のときには，このまま $\boldsymbol{x}$ を増加させて次の探索に進めると関数の値は減少する．そこで，反復式は以下のように書ける．

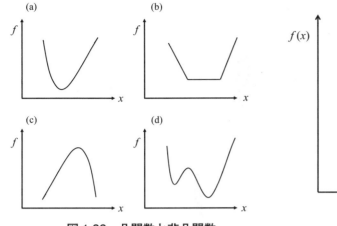

図1-32 凸関数と非凸関数

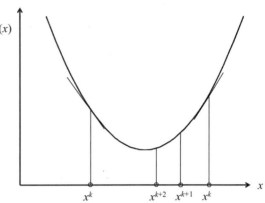

図1-33 勾配法による最小化

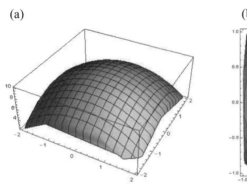
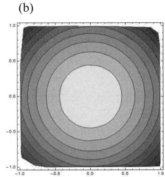

図1-34 等高線

$$x^{k+1} = x^k - \alpha_k \nabla J(x^k) \tag{1-66}$$

これは探索ベクトル d^k を用い以下のように表される．

$$\begin{aligned} d^k &= -\nabla J(x^k) \\ x^{k+1} &= x^k + \alpha_k d^k \end{aligned} \tag{1-67}$$

(3) 関数の等高線

本節の文章および数式は文献[12]を参考にさせていただいた．図1-34は (x, y) 平面上の2次関数 $f(x, y)$ について関数が一定値 c をとる点を結んだ軌跡を示す．この軌跡を等高線と呼ぶ．

$$f(x, y) = c \tag{1-68}$$

点 (a, b) での関数値を c とすると $f(a, b) = c$ であり等高線上にある．点 (a, b) の近傍にあって等高線上の点を (x, y)，$\Delta x = x - a$，$\Delta y = y - b$ とすると，$x = a + \Delta x$，$y = b + \Delta y$ から

$$f(a + \Delta x, b + \Delta y) = c \tag{1-69}$$

点 (a, b) の近傍でテイラー展開すると

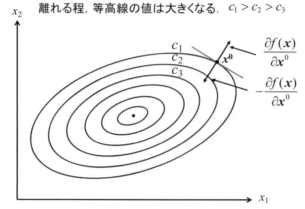

図 1-35 等高線と関数の勾配

$$f(a+\Delta x, y+\Delta y) = f(a,b) + \frac{f'(a,b)}{\partial x}\Delta x + \frac{f'(a,b)}{\partial y}\Delta y + \cdots = c \tag{1-70}$$

点 (a, b),点 $(a+\Delta x, y+\Delta y)$ は等高線上にあるので次式が得られる.

$$\frac{f'(a,b)}{\partial x}\Delta x + \frac{f'(a,b)}{\partial y}\Delta y + \cdots = 0 \tag{1-71}$$

Δx, Δy を成分とするベクトルを $\Delta \boldsymbol{x} = (\Delta x, \Delta y)$ とし,点 (a, b) での勾配を $\nabla f(a,b)$ と書くと (1-71) 式は次式で表される.

$$(\nabla f(a,b), \Delta \boldsymbol{x}) + \cdots = 0 \tag{1-72}$$

Δx が小さい程…は急速に小さくなる.このことは等高線 $f(x, y) = c$ が勾配 $\nabla f(a, b)$ に直交していることを意味する[12].(1-70) 式で2次以降の項を無視すると

$$\frac{f'(a,b)}{\partial x}(x-a) + \frac{f'(a,b)}{\partial y}(y-b) = 0 \tag{1-73}$$

これは点 (a, b) を通る直線の方程式であり等高線の接線を表す.

図 1-35 は2次元の凸関数で表される等高線に対し,勾配法によって凸関数を最小化する様子を示す.**図 1-35** の各等高線は楕円であり,中心から離れる程,等高線の値が大きくなる.関数の値が最も小さくなる中心の黒丸の点を勾配法によって求めることが最小化の問題である.逐次近似法の初期値 $\boldsymbol{x}^0$ を与えたらその点の勾配を計算する.

$$\frac{\partial f(\boldsymbol{x})}{\partial \boldsymbol{x}^0} \tag{1-74}$$

これは関数を増加させる方向であるから等高線の値が大きくなる方向を向いている.勾配の大きさと向きは黒の実線,等高線の接線は灰色の線で表す.関数を最小化するには探索方向を関数が減少する方向にとるので

$$-\frac{\partial f(\boldsymbol{x})}{\partial \boldsymbol{x}^0} \tag{1-75}$$

とする.反復計算は $f(\boldsymbol{x})$ を (1-52) 式の目的関数 $J(\boldsymbol{x})$ に置き換えたものになる.

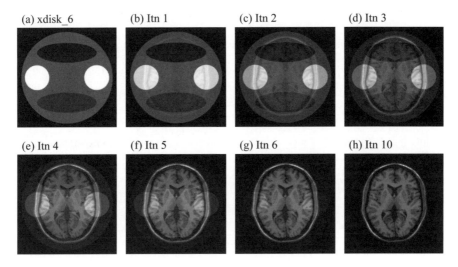

図 1-36　逐次近似法の例

(4) 正則化関数と雑音除去

　正則化関数の役割を理解するには正則化画像再構成よりも，画像再構成を含まない雑音除去における正則化の役割を観察した方がわかりやすい．そこで，はじめにその準備として，簡単な逐次近似法の実験をする．画像 u を別な画像 x に変換することを逐次近似法で行う．いずれの画像も雑音を含まず両者の最大値は 0.2 に合わせている．2 つの画像間のユークリッド距離の 2 乗を最小にすれば u から x が得られると考える．目的関数は次式で表される．

$$J(\boldsymbol{x}) = \min_x \frac{1}{2}\|\boldsymbol{x}-\boldsymbol{u}\|_2^2 = \min_x \frac{1}{2}(\boldsymbol{x}-\boldsymbol{u})^T(\boldsymbol{x}-\boldsymbol{u}) \tag{1-76}$$

勾配は次式で表される．

$$\frac{\partial J(\boldsymbol{x})}{\partial \boldsymbol{x}} = \boldsymbol{x}-\boldsymbol{u} \tag{1-77}$$

反復式は次式で表される．

$$\boldsymbol{x}^{k+1} = \boldsymbol{x}^k - \alpha_k(\boldsymbol{x}^k - \boldsymbol{u}) \tag{1-78}$$

α_k は勾配に掛ける係数（画像を更新するステップ数）を表しそれを計算するのに共役勾配法を用いる．**図 1-36** は u に xdisk_6，x に T1 強調画像を用いた例である．反復回数の増加とともに，u が x に変化していく様子が観察される．この例のように雑音がない画像であれば 10 回の反復で T1 強調画像が得られる．

　次に，正則化を行った場合について実験する．
目的関数

$$J(\boldsymbol{x}) = \min_x \left[\frac{1}{2}\|\boldsymbol{x}-\boldsymbol{u}\|_2^2 + \beta U(\boldsymbol{x})\right] \tag{1-79}$$

勾配

$$\frac{\partial J(\boldsymbol{x})}{\partial \boldsymbol{x}} = \boldsymbol{x}-\boldsymbol{u} + \beta\frac{\partial U(\boldsymbol{x})}{\partial \boldsymbol{x}} \tag{1-80}$$

```
void calc_quadratic (double *atv, double *img, int nx, int ny)
{
    int      i, j, k, x[3], y[3];
    double   fil[9], tv;

// quadratic Prior
    for (i = 0; i < ny; i++)
    {
        for (j = 0; j < nx; j++)
        {
            x[0] = (j + nx - 1) % nx;
            x[1] = j;
            x[2] = (j + 1) % nx;
            y[0] = (i + ny - 1) % ny;
            y[1] = i;
            y[2] = (i + 1) % ny;
            for (k = 0; k < 9; k++)
                fil[k] = img[y[k / 3] * nx + x[k % 3]];

            tv  = pow((fil[4]-fil[0]),2.0)/sqrt(2.0)
                + pow((fil[4]-fil[1]),2.0)
                + pow((fil[4]-fil[2]),2.0)/sqrt(2.0)
                + pow((fil[4]-fil[3]),2.0)
                + pow((fil[4]-fil[5]),2.0)
                + pow((fil[4]-fil[6]),2.0)/sqrt(2.0)
                + pow((fil[4]-fil[7]),2.0)
                + pow((fil[4]-fil[8]),2.0)/sqrt(2.0);

            tv = tv/(4+4/sqrt(2.0))/2;
            atv[i*nx + j] = tv;
        }
    }
}
```

```
void nabla_quadratic (double *ntv, double *img, int nx, int ny)
{
    int      i, j, k, x[3], y[3];
    double   fil[9], tv;

// quadratic Prior
    for (i = 0; i < ny; i++)
    {
        for (j = 0; j < nx; j++)
        {
            x[0] = (j + nx - 1) % nx;
            x[1] = j;
            x[2] = (j + 1) % nx;
            y[0] = (i + ny - 1) % ny;
            y[1] = i;
            y[2] = (i + 1) % ny;
            for (k = 0; k < 9; k++)
                fil[k] = img[y[k / 3] * nx + x[k % 3]];

            tv  = (fil[4]-fil[0])/sqrt(2.0)
                + (fil[4]-fil[1])
                + (fil[4]-fil[2])/sqrt(2.0)
                + (fil[4]-fil[3])
                + (fil[4]-fil[5])
                + (fil[4]-fil[6])/sqrt(2.0)
                + (fil[4]-fil[7])
                + (fil[4]-fil[8])/sqrt(2.0);

            tv = tv/(4+4/sqrt(2.0));
            ntv[i*nx + j] = tv;
        }
    }
}
```

図 1-37　L2 ノルム正則化のプログラム

反復式
$$x^{k+1} = x^k - \alpha_k(x^k - u) - \alpha_k \beta \frac{\partial U(x)}{\partial x} \tag{1-81}$$

エネルギー関数
$$U(x) = \sum_j \sum_{q \in Z_j} w_{jq} \phi(x_j - x_q) \tag{1-82}$$

正則化関数の例とし 2 次関数を用いる．
$$\phi(x_j - x_q) = \frac{(x_j - x_q)^2}{2}, \qquad \phi'(x) = x_j - x_q \tag{1-83}$$

この正則化関数について，図 1-26 に従ってエネルギー関数とその微分の計算法を図 1-37 に示す．図 1-38 は $\beta = 20$ の場合の画像を示す．これはベイズ定理に基づいて解釈すると事前に先見情報として画像 x がぼけているという情報を与えたことになる．別の見方をすると，先見情報として与えるのではなく，ぼけた画像を得る目的で画像に制約を加えているとも解釈できる．図 1-39 は $\beta = 40$ の場合を示す．(1-79) 式は次式のようにも書ける．

$$J(x) = \min_x \left(\frac{1}{2\beta}(x-u)^T(x-u) + U(x) \right) \tag{1-84}$$

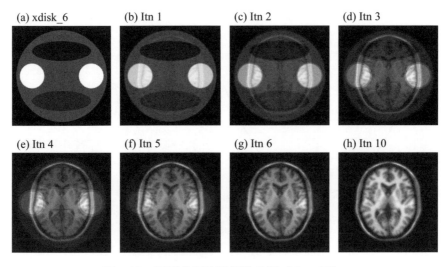

図 1-38　正則化逐次近似法の例（$\beta = 20$）

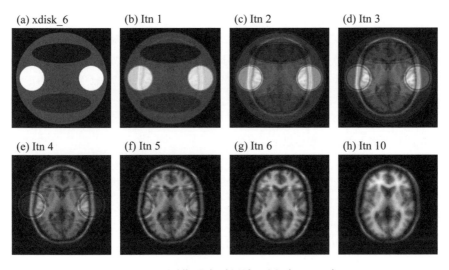

図 1-39　正則化逐次近似法の例（$\beta = 40$）

最小化において分母のパラメータ β が大きくなるほど $1/2\beta$ は小さくなるので，目的関数における画像間の距離を示す第 1 項は大きくなることが許容される．そのため，x と u に差が生じる．逆に β が小さくなるほど，目的関数における画像間の距離を示す第 1 項は大きくなることは許容されず，画像間の距離は近いことが求められる．その結果，x は u に類似した画像となる．

再構成画像などの雑音除去は，(1-79) 式で x を初期画像として 0，u に雑音を含む画像を指定する．

u : Noisy image，　x : Denoised image

$x_0 = 0$

$$J(\bm{x}) = \min_x \left[\frac{1}{2} \|\bm{x} - \bm{u}\|_2^2 + \beta U(\bm{x}) \right]^+ \tag{1-85}$$

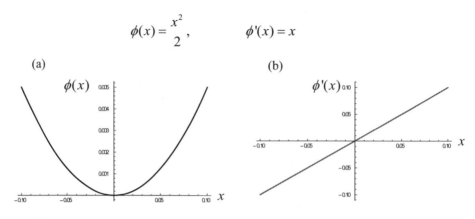

図1-40　2次関数とその勾配

[ ]$^+$は反復の途中で生じた負の値を0に置き換える処理である．反復回数とともに第1項は値0の画像から次第に雑音を含む画像に近づくが，正則化に2次関数を用いる場合には図1-38や図1-39のようにxに平滑化が行われる．その結果，uのような雑音を多く含む画像とは異なった画像に収束する．ただし，雑音は抑制されるがエッジはぼける．正則化に1次関数の絶対値関数を用いると2次関数に比較しエッジが保存される．事前に原画像の線減弱係数分布が既知とする数値実験では，それらの値を正則化関数のパラメータ設定などに生かすことはできるが，試行錯誤的に行うのが実情である．

　正則化関数$\phi(x_j - x_q)$として多くの関数が報告されている．$\phi(x_j - x_q)$の記載を簡便にするため

$$x = x_j - x_q \tag{1-86}$$

と置き，正則化関数の例と雑音処理を以下に示す．

【2次関数】（プログラム P1-1denoising_cg_quadratic.c）

$$\phi(x) = \frac{x^2}{2}, \qquad \phi'(x) = x \tag{1-87}$$

図1-40に示すように画素値の差に比例して勾配が大きくなる．そのため，近傍の値との差が小さな雑音よりも値の差が大きいエッジをより強く抑制する結果，エッジがぼける．入射光子数2000，雑音の大きさを平均0，標準偏差1のガウス雑音の20倍にした透過光子から投影データを作成した．図1-41はFBP法で再構成した画像とそれを半値幅3画素，4画素のガウスフィルタ処理した画像を示す．図1-42の1行は(1-85)式で$\beta = 0$にし正則化を行わない場合，2行は$\beta = 20$にし正則化を行った場合を示す．Itn 2などの数字は反復回数を表す．正則化を行わないとxは初期値の0から忠実に雑音を含むuに近づく．正則化を行うとぼけを伴いながら雑音が抑制された画像になっていく．図1-43はβを変化させたときの雑音処理画像を示す．βが小さいと雑音抑制の効果が小さく，大きくすると雑音抑制効果は大きいが画像がぼける．2次関数は横軸の線減弱係数が$0.1\ \mathrm{cm}^{-1}$のとき縦軸の値は0.05である．

【1次関数（絶対値関数）】

$$\phi(x) = |x|, \qquad \partial \phi(x) = \begin{cases} -1 & x < 0 \\ [-1,1] & x = 0 \\ 1 & x > 0 \end{cases} \tag{1-88}$$

第 1 章 逐次近似法と正則化 —— 31

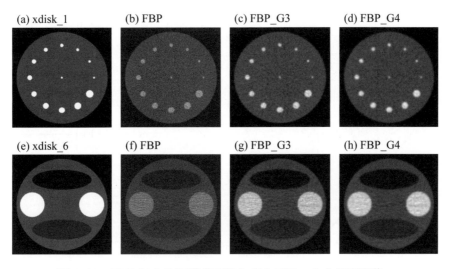

図 1-41 FBP による再構成画像とガウスフィルタ処理画像

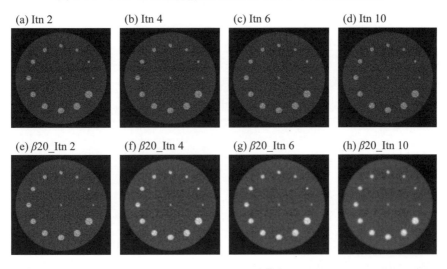

図 1-42 正則化なしの逐次近似画像（1 行）と 2 次関数を正則化に用いた逐次近似画像

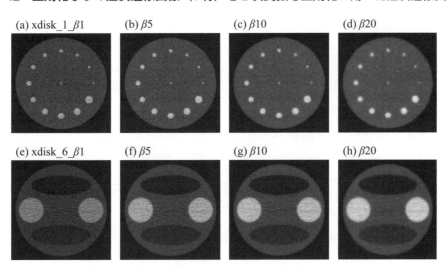

図 1-43 2 次関数を正則化に用いた逐次近似画像

$$\phi(x) = |x|, \qquad \partial\phi(x) = \begin{cases} -1 & x < 0 \\ [-1,1] & x = 0 \\ 1 & x > 0 \end{cases}$$

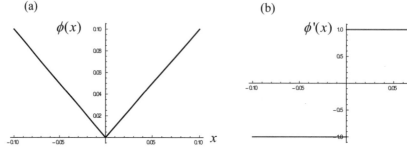

図 1-44　絶対値関数とその勾配

図 1-44 に絶対値関数を示す．三角不等式の公式

$$|x+y| \le |x|+|y| \tag{1-89}$$

を用いると絶対値関数は凸関数であることが示される．

$$|\theta x + (1-\theta)y| \le |\theta x| + |(1-\theta)y| \le \theta|x| + (1-\theta)|y| \tag{1-90}$$

絶対値関数は原点以外では微分可能であるが原点で微分不可能になる．

$$\begin{aligned} \lim_{x \to +0} \frac{\partial |x|}{\partial x} &= \lim_{x \to +0} \frac{\partial x}{\partial x} = 1 \\ \lim_{x \to -0} \frac{\partial |x|}{\partial x} &= \lim_{x \to -0} \frac{\partial (-x)}{\partial x} = -1 \end{aligned} \tag{1-91}$$

（1-88）式の $\partial \phi(x)$ は $\phi(x)$ の劣微分を表す．図 1-44（a）で $x = 0$ で接線を引いてみると例えば傾きが -1，-0.8，-0.5，0，0.2，0.3，1 など無数の接線がある．すなわち，絶対値関数の $x = 0$ における微分は値が定まらず，$[-1, 1]$ の範囲の値をとる．このようなときに劣微分という．関数が微分可能な場合には微分は 1 つのみである．

絶対値関数は，画素値の差に無関係に勾配が一定になるため，2 次関数のようにエッジをぼかすことはなく保存する働きがある．図 1-45 の 1 行に xdisk_1 について $\beta = 0.2$，0.22，0.25 のときを示す．2 行に xdisk_6 について $\beta = 0.2$，0.22，0.25 のときを示す．FBP 画像と直接比較しやすいように，図 1-41 の FBP 画像も載せている．（1-81）式

$$\boldsymbol{x}^{k+1} = \boldsymbol{x}^k - \alpha_k(\boldsymbol{x}^k - \boldsymbol{u}) - \alpha_k \beta \frac{\partial U(\boldsymbol{x})}{\partial \boldsymbol{x}} \tag{1-92}$$

において，第 3 項の微分を原点では 0，それ以外は ±1 とすると反復は次式で表される．

$$\begin{aligned} \boldsymbol{x}^0 &= 0 \\ \boldsymbol{x}^{k+1} &= \boldsymbol{x}^k - \alpha_k(\boldsymbol{x}^k - \boldsymbol{u}) - \alpha_k \beta & x &> 0 \\ \boldsymbol{x}^{k+1} &= \boldsymbol{x}^k - \alpha_k(\boldsymbol{x}^k - \boldsymbol{u}) + \alpha_k \beta & x &< 0 \\ \boldsymbol{x}^{k+1} &= 0 & x &= 0 \end{aligned} \tag{1-93}$$

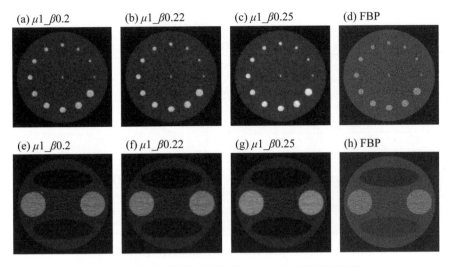

図 1-45　絶対値関数を正則化に用いた逐次近似画像

$$\phi(x) = \frac{|x|^\mu}{2}, \qquad \phi'(x) = \frac{\mu \operatorname{sgn}(x)|x|^{\mu-1}}{2}$$

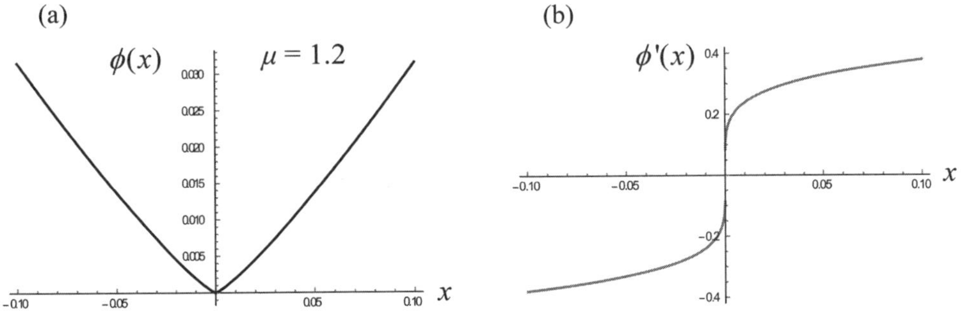

図 1-46A　一般化ガウス関数とその勾配

正則化に絶対値関数を用いる場合，(1-85) 式は次式になりこの最小化は上記のように簡単に行える．

$$J(\boldsymbol{x}) = \min_x \left[\frac{1}{2}\|\boldsymbol{x}-\boldsymbol{u}\|_2^2 + \beta\|\boldsymbol{x}\|_1\right]^+ \tag{1-94}$$

【一般化ガウス関数】（プログラム P1-2denoising_cg_Gngauss.c）

絶対値関数を用いた正則関数には**図 1-46**の一般化ガウス関数[4]がある．

$$\phi(x) = \frac{|x|^\mu}{2}, \qquad \phi'(x) = \frac{\mu \operatorname{sgn}(x)|x|^{\mu-1}}{2} \tag{1-95}$$

μ は [1, 2] の範囲の値をとる．$\mu = 1$ のとき絶対値関数（1次関数），$\mu = 2$ のときに2次関数になる．$\operatorname{sgn}(x)$ は符号関数を表す．

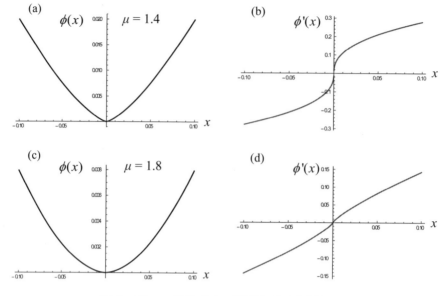

図 1-46B 一般化ガウス関数とその勾配

$$\text{sgn}(x) = \begin{cases} \dfrac{x}{|x|} & x \neq 0 \\ 0 & x = 0 \end{cases} \tag{1-96}$$

　図 1-46A の $\mu = 1.2$ では横軸の線減弱係数が 0.1 cm^{-1} のとき縦軸の値は 0.0315，図 1-46B の $\mu = 1.4$ では 0.0199，$\mu = 1.8$ では 0.00792 になる．図 1-46A は形状が絶対値関数に類似しているが，値は絶対値関数よりも小さく，μ が 1 に近づくにつれ絶対値関数の 1/2 になる．線減弱係数 0.1 cm^{-1} のとき値が 0.0315 ということは，絶対値関数の値 0.1 に比較し，隣接画素間で 0.1 cm^{-1} の変化に対し抑制効果が小さいことを意味する．図 1-46C は $\mu = 1.2, 1.4, 1.6, 1.8$ の一般化ガウス関数のグラフを一緒に示す．このグラフから雑音による線減弱係数の変化が 0.1 cm^{-1} 以下のとき，μ の値が小さいほど雑音を抑制することがわかる．一方，線減弱係数の 0.1 cm^{-1} の変化が雑音ではなく信号のエッジとすると，μ の値が小さいほどそれを抑制するようにエッジをぼかす．図 1-47 の 1 行は xdisk_1 について $\beta = 0.5$ に固定し，$\mu = 1.2, 1.4, 1.6, 1.8$ と変えたときの画像を示す．図 1-46C のグラフから予想されるように μ が小さいときに雑音抑制効果が大きい．図 1-47 の 2 行は $\mu = 1.2$ に固定し，$\beta = 0.2, 0.5, 0.8, 1$ と変えたときの画像を示す．(1-95) 式から予想されるように，β が大きくなると第 1 項の分子が大きくなることが許容されるため画像の平滑化が促進される．図 1-48 は xdisk_6 について示す．同じ β で異なる正則化関数の働きを比較するには，正則化関数の面積を 1 に正規化する必要がある．本書では正則化関数とはどのようなものであるかを説明することを目的としており，正則化関数の正規化は行っていない．そのため，プログラムは同じ β で異なる正則化関数の働きを実験するのに対応していない．

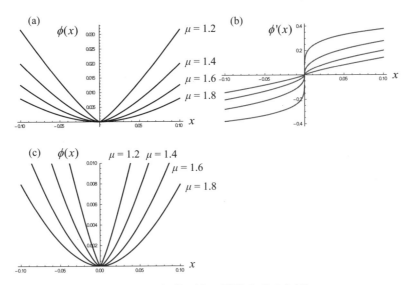

図 1-46C 一般化ガウス関数とその勾配

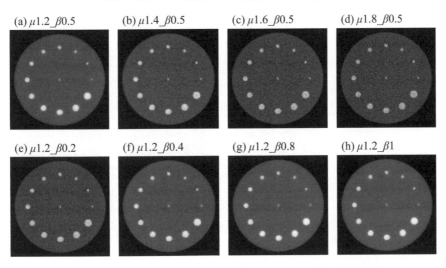

図 1-47 一般化ガウス関数を正則化に用いた逐次近似画像

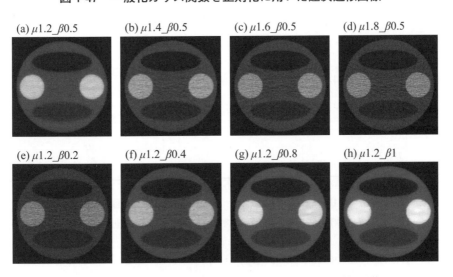

図 1-48 一般化ガウス関数を正則化に用いた逐次近似画像

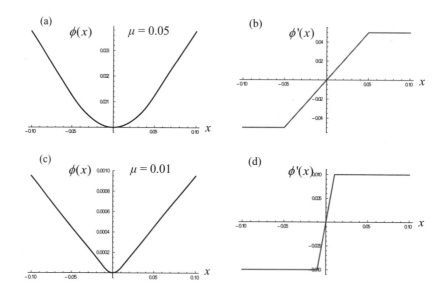

$$\phi(x) = \begin{cases} \dfrac{x^2}{2} & |x| \leq \mu \\ \mu(|x|-\mu/2) & |x| > \mu \end{cases} \qquad \phi'(x) = \begin{cases} x & |x| \leq \mu \\ \mu & |x| > \mu \end{cases}$$

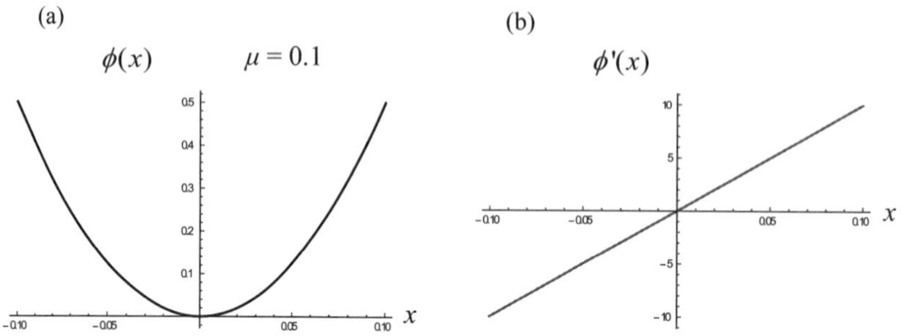

図 1-49A　Huber 関数とその勾配

図 1-49B　Huber 関数とその勾配

【Huber 関数】（プログラム P1-3denoising_cg_Huber.c）

$$\phi(x) = \begin{cases} \dfrac{x^2}{2} & |x| \leq \mu \\ \mu(|x|-\mu/2) & |x| > \mu \end{cases} \qquad \phi'(x) = \begin{cases} x & |x| \leq \mu \\ \mu & |x| > \mu \end{cases} \tag{1-97}$$

　Huber 関数[13]は x の絶対値が μ 以下のとき 2 次関数と同じになり，x が μ より大きくなると絶対値関数になる．図 1-49A は $\mu = 0.1$，図 1-49B は $\mu = 0.05$，$\mu = 0.02$，図 1-49C は $\mu = 0.005$ の Huber 関数を示す．この関数は $\mu = 0.005$ のとき形状が絶対値関数に近いが縦軸の値は絶対値関数の 0.005 の約 1/10 である．

$$\mu(|x|-\mu/2) = 0.005(0.1-0.005/2) = 0.000488 \tag{1-98}$$

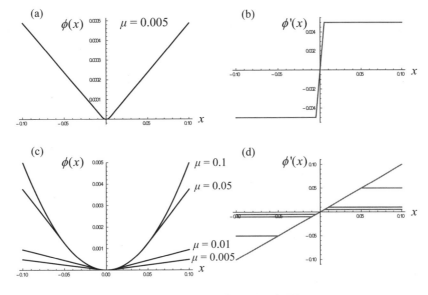

図 1-49C　Huber関数とその勾配

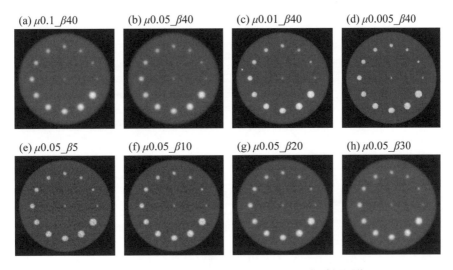

図 1-50　Huber関数を正則化に用いた逐次近似画像

　そのため，同じβのとき絶対値関数に比較し雑音抑制効果は小さいが，μとβを調整することで絶対値関数と同じように働く．また，μを大きくしβを調整すれば2次関数と同じように働く．図 1-49C (c) のグラフから以下のように類推される．xdisk_1は大円の線減弱係数0.1 cm^{-1}と小円の線減弱係数 0.2 cm^{-1} の間に差が0.1 cm^{-1}ある．このエッジ保存に$\mu = 0.005$は$\mu = 0.05$に比較し有効に働く．また，雑音による線減弱係数の変化が0.03 cm^{-1}程度と仮定すると$\mu = 0.005$は$\mu = 0.05$に比較し雑音抑制の効果は高い．以上のことから，xdisk_1は$\mu = 0.005$にしてβを適当な値にすれば画質がよいと期待される．図 1-50の1行は$\beta = 40$に固定しμを変化させた場合を示し，このβでは$\mu = 0.005$の画像が視覚観察の観点から画質が最もよい．2行は$\mu = 0.05$に固定しβを変化させた場合を示し，βを大きくすると平滑化が促進される．図 1-51はxdisk_6について1行に$\beta = 100$に固定し$\mu = 0.1, 0.05, 0.01,$ 0.005と変えた場合，2行に$\beta = 40$に固定し$\mu = 0.1,\ 0.05,\ 0.01,\ 0.005$と変えた場合を示す．xdisk_6

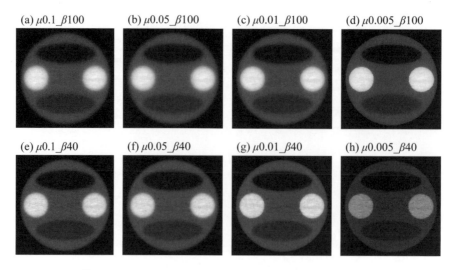

図 1-51　Huber 関数を正則化に用いた逐次近似画像

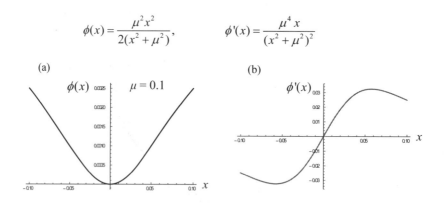

図 1-52A　Geaman 関数とその勾配

は xdisk_1 と異なり，$\mu = 0.005$ のとき $\beta = 40$ では画質が悪く $\beta = 100$ にする必要があった．xdisk_1，xdisk_6 の 2 つのファントムに関し，$\mu = 0.005$ のとき雑音を抑制しエッジを保存する．

【Geaman 関数】（プログラム P1-4denoising_cg_Geaman.c）

$$\phi(x) = \frac{\mu^2 x^2}{2(x^2+\mu^2)}, \qquad \phi'(x) = \frac{\mu^4 x}{(x^2+\mu^2)^2} \tag{1-99}$$

図 1-52A は $\mu = 0.1$，図 1-52B は $\mu = 0.05$，$\mu = 0.03$，図 1-52C は $\mu = 0.01$ の Geaman 関数[13),14)] を示す．Geaman 関数は非凸関数であり変曲点をもつ．図 1-53 の 1 行は xdisk_1 について $\mu = 0.05$ に固定し $\beta = 5$，10，15，20 と変化させた場合を示す．2 行は $\mu = 0.01$ に固定し $\beta = 5$，10，15，20 と変化させた場合を示す．図 1-54 の 1 行は xdisk_6 について $\mu = 0.05$ に固定し $\beta = 10$，20，30，40 と変化させた場合を示す．2 行は $\mu = 0.03$ に固定し $\beta = 40$，50，60，70 と変化させた場合を示す．

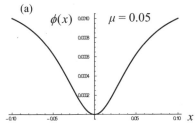
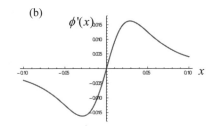
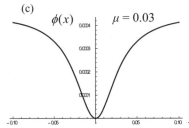
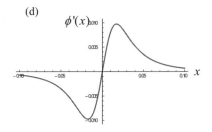

図 1-52B　Geaman 関数とその勾配

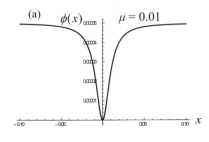
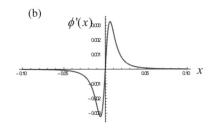
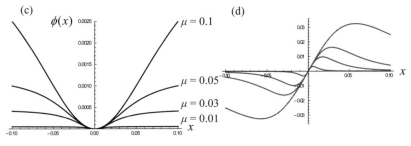

図 1-52C　Geaman 関数とその勾配

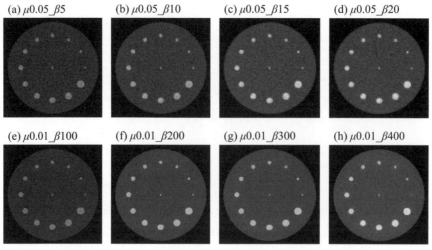

図 1-53　Geaman 関数を正則化に用いた逐次近似画像

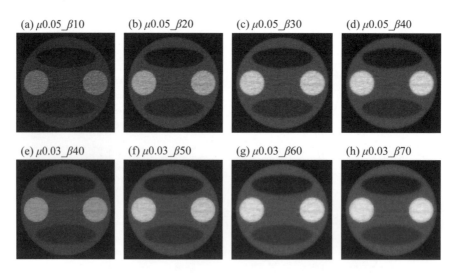

図 1-54　Geaman 関数を正則化に用いた逐次近似画像

【Elad 関数】（プログラム P1-5denoising_cg_Elad.c）

$$\phi(x) = |x| - \mu \log(1 + |x|/\mu), \qquad \phi'(x) = \frac{|x| \operatorname{sgn}(x)}{\mu + |x|} \tag{1-100}$$

$$\phi''(x) = \frac{\mu + |x| - |x|}{(\mu + |x|)^2} = \frac{\mu}{(\mu + |x|)^2} > 0, \qquad \mu > 0 \tag{1-101}$$

図 1-55A は $\mu = 0.0001$，図 1-55B は $\mu = 0.01$，$\mu = 0.1$，図 1-55C は $\mu = 1$ の Elad 関数[15]) を示す．図 1-56 の 1 行は xdisk_1 について $\beta = 0.1$ に固定し $\mu = 0.01$，0.001，0.0001，0.00001 と変化させた場合を示す．2 行は xdisk_6 について $\beta = 0.2$ に固定し $\mu = 0.01$，0.001，0.0001（(g) は $\beta = 0.18$），0.00001 と変化させた場合を示す．

$$\phi(x) = |x| - \mu \log(1 + |x|/\mu), \qquad \phi'(x) = \frac{|x|\,\mathrm{sgn}(x)}{\mu + |x|}$$

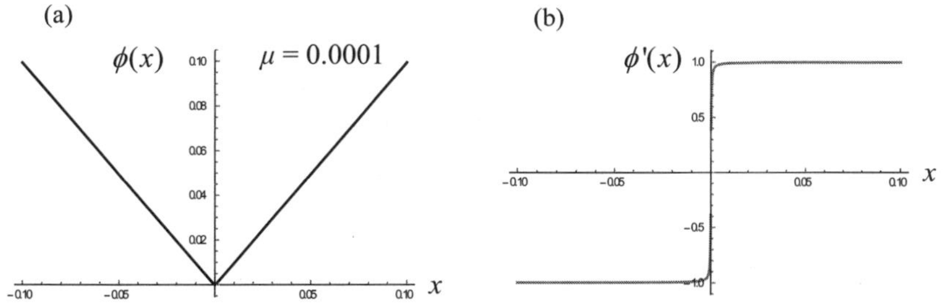

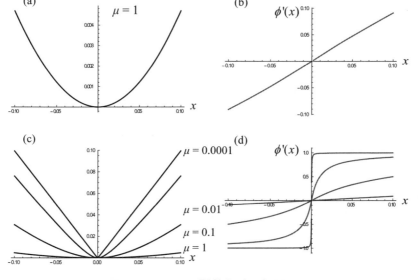

図 1-55A　Elad 関数とその勾配

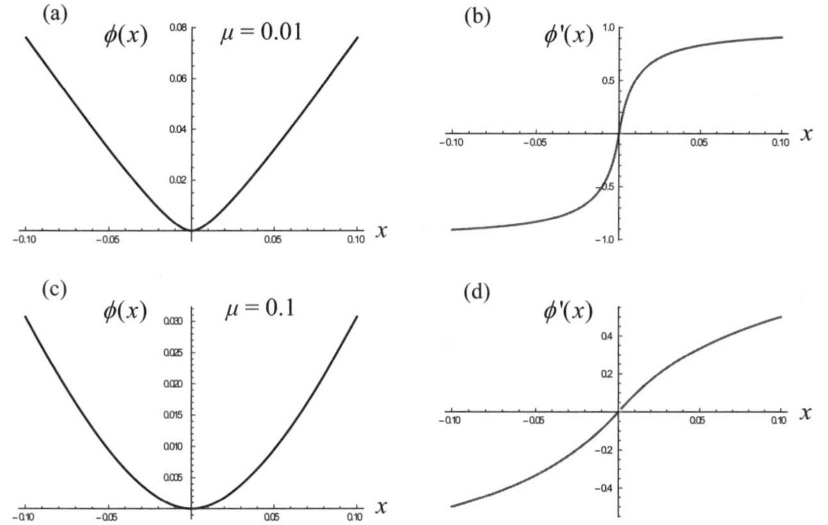

図 1-55B　Elad 関数とその勾配

図 1-55C　Elad 関数とその勾配

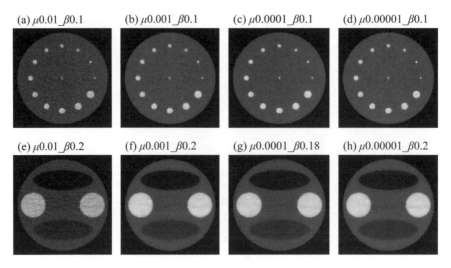

図 1-56　Elad 関数を正則化に用いた逐次近似画像

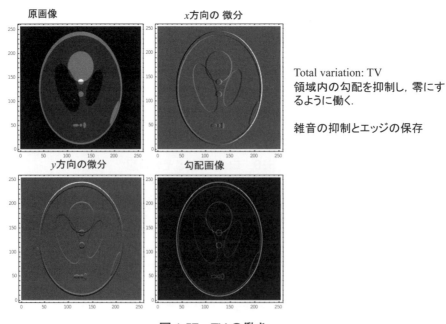

図 1-57　TV の働き

【Total variation：TV】（プログラム P1-6denoising_cg_TV.c）

図 1-57 は Shepp-Logan ファントム画像，微分画像，勾配画像を示す．1 次元関数の勾配（微分）は次式で表される．

$$f'(x) = \lim_{h \to 0} \frac{f(x+h) - f(x)}{h} \tag{1-102}$$

2 次元関数の場合の微分はそれぞれの方向の勾配を表し以下の偏微分係数で与えられる．

$$\left(\frac{\partial f}{\partial x}\right), \quad \left(\frac{\partial f}{\partial y}\right) \tag{1-103}$$

勾配の大きさ ∇f は偏微分係数の2乗和の平方根である．

$$\nabla f = \sqrt{\left(\frac{\partial f}{\partial x}\right)^2 + \left(\frac{\partial f}{\partial y}\right)^2} \tag{1-104}$$

Total variation (TV) は勾配の大きさとして次式で表される[16]．

$$\mathrm{TV} = \iint \|\nabla f(x,y)\|_1 dxdy = \iint \sqrt{\left(\frac{\partial f}{\partial x}\right)^2 + \left(\frac{\partial f}{\partial y}\right)^2} dxdy \tag{1-105}$$

TV は画像の勾配について総和したもので全変動と呼ばれる．本書では，原画像を x，観測データを y，システム行列を A としているのでこの表記に書き換えると離散データの勾配の大きさは次式で表される．

$$|\nabla x_{i,j}| = \sqrt{(x_{i,j} - x_{i-1,j})^2 + (x_{i,j} - x_{i,j-1})^2} \tag{1-106}$$

ここでは大きさを表すのに絶対値記号を用いている．すると TV は

$$\|x_{TV}\|_1 = \sum_{i,j} |\nabla x_{i,j}| = \sum_{i,j} \sqrt{(x_{i,j} - x_{i-1,j})^2 + (x_{i,j} - x_{i,j-1})^2} \tag{1-107}$$

となる．TV の微分を以下のように表す．

$$\nabla \|x_{TV}\|_1 = \frac{\partial \|x_{TV}\|_1}{\partial x_{i,j}} \tag{1-108}$$

上式は分母が零のとき次式の関係から微分不可能になるが，

$$\lim_{x \to +0} \frac{|x|}{x} = +1, \quad \lim_{x \to -0} \frac{|x|}{x} = -1 \tag{1-109}$$

絶対値 $|x|$ の関数を x に比べ微小量 ε を導入し以下のように近似すると

$$|x| \simeq \sqrt{x^T x + \varepsilon} \tag{1-110}$$

微分を計算できる．

$$\frac{\partial |x|}{\partial x} \simeq \frac{x}{\sqrt{x^T x + \varepsilon}} \tag{1-111}$$

実際の計算には以下の近似式が提案されている[17]．

$$\frac{\partial \|\nabla x_{TV}\|_1}{\partial x_{i,j}} \simeq \frac{x_{i,j} - x_{i-1,j}}{\sqrt{(x_{i,j} - x_{i-1,j})^2 + (x_{i-1,j+1} - x_{i-1,j})^2 + \varepsilon^2}}$$

$$+ \frac{x_{i,j} - x_{i,j-1}}{\sqrt{(x_{i+1,j-1} - x_{i,j-1})^2 + (x_{i,j} - x_{i,j-1})^2 + \varepsilon^2}} - \frac{x_{i+1,j} + x_{i,j+1} - 2x_{i,j}}{\sqrt{(x_{i+1,j} - x_{i,j})^2 + (x_{i,j+1} - x_{i,j})^2 + \varepsilon^2}}$$

$$\tag{1-112}$$

ここで ε は 10^{-4} 程度の極めて小さな数値で緩和（平滑化）の効果がある．TV は画像を x, y 方向に微分し勾配を求めその総和を求める．(1-111) 式をそのまま適用すると TV の微分は次式で表される．

$$\frac{\partial \|\nabla x_{TV}\|_1}{\partial x_{i,j}} \simeq \frac{x_{i,j}}{\sqrt{(x_{i,j})^2 + \varepsilon^2}} \tag{1-113}$$

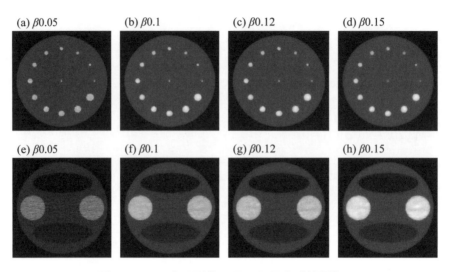

図 1-58 TV を正則化に用いた逐次近似画像

この式では TV の微分は 1 に極めて近い値となる．正則化関数に 2 次元画像の勾配を用いるとエネルギー関数は次式で表される．

$$U(\boldsymbol{x}) = \sum_{i,j} \sqrt{(x_{i,j} - x_{i-1,j})^2 + (x_{i,j} - x_{i,j-1})^2} \tag{1-114}$$

正則化関数は次式で表される．

$$\phi(x) = \sqrt{(x_{i,j} - x_{i-1,j})^2 + (x_{i,j} - x_{i,j-1})^2} \tag{1-115}$$

TV は xdisk_1, xdisk_6 のように領域内の値が一定の画像に対し雑音抑制効果の高いことが知られている．図 1-58 は 1 行に xdisk_1, 2 行に xdisk_6 について β = 0.05, 0.1, 0.12, 0.15 と変化させた場合を示す．

プログラム 1-1（P1-6denoising_cg_TV.c）

TVを利用した雑音除去プログラム（共役勾配法）
1. 入力画像のファイル名　　[Lena_1_20dB.img]：
2. 原画像のファイル名　　　[Lena_1.img]：
3. 画像の幅　　　　　　　　[256]：
4. 画像の高さ　　　　　　　[256]：
5. TVの重み係数　　　　　　[10.000000]：
6. 繰り返し回数　　　　　　[200]：

プログラム 1-1（P1-6denoising_TV.c）

TVを利用した雑音除去プログラム（勾配法）
1. 入力画像のファイル名　　[Lena_1_20dB.img]：
2. 原画像のファイル名　　　[Lena_1.img]：
3. 画像の幅　　　　　　　　[256]：
4. 画像の高さ　　　　　　　[256]：
5. 勾配の係数　　　　　　　[0.010000]：
6. TVの重み係数　　　　　　[30.000000]：
7. 繰り返し回数　　　　　　[200]：

```
1:    #define _CRT_SECURE_NO_WARNINGS
2:    #include <stdio.h>
3:    #include <stdlib.h>
4:    #include <string.h>
5:    #include <math.h>
6:    #include <time.h>
7:    #include <direct.h>
8:
9:    /* --- プログラムの説明 --- */
10:   char *filen = "P1-6denoising_cg_TV.c";
11:   char *title = "TVを利用した雑音除去プログラム（共役勾配法）";
12:   /*
13:     共役勾配法を利用
14:    */
15:
16:    /* 入力 */
17:   char *menu[] = { // 入力の際のコメント（入力変数とリンク）
18:   " 1．入力画像のファイル名        ",
19:   " 2．原画像のファイル名          ",
20:   " 3．画像の幅                    ",
21:   " 4．画像の高さ                  ",
22:   " 5．TVの重み係数                ",
23:   " 6．繰り返し回数                ",
24:   };
25:
26:   /* 出力 */
27:   /*
28:   再構成した画像データのファイル
29:   n***.img    : 更新された画像
30:   ※ "***"には繰り返しの回数が挿入される（例：001）
31:   ※ 自動で作成されたフォルダに格納される
32:   */
33:
34:   #define   PI   3.14159265358979
35:
36:   // プロトタイプ宣言
37:   void read_data(char *fi, double *img, int size);
38:   void denoise_TV(void);
39:
40:   // グローバル変数の宣言と初期値設定
41:
42:   char    g_f1[50] = "Lena_1_20dB.img";    // 入力画像のファイル名
43:   char    g_f2[50] = "Lena_1.img";         // 原画像のファイル名
44:
45:   int     g_nx = 256;                      // 画像の幅
46:   int     g_ny = 256;                      // 画像の高さ
47:   double  g_beta2 = 10.0;                  // TVの重み係数
48:   int     g_nit = 200;                     // 繰り返し回数
49:
50:   double *g_img;                           // 入力画像データ領域
51:   double *g_org;                           // 原画像データ領域
52:
53:   void getparameter(void)
54:   {
55:   int    i = 0;
56:   char   dat[256];
57:
58:   // 変数への値の入力
59:   fprintf(stdout, "\n%s\n\n", title);
60:
61:   fprintf(stdout, " %s [%s] :", menu[i++], g_f1);
62:   if (*fgets(dat, 256, stdin) != '\n') { dat[strlen(dat) - 1] = '\0'; strcpy(g_f1, dat); }
63:   fprintf(stdout, " %s [%s] :", menu[i++], g_f2);
64:   if (*fgets(dat, 256, stdin) != '\n') { dat[strlen(dat) - 1] = '\0'; strcpy(g_f2, dat); }
65:   fprintf(stdout, " %s [%d] :", menu[i++], g_nx);
66:   if (*fgets(dat, 256, stdin) != '\n')  g_nx = atoi(dat);
67:   fprintf(stdout, " %s [%d] :", menu[i++], g_ny);
68:   if (*fgets(dat, 256, stdin) != '\n')  g_ny = atoi(dat);
69:   fprintf(stdout, " %s [%f] :", menu[i++], g_beta2);
70:   if (*fgets(dat, 256, stdin) != '\n')  g_beta2 = atof(dat);
71:   fprintf(stdout, " %s [%d] :", menu[i++], g_nit);
72:   if (*fgets(dat, 256, stdin) != '\n')  g_nit = atoi(dat);
73:
74:   }
75:
76:   int main(void)
77:   {
```

第1章 逐次近似法と正則化 —— 47

プログラム【1-6】 TVを利用した雑音除去プログラム（共役勾配法）（2）

```
78:    // プログラムで使用する変数の入力
79:    getparameter();
80:
81:    // 投影データ領域のメモリを動的に確保
82:    g_img = (double *)malloc((size_t)g_nx*g_ny * sizeof(double));
83:    g_org = (double *)malloc((size_t)g_nx*g_ny * sizeof(double));
84:
85:    printf(" *** Read projection data    ***\n");
86:    // 投影データとオリジナルデータの入力
87:    read_data(g_f1, g_img, g_nx*g_ny);
88:    read_data(g_f2, g_org, g_nx*g_ny);
89:
90:    printf(" *** denoising ***\n");
91:    denoise_TV();
92:
93:    free(g_img);
94:    free(g_org);
95:    return 0;
96:    }
97:
98:    // *** 画像領域の初期化 ***
99:    // double *img;   // 画像領域
100:   // int    size;   // 画像領域のデータ数（画素数）
101:   // double val;    // 初期化する値
102:   void init(double *img, int size, double val)
103:   {
104:   int i;
105:   for (i = 0; i < size; i++)
106:      img[i] = val;
107:   }
108:
109:   // *** 2次元画像データの入力（float 型ファイルを double として入力）***
110:   // char *fi;     // 入力画像のファイル名
111:   // double *img;  // 入力画像データ
112:   // int    size;  // 入力画像のサイズ（幅×高さ pixel）
113:   void read_data(char *fi, double *img, int size)
114:   {
115:   int i;
116:   float buff;
117:   FILE   *fp;
118:
119:   if ((fp = fopen(fi, "rb")) == NULL) {
120:      fprintf(stderr, " エラー：ファイルが開けません [%s].\n", fi);
121:      exit(1);
122:   }
123:   for (i = 0; i < size; i++)
124:   {
125:      fread(&buff, sizeof(float), 1, fp);
126:      img[i] = buff;
127:   }
128:   fclose(fp);
129:   }
130:
131:   // *** 2次元画像データの出力（double データを float 型として出力）***
132:   // char *fi;     // 出力画像のファイル名
133:   // double *img;  // 出力画像データ
134:   // int    size;  // 出力画像のサイズ（幅×高さ pixel）
135:   void write_data(char *fi, double *img, int size)
136:   {
137:   int i;
138:   float buff;
139:   FILE   *fp;
140:
141:   if ((fp = fopen(fi, "wb")) == NULL) {
142:      fprintf(stderr, " エラー：ファイルが開けません [%s].\n", fi);
143:      exit(1);
144:   }
145:   for (i = 0; i < size; i++)
146:   {
147:      buff = (float)img[i];
148:      fwrite(&buff, sizeof(float), 1, fp);
149:   }
150:   fclose(fp);
151:   }
152:
153:   // *** RMSE をファイルに出力 ***
154:   // char *fi;     // 出力のファイル名
155:   // double *im1;  // 評価用画像データ
156:   // double *im0;  // 原画像データ
```

```
157:    // int     size;      // 画像のサイズ（幅×高さ pixel）
158:    void write_rmse(char *fi, double *im1, double *im0, int size)
159:    {
160:        FILE    *fp;
161:        int     i;
162:        double  rmse, sum = 0, sum2 = 0;
163:
164:        for (i = 0; i < size; i++)
165:        {
166:            sum += (im1[i] - im0[i])*(im1[i] - im0[i]);
167:            sum2 += im0[i] * im0[i];
168:        }
169:
170:        rmse = 100.*sqrt(sum) / sqrt(sum2);
171:
172:        if ((fp = fopen(fi, "a")) == NULL)
173:        {
174:            fprintf(stderr, " Error : file open [%s].\n", fi);
175:            exit(1);
176:        }
177:        fprintf(fp, "%f\n", rmse);
178:        fclose(fp);
179:    }
180:
181:    // *** RMSE の計算結果を返す ***
182:    // double *im1;  // 評価用画像データ
183:    // double *im0;  // 原画像データ
184:    // int    size;  // 画像のサイズ（幅×高さ pixel）
185:    double calc_rmse(double *im1, double *im0, int size)
186:    {
187:        int     i;
188:        double  sum = 0, sum2 = 0;
189:
190:        for (i = 0; i < size; i++)
191:        {
192:            sum += (im1[i] - im0[i])*(im1[i] - im0[i]);
193:            sum2 += im0[i] * im0[i];
194:        }
195:
196:        return 100.*sqrt(sum) / sqrt(sum2);
197:    }
198:
199:    // *** TV (Total Variation) の計算 ***
200:    // double *atv;  // TVの計算結果
201:    // double *img;  // もとになる画像データ
202:    // int    nx;    // 画像の幅
203:    // int    ny;    // 画像の高さ
204:    void calc_tv(double *atv, double *img, int nx, int ny)
205:    {
206:        int     i, j, k, x[3], y[3];
207:        double  fil[9], tv;
208:
209:        // TV の計算
210:        for (i = 0; i < ny; i++)
211:        {
212:            y[0] = (i + ny - 1) % ny;
213:            y[1] = i;
214:            y[2] = (i + 1) % ny;
215:            for (j = 0; j < nx; j++)
216:            {
217:                x[0] = (j + nx - 1) % nx;
218:                x[1] = j;
219:                x[2] = (j + 1) % nx;
220:                for (k = 0; k < 9; k++)
221:                    fil[k] = img[y[k / 3] * nx + x[k % 3]];
222:
223:                tv = sqrt((fil[5] - fil[4])*(fil[5] - fil[4]) + (fil[7] - fil[4])*(fil[7] - fil[4]));
224:
225:                atv[i*nx + j] = tv;
226:            }
227:        }
228:    }
229:
230:    // *** ∇TV (Total Variation の勾配) の計算 ***
231:    // double *ntv;  // ∇TV の計算結果
232:    // double *img;  // もとになる画像データ
233:    // int    nx;    // 画像の幅
234:    // int    ny;    // 画像の高さ
```

第1章 逐次近似法と正則化 — 49

プログラム【1-6】 TVを利用した雑音除去プログラム（共役勾配法）（4）

```
235: void nabla_tv(double *ntv, double *img, int nx, int ny)
236: {
237:     int     i, j, k, x[3], y[3];
238:     double  fil[9], tv1, tv2, ep = 0.0001;
239:     double  beta = 1.0;
240:
241:     // TVの計算
242:     for (i = 0; i < ny; i++)
243:     {
244:         y[0] = (i + ny - 1) % ny;
245:         y[1] = i;
246:         y[2] = (i + 1) % ny;
247:         for (j = 0; j < nx; j++)
248:         {
249:             x[0] = (j + nx - 1) % nx;
250:             x[1] = j;
251:             x[2] = (j + 1) % nx;
252:             for (k = 0; k < 9; k++)
253:                 fil[k] = img[y[k / 3] * nx + x[k % 3]];
254:             tv1 = (fil[4] - fil[3]) / sqrt((fil[4] - fil[3])*(fil[4] - fil[3]) + (fil[6] - fil[3])*(fil[6] - fil[3]) + ep * ep)
255:                 + (fil[4] - fil[1]) / sqrt((fil[2] - fil[1])*(fil[2] - fil[1]) + (fil[4] - fil[1])*(fil[4] - fil[1]) + ep * ep)
256:                 - (fil[5] + fil[7] - 2 * fil[4]) / sqrt((fil[5] - fil[4])*(fil[5] - fil[4]) + (fil[7] - fil[4])*(fil[7] - fil[4]) + ep * ep);
257:             tv2 = (fil[4] - fil[1]) / sqrt((fil[4] - fil[1])*(fil[4] - fil[1]) + (fil[0] - fil[1])*(fil[0] - fil[1]) + ep * ep)
258:                 + (fil[4] - fil[5]) / sqrt((fil[8] - fil[5])*(fil[8] - fil[5]) + (fil[4] - fil[5])*(fil[4] - fil[5]) + ep * ep)
259:                 - (fil[7] + fil[3] - 2 * fil[4]) / sqrt((fil[7] - fil[4])*(fil[7] - fil[4]) + (fil[3] - fil[4])*(fil[3] - fil[4]) + ep * ep);
260:
261:             ntv[i*nx + j] = beta * (tv1 + tv2) / 2;
262:         }
263:     }
264: }
265:
266: // *** 評価関数の計算 ***
267: // double   *img;    // もとになる画像データ
268: // double   *im0;    // 入力画像データ
269: // int      nx;      // 画像の幅
270: // int      ny;      // 画像の高さ
271: // double   beta2;   // TVの重み係数
272: double calc_f(double *img, double *im0, int nx, int ny, double beta2)
273: {
274:     int     i;
275:     double  a1, a2;
276:     double  *tvr;
277:
278:     tvr = (double *)malloc((size_t)nx*ny * sizeof(double));
279:
280: /*** ||m-y||2^2 L2ノルム *********************/
281:     a1 = 0;
282:     for (i = 0; i < nx*ny; i++)
283:     {
284:         a1 += (img[i] - im0[i])*(img[i] - im0[i]);
285:     }
286: /*******************************************/
287:
288: /*** TV() TV項 *****************************/
289:     a2 = 0;
290:     if (beta2 != 0.0)
291:     {
292:         calc_tv(tvr, img, nx, ny);
293:         for (i = 0; i < nx*ny; i++)
294:         {
295:             a2 += tvr[i];
296:         }
297:     }
298: /*******************************************/
299:
300:     free(tvr);
301:
302: //  ||m-y||2^2 + B2TV(m)
303:     return a1 / 2 + beta2*a2;
304: }
305:
306: // *** 評価関数の勾配 ***
307: // double   *gr;     // 評価関数の勾配データ
```

プログラム【1-6】 TVを利用した雑音除去プログラム（共役勾配法）（5）

```
308:    // double   *img;     // もとになる画像データ
309:    // double   *im0;     // 入力画像データ
310:    // int      nx;       // 画像の幅
311:    // int      ny;       // 画像の高さ
312:    // double   beta2;    // TVの重み係数
313:    void nabla_f(double *gr, double *img, double *im0, int nx, int ny, double beta2)
314:    {
315:    int     i;
316:    double  *im1, *im2;
317:
318:    im1 = (double *)malloc((size_t)nx*ny * sizeof(double));
319:    im2 = (double *)malloc((size_t)nx*ny * sizeof(double));
320:
321:    // 初期化
322:    init(gr, nx*ny, 0.0);
323:    init(im2, nx*ny, 0.0);
324:
325:    /*** (m － y) の計算  ********************/
326:    // m-y
327:    for (i = 0; i < nx*ny; i++)
328:    {
329:        im1[i] = img[i] - im0[i];
330:    }
331:    /*****************************************/
332:
333:    /*** ∇TV(m) の計算  ********************/
334:    if (beta2 != 0.0)
335:    {
336:        nabla_tv(im2, img, nx, ny);
337:
338:    }
339:    /*****************************************/
340:
341:    // 勾配の計算
342:    for (i = 0; i < nx*ny; i++)
343:    {
344:        gr[i] = im1[i] + beta2 * im2[i];
345:    }
346:
347:    free(im1);
348:    free(im2);
349:    }
350:
351:    // ******************************
352:    // ***   雑音除去（共役勾配法）  ***
353:    // ******************************
354:    void denoise_TV(void)
355:    {
356:    int     i, k;
357:    char    fi[256], fd[256], fsr[256];
358:    double  alpha = 0.05;
359:    double  beta = 0.05;
360:    double  ganma;
361:    double  t, t0, t1, t2;
362:    time_t  timer;
363:    struct tm *local;
364:    FILE    *fp;
365:
366:    double *im0;    // 画像のデータ領域
367:    double *im1;    // 仮定画像のデータ領域
368:    double *mk0;    // 計算用のデータ領域
369:    double *mk1;    // 計算用のデータ領域
370:    double *gk0;    // 計算用のデータ領域
371:    double *gk1;    // 計算用のデータ領域
372:    double *dmk;    // 計算用のデータ領域
373:
374:    // メモリを動的に確保
375:    im0 = (double *)malloc((size_t)g_nx*g_ny * sizeof(double));
376:    im1 = (double *)malloc((size_t)g_nx*g_ny * sizeof(double));
377:    mk0 = (double *)malloc((size_t)g_nx*g_ny * sizeof(double));
378:    mk1 = (double *)malloc((size_t)g_nx*g_ny * sizeof(double));
379:    gk0 = (double *)malloc((size_t)g_nx*g_ny * sizeof(double));
380:    gk1 = (double *)malloc((size_t)g_nx*g_ny * sizeof(double));
381:    dmk = (double *)malloc((size_t)g_nx*g_ny * sizeof(double));
382:
383:    // 出力フォルダの作成
384:    timer = time(NULL);
385:    local = localtime(&timer);  // 地方時に変換
```

プログラム【1-6】 TVを利用した雑音除去プログラム（共役勾配法）（6）

```
386:
387:    sprintf(fd, "%d%02d%02d_%02d%02d%02d_%s_%s_TV%4.3f",
388:        local->tm_year + 1900, local->tm_mon + 1, local->tm_mday,
389:        local->tm_hour, local->tm_min, local->tm_sec,
390:        filen, g_f1, g_beta2);
391:    _mkdir(fd);
392:
393:    // RMSE データの出力の準備
394:    sprintf(fsr, "%s\\_RMSE.txt", fd);
395:    if ((fp = fopen(fsr, "w")) == NULL)
396:    {
397:        fprintf(stderr, "Error: file open [%s].\n", fsr);
398:        exit(1);
399:    }
400:    fprintf(fp, "%s\n", fd);
401:    fclose(fp);
402:
403:    // 初期画像
404:    init(im0, g_nx*g_ny, 1.0);
405:    init(im1, g_nx*g_ny, 1.0);
406:    sprintf(fi, "%s\\n%03d.img", fd, 0);
407:    write_data(fi, im1, g_nx*g_ny);
408:
409:    // RMSE の出力
410:    write_rmse(fsr, im1, g_org, g_nx*g_ny);
411:
412:    // 初期値
413:    // m = 0;
414:    init(mk0, g_nx*g_ny, 0.0);
415:
416:    // g0 = ∇ f(m0);
417:    nabla_f(gk0, mk0, g_img, g_nx, g_ny, g_beta2);
418:    sprintf(fi, "%s\\n%03d_2gk0.img", fd, 0);
419:    write_data(fi, gk0, g_nx*g_ny);
420:
421:    // Δ m0 = － g0;
422:    for (i = 0; i < g_nx*g_ny; i++)
423:    {
424:        dmk[i] = -gk0[i];
425:    }
426:    sprintf(fi, "%s\\n%03d_3dmk.img", fd, 0);
427:    write_data(fi, dmk, g_nx*g_ny);
428:
429:    // 逐次近似の繰り返し
430:    for (k = 0; k < g_nit; k++)
431:    {
432:        fprintf(stderr, "\r *** iteration (denoising) [%2d/%2d]", k + 1, g_nit);
433:
434:        // Backtracking line-search
435:        t = 1;
436:        while (1)
437:        {
438:            for (i = 0; i < g_nx*g_ny; i++)
439:            {
440:                im1[i] = mk0[i] + t*dmk[i];
441:            }
442:            t0 = calc_f(im1, g_img, g_nx, g_ny, g_beta2);
443:            t1 = calc_f(mk0, g_img, g_nx, g_ny, g_beta2);
444:            t2 = 0;
445:            for (i = 0; i < g_nx*g_ny; i++)
446:            {
447:                t2 += gk0[i] * dmk[i];
448:            }
449:            if (t0<=t1 + alpha*t*t2) break;
450:            t *= beta;
451:        }
452:
453:        // mk+1 = mk + t* Δ mk
454:        fprintf(stderr, "t = %f", t);
455:        for (i = 0; i < g_nx*g_ny; i++)
456:        {
457:            mk1[i] = mk0[i] + t*dmk[i];
458:        }
459:
460:        // 負値は0にする拘束条件
461:        for (i = 0; i < g_nx*g_ny; i++)
462:        {
463:            if (mk1[i] < 0.0) mk1[i] = 0;
464:        }
```

```
465:
466:            // 結果画像の出力
467:            if (k < 10 || k % 10 == 9)
468:            {
469:                sprintf(fi, "%s\\n%03d.img", fd, k + 1);
470:                write_data(fi, mk1, g_nx*g_ny);
471:            }
472:            // RMSE のファイルへの出力
473:            write_rmse(fsr, mk1, g_org, g_nx*g_ny);
474:            fprintf(stderr, ", RMSE = %f", calc_rmse(mk1, g_org, g_nx*g_ny));
475:
476:            // gk+1 = ∇ f(mk+1)
477:            nabla_f(gk1, mk1, g_img, g_nx, g_ny, g_beta2);
478:
479:            // γ = ||gk+1||2^2 / ||gk||2^2
480:            t0 = t1 = 0;
481:            for (i = 0; i < g_nx*g_ny; i++)
482:            {
483:                t0 += gk0[i] * gk0[i];
484:                t1 += gk1[i] * gk1[i];
485:            }
486:            ganma = t1 / t0;
487:            fprintf(stderr, ", gamma = %f\n", ganma);
488:
489:            // Δ mk+1 = − gk+1 + γ Δ mk
490:            for (i = 0; i < g_nx*g_ny; i++)
491:            {
492:                dmk[i] = -gk1[i] + ganma*dmk[i];
493:            }
494:
495:            // k のインクリメント処理
496:            for (i = 0; i < g_nx*g_ny; i++)
497:            {
498:                gk0[i] = gk1[i];
499:                mk0[i] = mk1[i];
500:            }
501:    }
502:    printf("\n");
503:
504:    free(im0);
505:    free(im1);
506:    free(mk0);
507:    free(mk1);
508:    free(gk0);
509:    free(gk1);
510:    free(dmk);
511: }
```

プログラム【1-6】 TVを利用した雑音除去プログラム（共役勾配法）（7）

〈第2章〉逐次近似CT画像再構成

　現在では，逐次近似CT画像再構成法が臨床に普及しつつあり，医用機器メーカはそれぞれ独自の画像再構成法をCTに搭載している．しかし，実際どのような画像再構成法が用いられているかについての詳細は医用機器メーカから明らかにされることはない．逐次近似CT画像再構成法に関し数式を用い解説した文献は世界的にほとんど存在しなかったが，2014年に工藤は各社の共同研究グループが製品開発前に公表した論文をもとに，3種類の逐次近似CT画像再構成 "True IR", "Hybrid IR", "Image space denoising" 法について解説した[1]．

　本節では，工藤が示した数式をプログラム化し，3種類の逐次近似CT画像再構成法について述べる．第1節のTrue IR法は目的関数の最小化に最急降下法を用いている[2)～4)]．最急降下法は全投影データを用い画像の更新を行う．第2節のHybrid IR法，第3節のImage space denoising法は最小化を勾配法で行っている．第4節では代数的方法に投影データの分散と正則化項を組み込み，さらに投影データをブロック化（サブセット化）し高速演算を行う方法を紹介する[5), 6)]．C言語初心者にとって最急降下法で目的関数を最小化するプログラム化は難しい．そこで，True IR法のプログラム化を単純な勾配法で行う例を第5節で解説する．逐次近似CT画像再構成法とはどのようなものかを理解するには，第5節のプログラム化をできれば十分である．第6節は最急降下法について述べる．第1章第5節の正則化関数と雑音除去処理では目的関数の最小化を共役勾配法で行っている．第7節は共役勾配法[4)]について述べる．

〔第1節〕 True IR法

　目的関数 $J(x)$ を x で偏微分することによって逐次近似CT画像再構成における真の逐次近似法（True IR法）は次式で表される[1]．

$$J(x) = \min_x \left[\frac{1}{2}(Ax-y)^T D(Ax-y) + \beta U(x) \right] \tag{2-1}$$

$$D = \{n_1, n_2, \cdots, n_I\} \in \{1\} \tag{2-2}$$

$$D = \{n_1, n_2, \cdots, n_I\} \in \left\{ \frac{n_0}{e^{y_i}} \right\} \propto \left\{ \frac{1}{e^{y_i}} \right\} \tag{2-3}$$

$$x^{k+1} = \left[x^k - \alpha \left(\left.\frac{\partial L(x)}{\partial x}\right|_{x=x^k} + \beta \left.\frac{\partial U(x)}{\partial x}\right|_{x=x^k} \right) \right]^+ \tag{2-4}$$

　(2-3)式は文献1)には記載されていないが，分子の D は透過光子数が大きいほど観測データの信頼性は高く最適化式への寄与を大きくし，逆に，透過光子数が小さいほど観測データの信頼性は低く最適

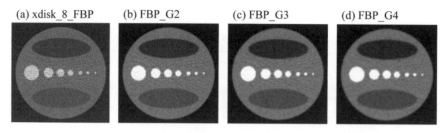

図 2-1　FBP 法による再構成画像とガウスフィルタ処理画像

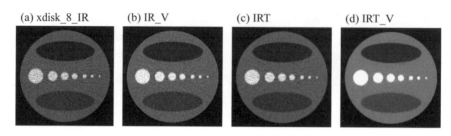

図 2-2　True IR 法の再構成画像

化式への寄与を小さくする働きを式中に組み込む目的で入れている[3]．α は画像の更新量を調整する係数を示す．True IR 法は（2-1）式の最小化を逐次近似法を用い厳密に行う方法であり，行列 D は分散を考慮する（2-3）式を用いた．

図 2-1（a）は xdisk_8 の FBP 画像を示す．このファントムは直径 18.4 cm，線減弱係数 0.1 cm^{-1} の円内に長径 12 cm，短径 8 cm，線減弱係数 0.035 cm^{-1}，0.065 cm^{-1} の楕円，直径 3, 2, 1.6, 1.2, 0.8, 0.6, 0.4 cm，線減弱係数 0.2 cm^{-1} の小円を含む．（b）～（d）は（a）の FBP 画像を半値幅 2, 3, 4 画素の 2 次元ガウスフィルタ処理した画像を示す．図 2-1 ～図 2-6 は明るさ +20 にしている．

図 2-2 に True IR 法の再構成画像（IRT_V）を示す．画像再構成は，1）正則化なし（$\beta = 0$），投影データの分散を考慮しない（等分散）（2-2）式を用いる（IR）；2）正則化なし（$\beta = 0$），投影データの分散として（2-3）式を用いる（IR_V）；3）TV 正則化あり（$\beta = 0.02$），等分散の（2-2）式を用いる（IRT）；4）TV 正則化あり（$\beta = 0.02$），投影データの分散として（2-3）式を用いる（IRT_V）の 4 種類の条件で行った．いずれの IR 法においても FBP 画像で認識される最小の円は IR 法でも認識できるので両者はほぼ同等の分解能である．雑音は投影データの分散を考慮し正則化を行う IRT_V 法で最も抑制されている[6]．**図 2-3** に反復回数と RMSE の関係を示す．（b）は（a）の RMSE の範囲を [0, 20] の範囲で拡大している．

True IR のプログラムを P2-1trueIR.c に示す．

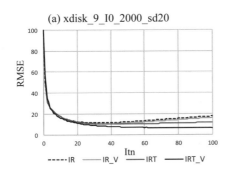
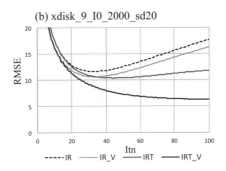

図2-3　反復回数と平方根二乗誤差（RMSE）

プログラム 2-1（P2-1trueIR.c）

true IR 法のプログラム
1. 入力投影のファイル名　　[n2-1.prj]：
2. 投影の幅　　　　　　　　[256]：
3. 投影数　　　　　　　　　[256]：
4. 原画像のファイル名　　　[n2-1.img]：
5. 画像の幅　　　　　　　　[256]：
6. 画像の高さ　　　　　　　[256]：
7. 画素長（cm/pixel）　　　[0.078125]：
8. TV の重み係数　　　　　[0.010000]：
9. 重み（0: なし，1: あり）　[1.000000]：
10. 繰り返し回数　　　　　　[200]：

プログラムを実行する際には，入力投影のファイル名，原画像のファイル名は添付画像あるいは読者が作成した数値ファントムとその投影データを入力する．また，図2-2，図2-4，図2-5 は cm 単位ではなく（画素長ではなく），画素単位で投影を作成し画像再構成を行っている．画素長を用いると適した β は本文と異なる値になる．本文の β に合わせるには画素長を 0.078125 から 1 に変える．

〔第2節〕　Hybrid IR 法

Hybrid IR 法は FBP 法を内部に含む構造の次式の反復式を用いる[1]．

$$x^0 = 0$$
$$x^{k+1} = [x^k - \alpha A^T R(Ax^k - y)]^+ \tag{2-5}$$

R は Ramp フィルタによるフィルタ処理を意味する．A^T はシステム行列の転置を示す．Hybrid IR 法は（2-5）式に正則化項を加え次式で表される．

$$x^{k+1} = \left[x^k - \alpha A^T R(Ax^k - y) - \alpha \beta \frac{\partial U(x)}{\partial x} \bigg|_{x=x^k} \right]^+ \tag{2-6}$$

初期画像を 0 にすると Hybrid IR 法の 1 回目の反復は FBP 法と同じになる．Hybrid IR 法は（2-1）式を厳密に最小化することはせず，FBP 法によって高速化を実現し近似解を求める方法である．

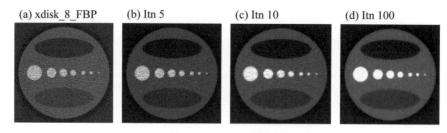

図 2-4　Hybrid IR 法の再構成画像

$$D = \{n_1, n_2, \cdots, n_I\} \in \left\{\frac{1}{e^{y_i}}\right\} \tag{2-7}$$

$$x^{k+1} = \left[x^k - \alpha A^T R(Ax^k - y)D - \alpha\beta\frac{\partial U(x)}{\partial x}\bigg|_{x=x^k}\right]^+ \tag{2-8}$$

図 2-4 に Hybrid IR 法の再構成画像（(b)〜(d)）を示す．xdisk_8 ファントムについて Hybrid IR 法の（d）は True IR 法の IRT_V に比較しやや小円の均一性が劣る．

Hybrid IR のプログラムを P2-2hybridIR.c に示す．

プログラム 2-2（P2-2hybridIR.c）

hybrid IR 法のプログラム
1. 入力投影のファイル名　　[n2-1.prj] :
2. 投影の幅　　　　　　　　[256] :
3. 投影数　　　　　　　　　[256] :
4. 原画像のファイル名　　　[n2-1.img] :
5. 画像の幅　　　　　　　　[256] :
6. 画像の高さ　　　　　　　[256] :
7. 画素長（cm/pixel）　　　 [0.078125] :
8. TV の重み係数　　　　　 [0.001000] :
9. 重み（0: なし，1: あり）[1.000000] :
10. 繰り返し回数　　　　　　 [200] :

〔第 3 節〕 Image space denoising 法

Image space denoising（以下，ISD と略）法は目的関数を

$$J(x) = \min_x\left[\frac{1}{2}(x-u)^T(x-u) + \beta U(x)\right] \tag{2-9}$$

とする．ここで u は最初に FBP 法で作成した雑音を含む画像，x は雑音除去後の画像を示す．雑音を含む画像 u に対し逐次近似法で除去処理を行う[1]．

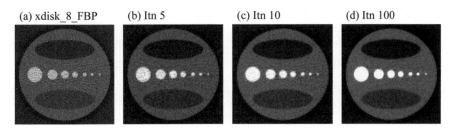

図 2-5　Image space denoising 法の再構成画像

$$u = A^T R y$$
$$x^{k+1} = \left[x^k - \alpha(x^k - u) - \alpha\beta \left.\frac{\partial U(x)}{\partial x}\right|_{x=x^k} \right]^+ \tag{2-10}$$

Hybrid IR 法では α の初期値を 0.01，ISD 法では α の初期値を 0.1 として反復回数 k とともに

$$\alpha^k = \alpha / (1 + 0.01k) \tag{2-11}$$

で次第に小さくするように設定した．図 2-5 に ISD 法の再構成画像（(b)～(d)）を示す．xdisk_8 ファントムについて ISD 法の（d）は True IR 法の IRT_V に比較しやや小円の均一性が劣る．

Image space denoising 法のプログラムを P2-3isd.c に示す．

プログラム 2-3（P2-3isd.c）

image space denoising 法のプログラム
1. 入力投影のファイル名　　[n2-1.prj]：
2. 投影の幅　　　　　　　　[256]：
3. 投影数　　　　　　　　　[256]：
4. 原画像のファイル名　　　[n2-1.img]：
5. 画像の幅　　　　　　　　[256]：
6. 画像の高さ　　　　　　　[256]：
7. 画素長（cm/pixel）　　　[0.078125]：
8. TV の重み係数　　　　　 [0.050000]：
9. 重み（0: なし，1: あり）　[1.000000]：
10. 繰り返し回数　　　　　　[200]：

　検出器の分解能による劣化がなく線積分で表される投影データに対しては，逆投影のぼけ補正に Ramp フィルタを用いた FBP 法が分解能の点で一番優れ，逐次近似法によってこの分解能を上回ることはない．正則化を行えばさらに（2-1）式の最小化において第 1 項の寄与が減少するため分解能は不利になる．そのため，画像の分解能の点からは投影データの分散のみを考慮し正則化を行わない統計的画像再構成法で画像を得ることが望ましい．しかし，正則化を行わないと画像再構成中に生じる雑音の増幅を抑制することは困難である．True IR 法は逐次近似法に正則化項を加えることで雑音を抑制しつつ高周波数成分の回復を図るため，正則化関数の種類と重み係数に応じ分解能と雑音のバランスがとれた再構成画像が得られる [3]．

　これまでシステム行列に検出器の分解能を入れていないが，検出器の分解能特性を半値幅 4 mm と 5 mm のガウス関数で近似しこれをシステム行列に含めた数値実験の結果を示す．図 2-6 に FBP 法につ

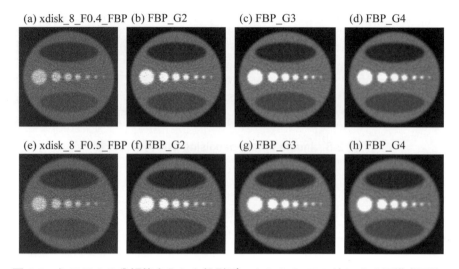

図 2-6　システムの分解能を入れた投影データからの FBP 法による再構成画像
1 行：理想的な分解能（投影データのぼけは無），2 行：半値幅 4 mm のガウス関数で投影データにぼけを付加．

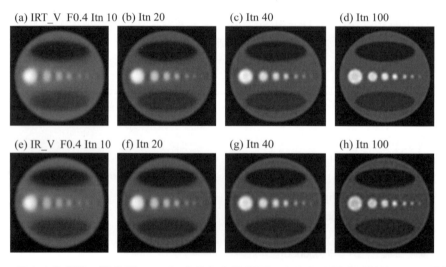

図 2-7　システムの分解能（半値幅 4 mm）を入れた投影データからの逐次近似法による再構成画像
1 行：True IR 法，2 行：IR_V 法（正則化無）

いて半値幅 4 mm の分解能のときを 1 行に半値幅 5 mm の分解能ときを 2 行に示す．FBP 画像はぼけを生じる．図 2-7 の 1 行に半値幅 4 mm の分解能のとき $\beta = 0.01$ にした IRT_V 法の画像を示す．2 行は正則化を行わない IR_V 法の画像である．図 2-8 の 1 行に半値幅 5 mm の分解能のとき $\beta = 0.01$ にした IRT_V 法の画像を示す．2 行は正則化を行わない IR_V 法の画像である．IRT_V の画像は雑音が抑制されるとともにぼけが多少ではあるが補正されている．一方，正則化を行わない IR_V では小円の均一性が悪い．これはギブスアーチファクトによってエッジが持ち上げられることによる．商用 CT において逐次近似法の MTF が FBP 法の MTF よりも優れる理由は，前者のシステム行列に検出器の分解能特性が組み込まれるためである．

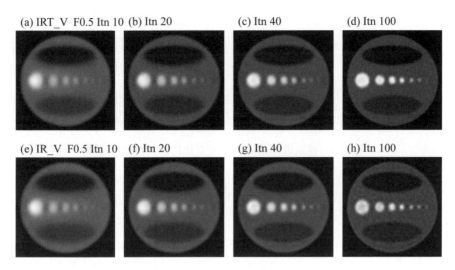

図 2-8 システムの分解能（半値幅 5 mm）を入れた投影データからの逐次近似法による再構成画像
1 行：True IR 法，2 行：IR_V 法（正則化無）

〔第 4 節〕 逐次近似 CT 画像再構成法のブロック化

これまで目的関数の最小化は最急降下法で行い画像の更新と正則化に全投影データを使用した．目的関数の最小化は角度サンプリング M からなる投影データをブロック化（サブセット化）し以下のように行える[6]．

(A) 初期化 $k = 0$, $x^k = 0$ (2-12a)

(B) サブセット内で射影による画像の更新

$$x^{(k,i)} = \left[x^{(k,i)} - \left(\frac{(a_i x^{(k,i)} - y_i)}{\sigma_{y_i}^2 \times N \times M / S} a_i \right) \right]^+, \quad a_i \in S_i \quad (2\text{-}12b)$$

(C) サブセット内で正則化による画像の更新

$$x^{(k,i,0)} = x^{(k,i)}$$

$$x^{(k,i,m+1)} = \left[x^{(k,i,m)} - \beta \left. \frac{\partial U(x)}{\partial x} \right|_{x=x^{(k,i,m)}} \right]^+ \quad (m = 0, 1, \cdots, ntv-1) \quad (2\text{-}12c)$$

(D) 正則化による画像の更新を終えたら，次のサブセットに移動し，(B)，(C) を繰り返す．

$$x^{(k,i+1)} = x^{(k,i,ntv)} \quad (2\text{-}12d)$$

(E) すべてのサブセットについて (B)，(C) の処理を終えたら，反復回数の添字 k を更新し，(B) 〜 (D) を繰り返す．

$$x^{(k+1,0)} = x^{(k,S)} \quad (2\text{-}12e)$$

ここで，k は反復回数，i はサブセットを示す添字，a_i は i 番目のサブセット S_i に含まれるシステム行列，S はサブセット数，ntv は正則化の反復回数を表す．

(2-12c) 式は次式の代数的方法において

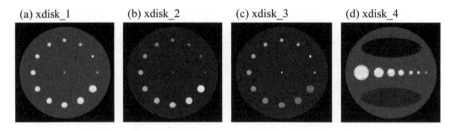

図 2-9 逐次近似法のブロック化による再構成画像

$$x^{k+1} = x^k - \frac{(a_i x^k - y_i)}{a_i^T a_i} a_i \qquad (2\text{-}13)$$

分母の i 行についてのシステム行列の和を X 線が通過する距離とみなし，それを直線サンプリング数の N で近似している．そして，N および角度サンプリング数 M とサブセット数 S の比の積で正規化し画像の更新を行う．D は透過光子数の期待値を表す．

$$D = \left\{ \frac{n_0}{e^{y_i}} \right\} \propto \left\{ \frac{1}{e^{y_i}} \right\} \qquad (2\text{-}14)$$

投影データについて等分散を仮定する場合には D をすべて 1 にする．

$$D = \{1\} \qquad (2\text{-}15)$$

図 2-9 は入射光子数を 2000 とし透過光子に平均 0，標準偏差 20 のガウス雑音の加えた投影データについて，IRT_V の反復回数 Itn = 100 の再構成画像を示す．(a) の xdisk_1 は β = 0.00001，TV の回数（ntv）を 1，にしている．(b) の xdisk_2 は β = 0.00002，ntv = 2；(c) の xdisk_2 は β = 0.00002，ntv = 2；(d) のの xdisk_8 は β = 0.00002，ntv = 2 にしている．

逐次近似 CT 画像再構成法のブロック化として，代数的方法（ART）に投影データの分散を組み入れたプログラムを P2-4ossart.c に示す．

プログラム 2-4（P2-4ossart.c）

```
TV を追加した SART 法のプログラム
 1. 入力投影のファイル名    [n2-1.prj]：
 2. 投影の幅              [256]：
 3. 投影数               [256]：
 4. 原画像のファイル名     [n2-1.img]：
 5. 画像の幅              [256]：
 6. 画像の高さ            [256]：
 7. 画素長（cm/pixel）    [0.078125]：
 8. TV の重み係数         [0.000020]：
 9. 重み（0: なし，1: あり）[1.000000]：
10. サブセットの数         [32]：
11. 繰り返し回数           [100]：
```

雑音を含む投影データの再構成画像と RMSE は，乱数の初期値に依存するため，多数回の試行実験を必要とする．P2_5ossart_ptn.c は乱数を変えた多数回の試行実験が可能なプログラムである．原画像と関心領域（ROI）を表す画像（マスク画像）を入力することで，異なる乱数によって生成したガウス

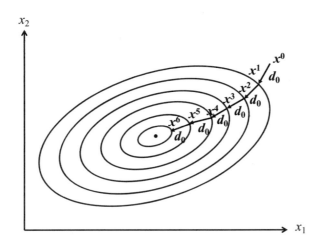

図 2-10　ステップサイズが一定な勾配法

雑音が投影データに加えられる．再構成画像の他，画像全体および関心領域の線減弱係数の平均値と標準偏差，RMSE の平均値と標準偏差が出力される．

〔第 5 節〕　勾配法

逐次近似 CT 画像再構成法における原画像と投影データの一致度（尤度）と正則化項からなる目的関数の最小化は，工藤の論文に記載された最急降下法を用いている．プログラムの容易さの観点からは，図 2-10 のように勾配に一定数を掛け反復を繰り返す勾配法（以下，勾配法）の方が単純である．一般に最急降下法，共役勾配法などのことを総称して勾配法と呼ぶが，本書では便宜的に一定数を勾配あるいは探索方向に掛け最小化する方法を勾配法としている．また，一定係数ではないが指数関数や分数関数を用い，反復回数とともに緩やかに係数を小さくしていく方法も勾配法としている．このような係数を緩和係数と呼ぶことにする．

関数の勾配は等高線に直交するので勾配に小さな定数を掛け，勾配とは逆向きに解を更新していくと目的関数が凸関数であれば最小解が得られる．ただし，最小解に近づくにつれ目的関数の勾配は緩くなるため収束するのに時間を要する．図 2-11 に示す最急降下法は勾配の方向に関数が最小になる点を探索し次ぎの解を得る．そのため，等高線に直交する方向に勾配を進める回数が勾配法よりも少なくなり短時間に最小解に到達する．

本節では，勾配法による逐次近似 CT 画像再構成法をプログラム化するときの要点を述べる．True IR 法において，最適化の目的関数，尤度，正則化項はそれぞれ次式で表される．

$$J(\boldsymbol{x}) = L(\boldsymbol{x}) + \beta U(\boldsymbol{x}) \tag{2-16}$$

$$L(\boldsymbol{x}) = \frac{1}{2}\sum_{i=1}^{I}\frac{1}{\sigma_i^2}(\sum_{j=1}^{J}a_{ij}x_j - y_i)^2 \tag{2-17}$$

$$U(\boldsymbol{x}) = \sum_{j}\sum_{q \in N_j} w_{jq}\phi(x_j - x_q) \tag{2-18}$$

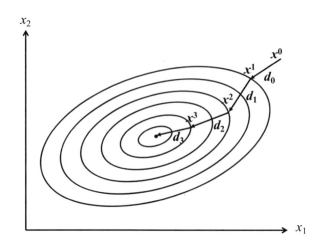

図 2-11　最急降下法

勾配法は初期解（初期値）を設定し，目的関数が増加する方向を示す勾配とは逆の方向に解を更新する方法であり次式で表される．

$$x^{k+1} = x^k + \alpha(-\frac{\partial J(x)}{\partial x}) = x^k - \alpha\frac{\partial J(x)}{\partial x} \tag{2-19}$$

尤度の微分は

$$\frac{\partial L(x)}{\partial x_j} = \sum_{i=1}^{I}\frac{1}{\sigma_i^2}(a_{ij})^T(\sum_{j=1}^{J}a_{ij}x_j - y_i) \tag{2-20}$$

となる．ここで，i は投影データを表す添字，j は画像の画素を表す添字である．$(a_{ij})^T$ は a_{ij} の転置を表す．次式の第1項は順投影，第2項は投影データなので，この式は反復画像から計算した i 番目の投影と実測の投影データの差になる．

$$(\sum_{j=1}^{J}a_{ij}x_j - y_i) \tag{2-21}$$

尤度の微分に現れる次式は（2-21）式を投影データの分散で除した後に i について加算しているので逆投影になる．

$$\sum_{i=1}^{I}\frac{1}{\sigma_i^2}(a_{ij})^T(\sum_{j=1}^{J}a_{ij}x_j - y_i) \tag{2-22}$$

以上から，（2-20）式の尤度の微分ははじめに画素を $j = 1 \sim J$ に変化させて順投影を $i = 1 \sim I$ について作成する．次にこの順投影と i 番目の投影データとの差を逆投影し画素 j の値を更新する．

$$x_j^{k+1} = x_j^k - \alpha\sum_{i=1}^{I}\frac{1}{\sigma_i^2}(a_{ij})^T(\sum_{j=1}^{J}a_{ij}x_j^k - y_i) \tag{2-23}$$

エネルギー関数の微分は

$$\frac{\partial U(x)}{\partial x} \simeq \nabla TV(x)_1 \tag{2-24}$$

または

$$\frac{\partial U(x)}{\partial x} \simeq \frac{\nabla TV(x)_1 + \nabla TV(x)_2}{2} \tag{2-25}$$

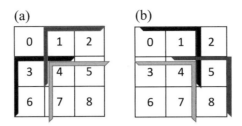

図 2-12　TV の計算法

によって近似する．(2-24) 式は対象画素を $x_{i,j}$ として次式で表される[7]．

$$\nabla TV(\boldsymbol{x})_1 \simeq \frac{x_{i,j} - x_{i-1,j}}{\sqrt{(x_{i,j} - x_{i-1,j})^2 + (x_{i-1,j+1} - x_{i-1,j})^2 + \varepsilon^2}}$$

$$+ \frac{x_{i,j} - x_{i,j-1}}{\sqrt{(x_{i+1,j-1} - x_{i,j-1})^2 + (x_{i,j} - x_{i,j-1})^2 + \varepsilon^2}} - \frac{x_{i+1,j} + x_{i,j+1} - 2x_{i,j}}{\sqrt{(x_{i+1,j} - x_{i,j})^2 + (x_{i,j+1} - x_{i,j})^2 + \varepsilon^2}}$$

(2-26)

(2-26) 式による TV の微分はプログラムでは次式のように計算する．

$$\nabla TV(\boldsymbol{x})_1 \simeq \frac{(x[4] - x[3])}{\sqrt{(x[4] - x[3])^2 + (x[6] - x[3])^2 + \varepsilon^2}}$$

$$+ \frac{(x[4] - x[1])}{\sqrt{(x[2] - x[1])^2 + (x[4] - x[1])^2 + \varepsilon^2}} - \frac{(x[5] + x[7] - 2x[4])}{\sqrt{(x[5] - x[4])^2 + (x[7] - x[4])^2 + \varepsilon^2}}$$

(2-27)

(2-27) 式の模式図を**図 2-12**(a) に示す．これとは逆方向に TV の微分を計算するには次式を用いる．

$$\nabla TV(\boldsymbol{x})_2 \simeq \frac{(x[4] - x[1])}{\sqrt{(x[4] - x[1])^2 + (x[0] - x[1])^2 + \varepsilon^2}}$$

$$+ \frac{(x[4] - x[5])}{\sqrt{(x[8] - x[5])^2 + (x[4] - x[5])^2 + \varepsilon^2}} - \frac{(x[7] + x[3] - 2x[4])}{\sqrt{(x[7] - x[4])^2 + (x[3] - x[4])^2 + \varepsilon^2}}$$

(2-28)

(2-28) 式の模式図を**図 2-12**(b) に示す．平均の TV を次式で計算する[6]．

$$\nabla TV(\boldsymbol{x}) = \frac{\nabla TV(\boldsymbol{x})_1 + \nabla TV(\boldsymbol{x})_2}{2} \tag{2-29}$$

以上のことから，TV を正則化に用いた更新式は次式で表される．

$$x_j^{k+1} = x_j^k - \alpha \left(\sum_{i=1}^{I} \frac{1}{\sigma_i^2} (a_{ij})^T \left(\sum_{j=1}^{J} a_{ij} x_j^k - y_i \right) + \beta \nabla TV(x_j^k) \right) \tag{2-30}$$

(2-30) 式をすべての画素 $j = 1 \sim J$ について行うと画像を更新することができる．

図 2-12 のように TV を計算する範囲を 3×3 画素としそれらの画素を $x[0] \sim x[8]$ で表し，処理対象の画素を中心の $x[4]$ とする．(2-26) 式の $\nabla TV(x)_1$ は先行研究[7]で報告された (2-26) 式であり，$x[4]$ の微分に (a) のように周辺画素を用いる．この方式では数値ファントムによって右斜め方向にアーチファクトが発生するため，(b) のように (a) とは逆方向の周辺画素を用いた (2-27) 式の $\nabla TV(x)_2$ (左斜め方向にアーチファクトが発生する) との平均の (2-29) 式を $\nabla TV(x)$ とした[6]．こうするとアーチファクトは (2-26) 式を用いる場合に比較し軽減された．

最急降下法や共役勾配法では α を理論的に決めることができるが，勾配法では定数 α を試行的に決める必要がある．例えば，α を 1 よりも小さな値とし $\alpha = 0.5$ で実験し RMSE の変化や再構成画像を観察することなどが考えられる．ここでは，反復回数 k とともに指数関数的に値を減少させるように設定している．これはファントムの対象によって異なり，また，同一ファントムでも投影データに含まれる雑音の大きさによっても異なる．

$$\alpha_k = \exp(-0.02k) \tag{2-31}$$

$$x_j^{k+1} = \left[x_j^k - \alpha_k \left(\sum_{i=1}^{I} \frac{1}{\sigma_i^2} a_{ij} (\sum_{j=1}^{J} a_{ij} x_j^k - y_i) + \beta \nabla TV(x_j^k) \right) \right]^+ \tag{2-32}$$

図 2-13 に入射光子数を 2000 とし透過光子に平均 0, 標準偏差 20 のガウス雑音を加えた投影データについて，FBP 画像とそれを半値幅 3 画素の 2 次元ガウスフィルタ処理した画像 (FBP_G) を示す．このとき画像表示はレベルを各画像の最低値 Min，ウインドウ幅を各画像の最大値 Max を用いた．この画像表示を [Min, Max] で表す．図 2-13 (k) にはスリガラス状のアーチファクトが顕著であり，平滑化した (n) でもそれらは残存している．また，(n) には大円の中央領域に雑音の影響で低信号領域が認められる．

勾配法では投影データ prj[i] を半値幅 2 画素の 1 次元ガウスフィルタで平滑化処理したものを投影データの分散 prw[i] とし，prw[i] が 0.1 未満の場合には prw[i] = 0 にしている．図 2-14 に TV の係数 β を 0.00001, 0.0001 としたときの勾配法による画像を示す．画像表示は [Min, Max] を用いた．逐次近似法は正則化の係数 β によって画質が大きく変化することがわかる．図 2-15 は xdisk_1 について TV の係数 β を 1×10^{-4} から 6×10^{-4} まで変化させた場合を示す．図 2-13 (a)，(e) の FBP 画像に認められた点状の低信号は図 2-15 でも認められる．β を大きくすると低信号領域をもう少し目立たなくさせることはできるが代償として小円の強度が減少しぼけが増大する．勾配法のプログラムを P2-6trueIR_exp.c に示す．

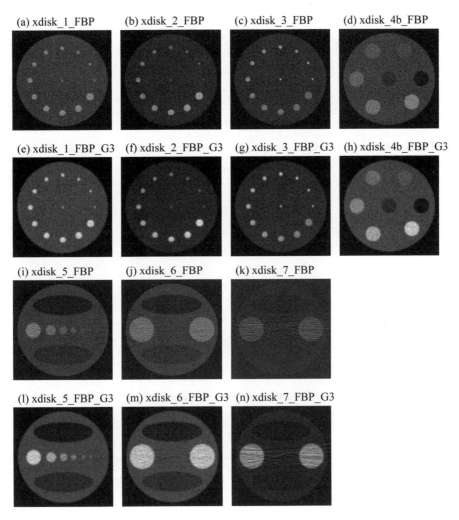

図 2-13　FBP 法による再構成画像とガウスフィルタ処理画像

プログラム 2-6（P2-6trueIR_exp.c）

```
true IR 法のプログラム（α を exp で変化）
 1. 入力投影のファイル名      [n2-1.prj]：
 2. 投影の幅               [256]：
 3. 投影数                [256]：
 4. 原画像のファイル名        [n2-1.img]：
 5. 画像の幅               [256]：
 6. 画像の高さ             [256]：
 7. 画素長（cm/pixel）       [0.078125]：
 8. TV の重み係数          [0.010000]：
 9. 重み（0: なし，1: あり）   [1.000000]：
10. 勾配係数 α の初期値      [0.010000]：
11. 繰り返し回数            [200]：
```

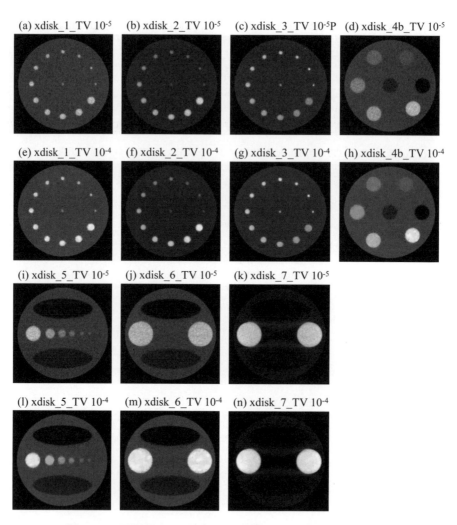

図 2-14　正則化に TV を用いた勾配法による再構成画像

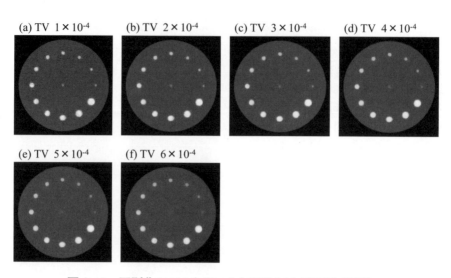

図 2-15　正則化に TV を用いた勾配法による再構成画像

〔第6節〕 最急降下法

目的関数は (2-16) 式の正則化項を零とし (2-17) 式の尤度のみにした場合について最急降下法の式を導出する.

$$J(\boldsymbol{x}) = L(\boldsymbol{x}) = \frac{1}{2}\|A\boldsymbol{x} - \boldsymbol{y}\|_2^2 \tag{2-33}$$

最急降下法は勾配法の

$$\boldsymbol{x}^{k+1} = \boldsymbol{x}^k + \alpha \left[-\frac{\partial J(\boldsymbol{x})}{\partial \boldsymbol{x}} \right]_{x=x^k} \tag{2-34}$$

α を一定ではなく次式のように α_k と置き反復ごとに最適化するようにしたものである.

$$\boldsymbol{g}^k = -\left.\frac{\partial J(\boldsymbol{x})}{\partial \boldsymbol{x}}\right|_{x=x^k} = -A^T(A\boldsymbol{x}^k - \boldsymbol{y}) \tag{2-35}$$

$$\boldsymbol{x}^0 = 0, \quad \boldsymbol{g}^0 = A^T \boldsymbol{y} \tag{2-36}$$

$$\boldsymbol{x}^{k+1} = \boldsymbol{x}^k + \alpha_k \boldsymbol{g}^k \tag{2-37}$$

(2-35) 式と次式

$$\boldsymbol{g}^{k-1} = -A^T(A\boldsymbol{x}^{k-1} - \boldsymbol{y}) \tag{2-38}$$

から

$$\boldsymbol{g}^k - \boldsymbol{g}^{k-1} = -A^T A(\boldsymbol{x}^k - \boldsymbol{x}^{k-1}) \tag{2-39}$$

が得られる. (2-39) 式は (2-37) 式を用い

$$\boldsymbol{g}^k - \boldsymbol{g}^{k-1} = -A^T A \alpha_{k-1} \boldsymbol{g}^{k-1}$$

となる. したがって, 勾配は次式で表される.

$$\boldsymbol{g}^{k+1} = \boldsymbol{g}^k - \alpha_k A^T A \boldsymbol{g}^k \tag{2-40}$$

$k+1$ 回目の目的関数

$$\begin{aligned} J(\boldsymbol{x}^k + \alpha_k \boldsymbol{g}^k) &= \frac{1}{2}\|A(\boldsymbol{x}^k + \alpha_k \boldsymbol{g}^k) - \boldsymbol{y}\|_2^2 = [A(\boldsymbol{x}^k + \alpha_k \boldsymbol{g}^k) - \boldsymbol{y}]^T[A(\boldsymbol{x}^k + \alpha_k \boldsymbol{g}^k) - \boldsymbol{y}] \\ &= [(\boldsymbol{x}^k + \alpha_k \boldsymbol{g}^k)^T A^T - \boldsymbol{y}^T][A(\boldsymbol{x}^k + \alpha_k \boldsymbol{g}^k) - \boldsymbol{y}] \\ &= (\boldsymbol{x}^k)^T A^T A \boldsymbol{x}^k + \alpha_k (\boldsymbol{x}^k)^T A^T A \boldsymbol{g}^k - (\boldsymbol{x}^k)^T A^T \boldsymbol{y} \\ &\quad + \alpha_k (\boldsymbol{g}^k)^T A^T A \boldsymbol{x}^k + \alpha_k^2 (\boldsymbol{g}^k)^T A^T A \boldsymbol{g}^k - \alpha_k (\boldsymbol{g}^k)^T A^T \boldsymbol{y} \\ &\quad - \boldsymbol{y}^T A \boldsymbol{x}^k - \alpha_k \boldsymbol{y}^T A \boldsymbol{g}^k + \boldsymbol{y}^T \boldsymbol{y} \end{aligned} \tag{2-41}$$

について α_k で微分し 0 と置くと

$$\frac{\partial J(\boldsymbol{x}^k + \alpha_k \boldsymbol{g}^k)}{\partial \alpha_k} = (\boldsymbol{x}^k)^T A^T A \boldsymbol{g}^k + (\boldsymbol{g}^k)^T A^T A \boldsymbol{x}^k + 2\alpha_k (\boldsymbol{g}^k)^T A^T A \boldsymbol{g}^k - (\boldsymbol{g}^k)^T A^T \boldsymbol{y} - \boldsymbol{y}^T A \boldsymbol{g}^k = 0 \tag{2-42}$$

ここでベクトルの積を内積記号で書くと

$$(\boldsymbol{x}^k)^T A^T A \boldsymbol{g}^k = \boldsymbol{x}^k \cdot A^T A \boldsymbol{g}^k$$
$$(\boldsymbol{g}^k)^T A^T A \boldsymbol{x}^k = (A^T A)^T \boldsymbol{g}^k \cdot \boldsymbol{x}^k = A^T A \boldsymbol{g}^k \cdot \boldsymbol{x}^k$$
$$(\boldsymbol{g}^k)^T A^T \boldsymbol{y} = \boldsymbol{g}^k \cdot A^T \boldsymbol{y} \tag{2-43}$$
$$\boldsymbol{y}^T A \boldsymbol{g}^k = \boldsymbol{y} \cdot A \boldsymbol{g}^k = A^T \boldsymbol{y} \cdot \boldsymbol{g}^k$$

であるから

$$\frac{\partial L(\boldsymbol{x}^k + \alpha_k \boldsymbol{g}^k)}{\partial \alpha_k} = 2\alpha_k (\boldsymbol{g}^k)^T A^T A \boldsymbol{g}^k + 2\boldsymbol{x}^k A^T A \boldsymbol{g}^k - 2\boldsymbol{g}^k A^T \boldsymbol{y} = 0 \tag{2-44}$$

となる．そして（2-43）式の3行目の式を用いると，α_k は次式で表される．

$$\alpha_k = \frac{(\boldsymbol{g}^k)^T A^T \boldsymbol{y} - \boldsymbol{x}^k A^T A \boldsymbol{g}^k}{(\boldsymbol{g}^k)^T A^T A \boldsymbol{g}^k} = \frac{(\boldsymbol{g}^k)^T A^T \boldsymbol{y} - (\boldsymbol{g}^k)^T A^T A \boldsymbol{x}^k}{(\boldsymbol{g}^k)^T A^T A \boldsymbol{g}^k}$$
$$= \frac{(\boldsymbol{g}^k)^T A^T (\boldsymbol{y} - A\boldsymbol{x}^k)}{(\boldsymbol{g}^k)^T A^T A \boldsymbol{g}^k} = \frac{(\boldsymbol{g}^k)^T (-A^T (A\boldsymbol{x}^k - \boldsymbol{y}))}{(\boldsymbol{g}^k)^T A^T A \boldsymbol{g}^k} = \frac{(\boldsymbol{g}^k)^T \boldsymbol{g}^k}{(\boldsymbol{g}^k)^T A^T A \boldsymbol{g}^k} \tag{2-45}$$

α_k の分子は勾配の内積，分母は勾配と勾配を順投影し続いて逆投影したものとの内積になる．

勾配法を用い未知数よりも方程式の数が多い以下の線形連立方程式を解いてみよう．

$$\begin{aligned} x_1 + 2x_2 &= 1 \\ 2x_1 + x_2 &= 2 \\ 3x_1 + x_2 &= 1 \end{aligned} \tag{2-46}$$

一般化逆行列を用いた解析解は以下で与えられる．

$$\boldsymbol{x} = \begin{pmatrix} x_1 \\ x_2 \end{pmatrix} = \begin{pmatrix} 0.371429 \\ 0.4 \end{pmatrix} \tag{2-47}$$

未知数ベクトルの成分と行列の要素を用い

$$\boldsymbol{x} = \begin{pmatrix} x_1 \\ x_2 \end{pmatrix}, \quad A = \begin{pmatrix} 1 & 2 \\ 2 & 1 \\ 3 & 1 \end{pmatrix}, \quad \boldsymbol{y} = \begin{pmatrix} 1 \\ 2 \\ 1 \end{pmatrix}, \quad \boldsymbol{x}^0 = \begin{pmatrix} 0 \\ 0 \end{pmatrix} \tag{2-48}$$

目的関数は次式で表される．

$$J(\boldsymbol{x}) = \frac{1}{2} \|A\boldsymbol{x} - \boldsymbol{y}\|_2^2$$
$$= (x_1 + 2x_2 - 1)^2 + (2x_1 + x_2 - 2)^2 + (3x_1 + x_2 - 1)^2 \tag{2-49}$$

図 2-16 に3直線の位置関係を示す．3直線は1点に交わることがないため最小二乗法で解を求める．図の右は等高線を示す．係数行列 A は 3×2 行列であるが行列の階数（ランク）は2である．係数行列の転置行列を係数行列に左から掛け 2×2 の対称行列を作成する．

$$A^T = \begin{pmatrix} 1 & 2 & 3 \\ 2 & 1 & 1 \end{pmatrix}, \quad A^T A = \begin{pmatrix} 1 & 2 & 3 \\ 2 & 1 & 1 \end{pmatrix} \begin{pmatrix} 1 & 2 \\ 2 & 1 \\ 3 & 1 \end{pmatrix} = \begin{pmatrix} 14 & 7 \\ 7 & 6 \end{pmatrix} \tag{2-50}$$

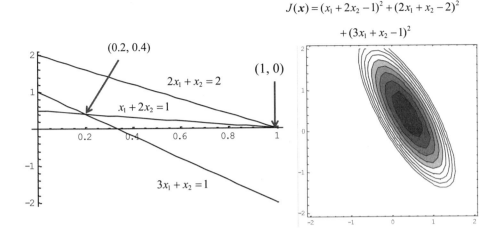

図 2-16　3 直線の位置関係と等高線

対称行列 A^TA の固有値 λ_1, λ_2 は
$$\lambda_1 = 18.0623, \lambda_2 = 1.93774 \tag{2-51}$$
となる．ここでは 2×2 の正方行列で次数が小さいが，大きな次元数の行列では固有値の最大値 $\lambda_{\max}(A^TA)$ と最小値 $\lambda_{\min}(A^TA)$ の比である条件数が大きい程収束するまでの反復計算が多くなることが知られている．収束を速めるために α を以下のように設定する[8]．
$$\alpha = \frac{2}{\lambda_{\max}(A^TA) + \lambda_{\min}(A^TA)} \tag{2-52}$$
(2-51) 式を代入して
$$\alpha = \frac{2}{18.0623 + 1.93774} = 0.1 \tag{2-53}$$
となる．

　勾配の係数を一定値 α とした勾配法の反復計算に実際の数値を当てはめると以下の手順になる．勾配の初期値は (2-35) 式で $k = 0$ と置き $\bm{x}$ の初期値 $\bm{0}$ を用い

$$\bm{g}^0 = -\left.\frac{\partial J(\bm{x})}{\partial \bm{x}}\right|_{\bm{x}=\bm{x}^0} = -A^T(A\bm{x}^0 - \bm{y}) = A^T\bm{y} = \begin{pmatrix} 1 & 2 & 3 \\ 2 & 1 & 1 \end{pmatrix}\begin{pmatrix} 1 \\ 2 \\ 1 \end{pmatrix} = \begin{pmatrix} 8 \\ 5 \end{pmatrix} \tag{2-54}$$

となる．1 回目の反復による $\bm{x}$ の推定値 $\bm{x}^1$ は次式で表される．

$$\bm{x}^1 = \bm{x}^0 + \alpha \bm{g}^0 = \begin{pmatrix} 0 \\ 0 \end{pmatrix} + 0.1\begin{pmatrix} 8 \\ 5 \end{pmatrix} = \begin{pmatrix} 0.8 \\ 0.5 \end{pmatrix} \tag{2-55}$$

勾配の更新値 $\bm{g}^1$ は次式で表される．

$$\begin{aligned}
\boldsymbol{g}^1 &= \boldsymbol{g}^0 - \alpha A^T A \boldsymbol{g}^0 \\
&= \begin{pmatrix} 8 \\ 5 \end{pmatrix} - 0.1 \begin{pmatrix} 14 & 7 \\ 7 & 6 \end{pmatrix} \begin{pmatrix} 8 \\ 5 \end{pmatrix} = \begin{pmatrix} 8 \\ 5 \end{pmatrix} - 0.1 \begin{pmatrix} 147 \\ 86 \end{pmatrix} \\
&= \begin{pmatrix} 8 \\ 5 \end{pmatrix} - \begin{pmatrix} 14.7 \\ 8.6 \end{pmatrix} = \begin{pmatrix} -6.7 \\ -3.6 \end{pmatrix}
\end{aligned} \tag{2-56}$$

(2-55) 式と (2-56) 式から以下の値が得られる．

$$\boldsymbol{x}^2 = \boldsymbol{x}^1 + \alpha \boldsymbol{g}^1 = \begin{pmatrix} 0.8 \\ 0.5 \end{pmatrix} + 0.1 \begin{pmatrix} -6.7 \\ -3.6 \end{pmatrix} = \begin{pmatrix} 0.13 \\ 0.14 \end{pmatrix} \tag{2-57}$$

$$\begin{aligned}
\boldsymbol{g}^2 &= \boldsymbol{g}^1 - \alpha A^T A \boldsymbol{g}^1 \\
&= \begin{pmatrix} -6.7 \\ -3.6 \end{pmatrix} - 0.1 \begin{pmatrix} 14 & 7 \\ 7 & 6 \end{pmatrix} \begin{pmatrix} -6.7 \\ -3.6 \end{pmatrix} = \begin{pmatrix} -6.7 \\ -3.6 \end{pmatrix} - 0.1 \begin{pmatrix} -119 \\ -68.5 \end{pmatrix} \\
&= \begin{pmatrix} -6.7 \\ -3.6 \end{pmatrix} + \begin{pmatrix} 11.9 \\ 6.85 \end{pmatrix} = \begin{pmatrix} 5.2 \\ 3.25 \end{pmatrix}
\end{aligned} \tag{2-58}$$

$$\boldsymbol{x}^3 = \boldsymbol{x}^2 + \alpha \boldsymbol{g}^2 = \begin{pmatrix} 0.13 \\ 0.14 \end{pmatrix} + 0.1 \begin{pmatrix} 5.2 \\ 3.25 \end{pmatrix} = \begin{pmatrix} 0.65 \\ 0.465 \end{pmatrix} \tag{2-59}$$

この問題では 33 回の反復計算でほぼ一定値となる．図 2-17 に勾配法の実行結果を示す．

次に最急降下法についてはじめの部分の計算過程を以下に示す．

$$\alpha_0 = \frac{(\boldsymbol{g}^0)^T \boldsymbol{g}^0}{(\boldsymbol{g}^0)^T A^T A \boldsymbol{g}^0} = \frac{\begin{pmatrix} 8 & 5 \end{pmatrix} \begin{pmatrix} 8 \\ 5 \end{pmatrix}}{\begin{pmatrix} 8 & 5 \end{pmatrix} \begin{pmatrix} 14 & 7 \\ 7 & 6 \end{pmatrix} \begin{pmatrix} 8 \\ 5 \end{pmatrix}} = 0.055417 \tag{2-60}$$

$$\boldsymbol{x}^1 = \boldsymbol{x}^0 + \alpha_0 \boldsymbol{g}^0 = \begin{pmatrix} 0 \\ 0 \end{pmatrix} + 0.055417 \begin{pmatrix} 8 \\ 5 \end{pmatrix} = \begin{pmatrix} 0.44334 \\ 0.27709 \end{pmatrix} \tag{2-61}$$

$$\boldsymbol{g}^1 = \boldsymbol{g}^0 - \alpha_0 A^T A \boldsymbol{g}^0 = \begin{pmatrix} 8 \\ 5 \end{pmatrix} - 0.055417 \begin{pmatrix} 14 & 7 \\ 7 & 6 \end{pmatrix} \begin{pmatrix} 8 \\ 5 \end{pmatrix} = \begin{pmatrix} -0.1463 \\ 0.23414 \end{pmatrix} \tag{2-62}$$

図 2-18 に最急降下法の実行結果を示す．

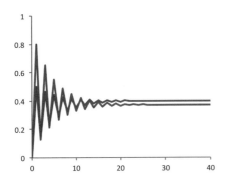

図 2-17　勾配法の収束過程

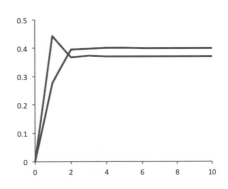

図 2-18　最急降下法の収束過程

〔第 7 節〕　共役勾配法

　最急降下法は等高線に直交する勾配と逆方向に探索する方法であったが，共役勾配法は勾配とは少し異なる方向に探索する．そこで，共役勾配法ではこれまでの勾配 g^k をに加え，新たに探索方向 d^k を導入する．等高線の形状は $A^T A$ に関係するため共役勾配法は探索方向 d^k を次式のように選ぶことで収束を速める．

$$(d^k)^T g^{k+1} = 0 \tag{2-63}$$

$$(d^k)^T A^T A d^{k-1} = 0 \tag{2-64}$$

(2-63) 式が成り立つとき d^k は対称行列 $A^T A$ に関し共役の関係にあるという．共役勾配法は 2 つの係数 α_k, β_k を用い次式の反復計算を行う．

$$\alpha_k = \frac{(d^k)^T g^k}{(d^k)^T A^T A d^k} = \frac{(g^k)^T g^k}{(d^k)^T A^T A d^k} \tag{2-65}$$

$$x^{k+1} = x^k + \alpha_k d^k \tag{2-66}$$

$$\beta_k = -\frac{(g^{k+1})^T A^T A d^k}{(d^k)^T A^T A d^k} = \frac{(g^{k+1})^T g^{k+1}}{(g^k)^T g^k} \tag{2-67}$$

$$d^{k+1} = g^{k+1} + \beta_k d^k, \qquad d^0 = g^0 \tag{2-68}$$

$$g^{k+1} = g^k - \alpha_k A^T A d^k \tag{2-69}$$

α_k は最急降下法と同じように

$$J(x^k + \alpha_k d^k) = \frac{1}{2} \| A(x^k + \alpha_k d^k) - y \|_2^2 \tag{2-70}$$

の微分

$$\frac{\partial J(x^k + \alpha_k d^k)}{\partial \alpha_k} = 0 \tag{2-71}$$

から求められる．β_k は (2-64) 式の関係を用いると得られる．

$$(d^{k+1})^T A^T A d^k = (g^{k+1} + \beta_k d^k)^T A^T A d^k = [(g^{k+1})^T + \beta_k (d^k)^T] A^T A d^k$$

$$= (g^{k+1})^T A^T A d^k + \beta_k (d^k)^T A^T A d^k$$

$$= 0 \tag{2-72}$$

(2-63) 式は以下のように確認できる.

$$\alpha_k = \frac{(d^k)^T g^k}{(d^k)^T A^T A d^k} = \frac{(d^k)^T (-A^T (Ax^k - y))}{(d^k)^T A^T A d^k} \tag{2-73}$$

の分母を払うと

$$\alpha_k (d^k)^T A^T A d^k = -(d^k)^T A^T (Ax^k - y) \tag{2-74}$$

左辺に移動

$$(d^k)^T [A^T A(x^k + \alpha_k d^k) - A^T y] = 0 \tag{2-75}$$

(2-66) 式と (2-69) 式から

$$g^{k+1} = -A^T (Ax^{k+1} - y) = -A^T A(x^k + \alpha_k d^k) + A^T y \tag{2-76}$$

$$(d^k)^T [-A^T A(x^k + \alpha_k d^k) + A^T y] = (d^k)^T g^{k+1} = 0 \tag{2-77}$$

g^k と g^{k+1} は以下の関係にある.

$$(g^k)^T g^{k+1} = 0 \tag{2-78}$$

左辺を計算する.

$$(g^k)^T g^{k+1} = (g^k)^T (g^k - \alpha_k A^T A d^k) = (g^k)^T g^k - \alpha_k (g^k)^T A^T A d^k$$

$$= (g^k)^T g^k - \frac{(d^k)^T g^k}{(d^k)^T A^T A d^k} (g^k)^T A^T A d^k$$

$$= (g^k)^T g^k - \frac{(d^k)^T (g^k)^T g^k A^T A d^k}{(d^k)^T A^T A d^k}$$

$$= (g^k)^T g^k - (g^k)^T g^k \frac{(d^k)^T A^T A d^k}{(d^k)^T A^T A d^k} = 0 \tag{2-79}$$

(2-78) 式, (2-64) 式を一般化した次式の関係がある.

$$(g^i)^T g^j = 0 \quad (i \neq j) \tag{2-80}$$

$$(d^i)^T A^T A d^j = 0 \quad (i \neq j) \tag{2-81}$$

(2-67) 式の変形は以下のようになる.

$$d^k = g^k + \beta_{k-1} d^{k-1} \tag{2-82}$$

$$(d^k)^T g^k = (g^k + \beta_{k-1} d^{k-1})^T g^k = (g^k)^T g^k + \beta_{k-1} (d^{k-1})^T g^k = (g^k)^T g^k \tag{2-83}$$

最後の式は (2-63) 式を用いた.

$$g^{k+1} = g^k - \alpha_k A^T A d^k \tag{2-84}$$

$$(g^{k+1})^T g^{k+1} = (g^{k+1})^T (g^k - \alpha_k A^T A d^k) = (g^{k+1})^T g^k - \alpha_k (g^{k+1})^T A^T A d^k$$

$$= -\alpha_k (g^{k+1})^T A^T A d^k \tag{2-85}$$

2 行目の式は (2-78) 式を用いた.

$$(\boldsymbol{g}^{k+1})^T \boldsymbol{g}^{k+1} = -\frac{(\boldsymbol{d}^k)^T \boldsymbol{g}^k}{(\boldsymbol{d}^k)^T A^T A \boldsymbol{d}^k} (\boldsymbol{g}^{k+1})^T A^T A \boldsymbol{d}^k = -\frac{(\boldsymbol{d}^k)^T \boldsymbol{g}^k}{(\boldsymbol{d}^k)^T A^T A \boldsymbol{d}^k} (-\beta_k (\boldsymbol{d}^k)^T A^T A \boldsymbol{d}^k)$$
$$= \beta_k (\boldsymbol{d}^k)^T \boldsymbol{g}^k = \beta_k (\boldsymbol{g}^k)^T \boldsymbol{g}^k \tag{2-86}$$

1行目の最後の式は (2-67) 式を用いた．したがって

$$\beta_k = \frac{(\boldsymbol{g}^{k+1})^T \boldsymbol{g}^{k+1}}{(\boldsymbol{g}^k)^T \boldsymbol{g}^k} \tag{2-87}$$

が得られる．

共役勾配法による (2-46) 式の連立方程式の解法を示す．

$$\boldsymbol{g}^0 = -\frac{\partial J(\boldsymbol{x})}{\partial \boldsymbol{x}}\bigg|_{\boldsymbol{x}=\boldsymbol{x}^0} = -A^T(A\boldsymbol{x}^0 - \boldsymbol{y}) = A^T \boldsymbol{y} = \begin{pmatrix} 1 & 2 & 3 \\ 2 & 1 & 1 \end{pmatrix} \begin{pmatrix} 1 \\ 2 \\ 1 \end{pmatrix} = \begin{pmatrix} 8 \\ 5 \end{pmatrix} \tag{2-88}$$

$$\boldsymbol{x}^0 = \begin{pmatrix} 0 \\ 0 \end{pmatrix}, \quad \boldsymbol{d}^0 = \boldsymbol{g}^0 = A^T \boldsymbol{y} = \begin{pmatrix} 1 & 2 & 3 \\ 2 & 1 & 1 \end{pmatrix} \begin{pmatrix} 1 \\ 2 \\ 1 \end{pmatrix} = \begin{pmatrix} 8 \\ 5 \end{pmatrix} \tag{2-89}$$

$$\alpha_0 = \frac{(\boldsymbol{d}^0)^T \boldsymbol{g}^0}{(\boldsymbol{d}^0)^T A^T A \boldsymbol{d}^0} = \frac{\begin{pmatrix} 8 & 5 \end{pmatrix} \begin{pmatrix} 8 \\ 5 \end{pmatrix}}{\begin{pmatrix} 8 & 5 \end{pmatrix} \begin{pmatrix} 14 & 7 \\ 7 & 6 \end{pmatrix} \begin{pmatrix} 8 \\ 5 \end{pmatrix}} = 0.055417 \tag{2-90}$$

$$\boldsymbol{x}^1 = \boldsymbol{x}^0 + \alpha_0 \boldsymbol{d}^0 = \begin{pmatrix} 0 \\ 0 \end{pmatrix} + 0.055417 \begin{pmatrix} 8 \\ 5 \end{pmatrix} = \begin{pmatrix} 0.44334 \\ 0.27709 \end{pmatrix} \tag{2-91}$$

$$\boldsymbol{g}^1 = \boldsymbol{g}^0 - \alpha_0 A^T A \boldsymbol{d}^0 = \begin{pmatrix} 8 \\ 5 \end{pmatrix} - 0.055417 \begin{pmatrix} 14 & 7 \\ 7 & 6 \end{pmatrix} \begin{pmatrix} 8 \\ 5 \end{pmatrix} = \begin{pmatrix} -0.1463 \\ 0.23414 \end{pmatrix} \tag{2-92}$$

$$\beta_0 = \frac{(\boldsymbol{g}^1)^T \boldsymbol{g}^1}{(\boldsymbol{g}^0)^T \boldsymbol{g}^0} = \frac{\begin{pmatrix} -0.1463 & 0.23414 \end{pmatrix} \begin{pmatrix} -0.1463 \\ 0.23414 \end{pmatrix}}{\begin{pmatrix} 8 & 5 \end{pmatrix} \begin{pmatrix} 8 \\ 5 \end{pmatrix}} = 0.000856 \tag{2-93}$$

$$\boldsymbol{d}^1 = \boldsymbol{g}^1 + \beta_0 \boldsymbol{d}^0 = \begin{pmatrix} -0.1463 \\ 0.23414 \end{pmatrix} + 0.000856 \begin{pmatrix} 8 \\ 5 \end{pmatrix} = \begin{pmatrix} -0.001 \\ 0.00102 \end{pmatrix} \tag{2-94}$$

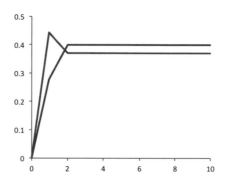

図 2-19　共役勾配法の収束過程

$$\alpha_1 = \frac{(d^1)^T g^1}{(d^1)^T A^T A d^1} = \frac{\begin{pmatrix} -0.001 & 0.00102 \end{pmatrix} \begin{pmatrix} -0.1463 \\ 0.23414 \end{pmatrix}}{\begin{pmatrix} -0.001 & 0.00102 \end{pmatrix} \begin{pmatrix} 14 & 7 \\ 7 & 6 \end{pmatrix} \begin{pmatrix} -0.001 \\ 0.00102 \end{pmatrix}} = 0.51557 \tag{2-95}$$

$$x^2 = x^1 + \alpha_1 d^1 = \begin{pmatrix} 0.443337 \\ 0.277086 \end{pmatrix} + 0.51557 \begin{pmatrix} -0.001 \\ 0.00102 \end{pmatrix} = \begin{pmatrix} 0.371429 \\ 0.40000 \end{pmatrix} \tag{2-96}$$

未知数ベクトル x の成分数は 2 なので共役勾配法の性質によって 2 回の反復計算で収束する．図 2-19 に共役勾配法の実行結果を示す．

〔第 8 節〕 バックトラッキング法による直線探索

これまで紹介した勾配法は x の成分の 1 つについて直線上に解を探索し，それをすべての x に繰り返す方法である．直線探索を用いる反復法は探索方向 d^k と係数 α_k を用い

$$x^{k+1} = x^k + \alpha_k d^k \tag{2-97}$$

と表される．探索方向 d^k は次式を満たすように選ぶと目的関数を減少させる．

$$\nabla J(x^k) d^k < 0$$

探索方向 d^k と勾配 $\nabla J(x^k)$ のなす角は次式で表される．

$$\cos \theta^k = \frac{-\nabla J(x^k) d^k}{\|\nabla J(x^k)\|_2 \|d^k\|_2} \tag{2-98}$$

x^k における最急降下の方向は $-\nabla J(x^k)$ であるので，d^k を大きさが 1 で勾配 $\nabla J(x^k)$ の向きと逆にすると次式で表される．

$$d^k = -\frac{\nabla J(x^k)}{\|\nabla J(x^k)\|_2} \tag{2-99}$$

最急降下法および共役勾配法の α_k について，これまで正則化項を除き目的関数は尤度のみで表されるとして導出した．正則化項を含めるとエネルギー関数の微分が加わるため勾配は次式のように複雑になる．

$$J(\boldsymbol{x}) = L(\boldsymbol{x}) + \beta U(\boldsymbol{x}) \tag{2-100}$$

$$J(\boldsymbol{x}) = L(\boldsymbol{x}) = \frac{1}{2}\|A\boldsymbol{x} - \boldsymbol{y}\|_2^2 \tag{2-101}$$

$$\boldsymbol{g}^k = -\left.\frac{\partial J(\boldsymbol{x})}{\partial \boldsymbol{x}}\right|_{\boldsymbol{x}=\boldsymbol{x}^k} = -A^T(A\boldsymbol{x}^k - \boldsymbol{y}) - \left.\frac{\partial U(\boldsymbol{x})}{\partial \boldsymbol{x}}\right|_{\boldsymbol{x}=\boldsymbol{x}^k} \tag{2-102}$$

$$\boldsymbol{g}^k = \boldsymbol{g}^{k-1} - \alpha_k A^T A \boldsymbol{g}^{k-1} - \left.\frac{\partial U(\boldsymbol{x})}{\partial \boldsymbol{x}}\right|_{\boldsymbol{x}=\boldsymbol{x}^k} + \left.\frac{\partial U(\boldsymbol{x})}{\partial \boldsymbol{x}}\right|_{\boldsymbol{x}=\boldsymbol{x}^{k-1}} \tag{2-103}$$

(2-100) 式の目的関数について直線探索で Armijo の条件[9]は，$c_1 \in (0,1)$ として次式で表される．

$$J(\boldsymbol{x}^k + \alpha_k \boldsymbol{d}^k) \leq J(\boldsymbol{x}^k) + c_1 \alpha_k \nabla J(\boldsymbol{x}^k) \boldsymbol{d}^k \tag{2-104}$$

バックトラッキング法は Armijo の条件を用い以下の直接探索を行う方法である[7]．

$$\begin{aligned}
& t = 1;\ \text{while}\ J(\boldsymbol{x}^k + t\boldsymbol{d}^k) > J(\boldsymbol{x}^k) + ut(\boldsymbol{g}^k)^T \boldsymbol{d}^k \\
& \{t = vt\} \\
& \text{end while} \\
& \alpha_k = t
\end{aligned} \tag{2-105}$$

u, v は直線探索のパラメータで $u = 0.05$, $v = 0.05$ とした．(2-105) 式の意味ははじめに $t = 1$ にして 1 行目の左辺が大きいとき，つまり目的関数が増加するときには次第に t を小さくし目的関数が減少に変わるときに t を探索方向に掛ける係数 α_k とする．この t は目的関数を最も大きく減少させる係数になっている．バックトラッキング法を用いると尤度＋正則化項からなる目的関数の最小化を行える．

プログラム【2-1】 true IR 法の投影再構成プログラム（1）

```c
1:    /*  P2-1trueIR.c  */
2:    #define _CRT_SECURE_NO_WARNINGS
3:    #include <stdio.h>
4:    #include <stdlib.h>
5:    #include <string.h>
6:    #include <math.h>
7:    #include <time.h>
8:    #include <direct.h>
9:
10:   /* --- プログラムの説明 --- */
11:
12:   char *title = "true IR 法の投影再構成プログラム ";
13:   /*
14:     true IR 法の投影再構成プログラム.
15:    （最急降下法のαを利用）
16:    （CT 用の重み付け最小二乗距離を利用）
17:   */
18:
19:   /* 入力 */
20:   char *menu[] = {  // 入力の際のコメント（入力変数とリンク）
21:   " 1. 入力投影のファイル名         ",
22:   " 2. 投影の幅                     ",
23:   " 3. 投影数                       ",
24:   " 4. 原画像のファイル名           ",
25:   " 5. 画像の幅                     ",
26:   " 6. 画像の高さ                   ",
27:   " 7. 画素長  (cm/pixel)           ",
28:   " 8. TV の重み係数                ",
29:   " 9. 重み (0:なし，1:あり)        ",
30:   "10. 繰り返し回数                 ",
31:   };
32:
33:   /* 出力 */
34:   /*
35:     再構成した画像データのファイル
36:     n***.img     : 更新された画像
37:     ※ "***" には繰り返しの回数が挿入される（例：001）
38:     ※ 自動で作成されたフォルダに格納される
39:   */
40:
41:   #define  PI  3.14159265358979
42:
43:   // プロトタイプ宣言
44:   void read_data(char *fi, double *img, int size);
45:   void recon_trueIR(void);
46:
47:   // グローバル変数の宣言と初期値設定
48:   char     g_f1[50] = "n2-1.prj"; // 入力投影のファイル名
49:   char     g_f2[50] = "n2-1.img"; // 原画像のファイル名
50:
51:   int      g_px = 256;            // 投影の幅
52:   int      g_pa = 256;            // 投影数
53:   int      g_nx = 256;            // 画像の幅
54:   int      g_ny = 256;            // 画像の高さ
55:   double   g_pl = 0.078125;       // 画素長 (cm/pixel)
56:   double   g_beta2 = 0.01;        // TV の重み係数
57:   double   g_wt = 1;              // 重み (0:なし，1:あり)
58:   int      g_nit = 200;           // 繰り返し回数
59:   int      g_p2 = 1;              // 投影の全角度 [2]π or [1]π
60:   int      g_ns = 3;              // Cij の検出器分配数
61:
62:   double   *g_prj;                // 投影データ領域
63:   double   *g_img;                // 原画像データ領域
64:   int      *g_cx;                 // 検出確率の中央の x 座標
65:   double   *g_cc;                 // 検出確率 Cij の値
66:
67:   double   *g_pr0;                // 投影データ領域（計算用 0）
68:   double   *g_pr1;                // 投影データ領域（計算用 1）
69:   double   *g_prw;                // 重み付け最小二乗法のデータ領域
70:   double   *g_im1;                // 仮定画像のデータ領域
71:   double   *g_dux;                // 正則化項のデータ領域
72:   double   *g_gk0;                // 計算用のデータ領域（0）
73:   double   *g_gk1;                // 計算用のデータ領域（1）
74:
75:   void getparameter()
76:   {
77:   int    i= 0;
78:   char   dat[256];
79:
```

プログラム【2-1】 true IR法の投影再構成プログラム (2)

```c
80:     // 変数への値の入力
81:     fprintf( stdout, "\n%s\n\n", title);
82:
83:     fprintf( stdout, " %s [%s] :", menu[i ++ ], g_f1 );
84:     if (*fgets(dat, 256, stdin) != '\n') { dat[strlen(dat) - 1] = '\0'; strcpy(g_f1, dat); }
85:     fprintf( stdout, " %s [%d] :", menu[i ++ ], g_px );
86:     if(*fgets(dat, 256, stdin) != '\n')   g_px = atoi(dat);
87:     fprintf( stdout, " %s [%d] :", menu[i ++ ], g_pa );
88:     if(*fgets(dat, 256, stdin) != '\n')   g_pa = atoi(dat);
89:     fprintf(stdout, " %s [%s] :", menu[i ++ ], g_f2);
90:     if (*fgets(dat, 256, stdin) != '\n') { dat[strlen(dat) - 1] = '\0'; strcpy(g_f2, dat); }
91:     fprintf(stdout, " %s [%d] :", menu[i ++ ], g_nx);
92:     if (*fgets(dat, 256, stdin) != '\n')  g_nx = atoi(dat);
93:     fprintf(stdout, " %s [%d] :", menu[i ++ ], g_ny);
94:     if (*fgets(dat, 256, stdin) != '\n')  g_ny = atoi(dat);
95:     fprintf(stdout, " %s [%f] :", menu[i ++ ], g_pl);
96:     if (*fgets(dat, 256, stdin) != '\n')  g_pl = atof(dat);
97:     fprintf(stdout, " %s [%f] :", menu[i ++ ], g_beta2);
98:     if (*fgets(dat, 256, stdin) != '\n')  g_beta2 = atof(dat);
99:     fprintf(stdout, " %s [%f] :", menu[i ++ ], g_wt);
100:    if (*fgets(dat, 256, stdin) != '\n')  g_wt = atof(dat);
101:    fprintf(stdout, " %s [%d] :", menu[i ++ ], g_nit);
102:    if(*fgets(dat, 256, stdin) != '\n')   g_nit = atoi(dat);
103:
104:    }
105:
106:    int main(void)
107:    {
108:    // プログラムで使用する変数の入力
109:    getparameter();
110:
111:    // メモリを動的に確保
112:    g_prj = (double *)malloc((size_t)g_px*g_pa*sizeof(double));
113:    g_img = (double *)malloc((size_t)g_nx*g_ny*sizeof(double));
114:
115:    printf(" *** Read projection data     ***\n");
116:    // 投影データとオリジナルデータの入力
117:    read_data(g_f1, g_prj, g_px*g_pa);
118:    read_data(g_f2, g_img, g_nx*g_ny);
119:
120:    // 逐次近似再構成
121:    printf(" *** Reconstruction ***\n");
122:    recon_trueIR();
123:
124:    return 0;
125:    }
126:
127:    // *** 画像領域の初期化 ***
128:    // double *img;   // 画像領域
129:    // int     size;  // 画像領域のデータ数（画素数）
130:    // double  val;   // 初期化する値
131:    void init(double *img, int size, double val)
132:    {
133:    int  i;
134:    for (i = 0; i < size; i ++ )
135:        img[i] = val;
136:    }
137:
138:    // *** 2次元画像データの入力（float型ファイルをdoubleとして入力） ***
139:    // char *fi;      // 入力画像のファイル名
140:    // double *img;   // 入力画像データ
141:    // int   size;    // 入力画像のサイズ（幅×高さ pixel）
142:    void read_data(char *fi, double *img, int size)
143:    {
144:    int i;
145:    float buff;
146:    FILE  *fp;
147:
148:    if ((fp = fopen(fi, "rb")) == NULL) {
149:        fprintf(stderr, " エラー：ファイルが開きません [%s].\n", fi);
150:        exit(1);
151:    }
152:    for (i = 0; i < size; i ++ )
153:    {
154:        fread(&buff, sizeof(float), 1, fp);
155:        img[i] = buff;
156:    }
```

```
157:     fclose(fp);
158: }
159: 
160: // *** 2次元画像データの出力（doubleデータをfloat型として出力）***
161: // char   *fi;    // 出力画像のファイル名
162: // double *img;   // 出力画像データ
163: // int    size;   // 出力画像のサイズ（幅×高さ pixel）
164: void write_data(char *fi, double *img, int size)
165: {
166:     int     i;
167:     float   buff;
168:     FILE    *fp;
169: 
170:     if ((fp = fopen(fi, "wb")) == NULL) {
171:         fprintf(stderr, " エラー：ファイルが開きません [%s].\n", fi);
172:         exit(1);
173:     }
174:     for (i = 0; i < size; i ++ )
175:     {
176:         buff = (float)img[i];
177:         fwrite(&buff, sizeof(float), 1, fp);
178:     }
179:     fclose(fp);
180: }
181: 
182: // *** RMSE をファイルに出力 ***
183: // char   *fi;    // 出力のファイル名
184: // double *im1;   // 評価用画像データ
185: // double *im0;   // 原画像データ
186: // int    size;   // 画像のサイズ（幅×高さ pixel）
187: void write_rmse(char *fi, double *im1, double *im0, int size)
188: {
189:     FILE    *fp;
190:     int     i;
191:     double  rmse, sum = 0, sum2 = 0;
192: 
193:     for (i = 0; i < size; i ++ )
194:     {
195:         sum  += (im1[i] - im0[i])*(im1[i] - im0[i]);
196:         sum2 += im0[i]*im0[i];
197:     }
198: 
199:     rmse = 100.*sqrt(sum)/sqrt(sum2);
200: 
201:     if ((fp = fopen(fi, "a")) == NULL)
202:     {
203:         fprintf(stderr, " Error : file open [%s].\n", fi);
204:         exit(1);
205:     }
206:     fprintf(fp, "%f\n", rmse);
207:     fclose(fp);
208: }
209: 
210: // *** RMSE の計算結果を返す ***
211: // double *im1;   // 評価用画像データ
212: // double *im0;   // 原画像データ
213: // int    size;   // 画像のサイズ（幅×高さ pixel）
214: double calc_rmse(double *im1, double *im0, int size)
215: {
216:     int     i;
217:     double  sum = 0, sum2 = 0;
218: 
219:     for (i = 0; i < size; i ++ )
220:     {
221:         sum  += (im1[i] - im0[i])*(im1[i] - im0[i]);
222:         sum2 += im0[i] * im0[i];
223:     }
224: 
225:     return 100.*sqrt(sum) / sqrt(sum2);
226: }
227: 
228: // *** ベクトルの内積を計算 : x・y ***
229: // double *x;     // 1つ目のベクトル
230: // double *y;     // 2つ目のベクトル
231: // int    n;      // ベクトルの要素数
232: double inner_product(double *x, double *y, int n)
233: {
234:     int     i;
235:     double  inpr = 0;
```

プログラム【2-1】true IR法の投影再構成プログラム（3）

プログラム【2-1】 true IR 法の投影再構成プログラム (4)

```
236:    for (i = 0; i < n; i ++) {
237:        inpr += x[i] * y[i];
238:    }
239:    return inpr;
240: }
241:
242: // *** ガウス型の low-pass フィルタ ***
243: // double   *prw;  // 処理後の投影データ
244: // double   *prj;  // 処理前の投影データ
245: // int      px;    // 投影の幅
246: // int      pa;    // 投影数
247: void lowpass_filter(double *prw, double *prj, int px, int pa)
248: {
249:    int i, j, k, n;
250:    int c = 4;
251:    double *h;
252:    double fwhm = 1;
253:    double s = fwhm / (2 * sqrt(2 * log(2.0)));
254:
255:    h = (double *)malloc((size_t)c*sizeof(double));
256:
257:    // ガウシアンフィルタ
258:    for (n = 0; n < c; n ++)
259:    {
260:        h[n] = 1 / (sqrt(2 * PI)*s)*exp(-n*n / (2 * s*s));
261:    }
262:
263:    // 重畳積分によるフィルタリング
264:    for (i = 0; i < pa; i ++)
265:    {
266:        for (j = 0; j < px; j ++)
267:        {
268:            prw[i*px + j] = 0;
269:            for (k = 0; k < px; k ++)
270:            {
271:                // 重畳積分
272:                if (abs(j - k) < c)
273:                    prw[i*px + j] += prj[i*px + k] * h[abs(j - k)];
274:            }
275:        }
276:    }
277:
278:    free(h);
279: }
280:
281: // *** 検出確率のマトリクスを作成する関数 ***
282: // int      px;    // 投影の幅
283: // int      pa;    // 投影数
284: // int      p2;    // 投影データの全角度（[2] π か [1] π）
285: // int      nx;    // 画像の幅
286: // int      ny;    // 画像の高さ
287: // int      ns;    // Cij の検出器分配数
288: void detection_probability(int px, int pa, int p2, int nx, int ny, int ns)
289: {
290:    int     i, j, k, ix;
291:    double  x, y, xx, th, a, b, x05, d, si, co;
292:    double  cca[3];
293:
294:    for (i = 0; i < pa*nx*ny; i ++)
295:        g_cx[i] = 0;
296:    for (i = 0; i < pa*nx*ny*ns; i ++)
297:        g_cc[i] = 0;
298:
299:    for (k = 0; k < pa; k ++)
300:    {
301:        fprintf(stderr, "\r *** Make cij [%3d/%3d]", k, pa);
302:        th = p2 * PI * k / pa;
303:        si = sin(th);
304:        co = cos(th);
305:        if (fabs(si) > fabs(co))
306:        {
307:            a = fabs(si);
308:            b = fabs(co);
309:        }
310:        else
311:        {
312:            a = fabs(co);
313:            b = fabs(si);
314:        }
```

プログラム【2-1】true IR法の投影再構成プログラム (5)

```
315:        for (i = 0; i < ny; i++)
316:        {
317:           y = ny / 2 - i;
318:           for (j = 0; j < nx; j++)
319:           {
320:              x = j - nx / 2;
321:              xx = x * co + y * si;
322:
323:              cca[0] = cca[1] = cca[2] = 0.0;
324:
325:              ix = (int)(floor(xx + 0.5));
326:              if (ix + px / 2 < 1 || ix + px / 2 > px - 2) continue;
327:
328:              x05 = ix - 0.5;
329:              if ((d = x05 - (xx - (a - b) / 2)) > 0.0)
330:                 cca[0] = b / (2 * a) + d / a;
331:              else if ((d = x05 - (xx - (a + b) / 2)) > 0.0)
332:                 cca[0] = d * d / (2 * a * b);
333:
334:              x05 = ix + 0.5;
335:              if ((d = xx + (a - b) / 2 - x05) > 0.0)
336:                 cca[2] = b / (2 * a) + d / a;
337:              else if ((d = xx + (a + b) / 2 - x05) > 0.0)
338:                 cca[2] = d * d / (2 * a * b);
339:
340:              cca[1] = 1.0 - cca[0] - cca[2];
341:
342:              g_cx[k*nx*ny + i*nx + j] = ix + px / 2 - ns / 2;
343:              g_cc[(k*nx*ny + i*nx + j)*ns + 0] = cca[0];
344:              g_cc[(k*nx*ny + i*nx + j)*ns + 1] = cca[1];
345:              g_cc[(k*nx*ny + i*nx + j)*ns + 2] = cca[2];
346:           }
347:        }
348:     }
349:     fprintf(stderr, "\r *** Make cij [%3d/%3d]\n", k, pa);
350:  }
351:
352:  // *** 検出確率を使って投影データを作成する関数 ***
353:  // double  *prj;  // 作成する投影データ
354:  // int     px;    // 投影の幅
355:  // int     pa;    // 投影数
356:  // double  *img;  // もとになる画像データ
357:  // int     nx;    // 画像の幅
358:  // int     ny;    // 画像の高さ
359:  // int     ns;    // Cijの検出器分配数
360:  // double  pl;    // 画素長
361:  void projection_c(double *prj, int px, int pa, double *img, int nx, int ny,
      int ns, double pl)
362:  {
363:   int    i, j, k;
364:
365:   for (i = 0; i < px*pa; i++)
366:      prj[i] = 0;
367:
368:   for (k = 0; k < pa; k++)
369:   {
370:      for (i = 0; i < nx*ny; i++)
371:      {
372:         for (j = 0; j < ns; j++)
373:         {
374:            int jj = g_cx[k*nx*ny + i] + j;
375:            if (jj < 0 || jj > px - 1) continue;
376:            prj[k*px + jj] += (g_cc[(k*nx*ny + i)*ns + j] * img[i] * pl);
377:         }
378:      }
379:   }
380:  }
381:
382:  // *** 検出確率を使って投影データから逆投影する関数 ***
383:  // double  *img;  // 作成する画像データ
384:  // int     nx;    // 画像の幅
385:  // int     ny;    // 画像の高さ
386:  // double  *prj;  // もとになる投影データ
387:  // int     px;    // 投影の幅
388:  // int     pa;    // 投影数
389:  // int     ns;    // Cijの検出器分配数
390:  // double  pl;    // 画素長
391:  void backprojection_c(double *img, int nx, int ny, double *prj, int px, int
      pa, int ns, double pl)
```

```
392:    {
393:    int     i, j, k;
394:
395:        for (i = 0; i < nx*ny; i ++ )
396:            img[i] = 0;
397:
398:        for (k = 0; k < pa; k ++ )
399:        {
400:            for (i = 0; i < nx*ny; i ++ )
401:            {
402:                for (j = 0; j < ns; j ++ )
403:                {
404:                    int jj = g_cx[k*nx*ny + i] + j;
405:                    if (jj < 0 || jj > px - 1) continue;
406:                    img[i] += (g_cc[(k*nx*ny + i)*ns + j] * prj[k*px + jj] / pl);
407:                }
408:            }
409:        }
410:
411:        for (i = 0; i < nx*ny; i ++ )
412:            img[i] *= PI/pa;
413:    }
414:
415:    // *** ∇TV（Total Variation の勾配）の計算 ***
416:    // double   *ntv;     // ∇TV の計算結果
417:    // double   *img;     // もとになる画像データ
418:    // int      nx;       // 画像の幅
419:    // int      ny;       // 画像の高さ
420:    void nabla_tv(double *ntv, double *img, int nx, int ny)
421:    {
422:    int     i, j, k, x[3], y[3];
423:    double  fil[9], tv1, tv2, ep = 0.0001;
424:    double  beta = 1.0;
425:
426:        // TV の計算
427:        for (i = 0; i < ny; i ++ )
428:        {
429:            y[0] = (i + ny - 1) % ny;
430:            y[1] = i;
431:            y[2] = (i + 1) % ny;
432:            for (j = 0; j < nx; j ++ )
433:            {
434:                x[0] = (j + nx - 1) % nx;
435:                x[1] = j;
436:                x[2] = (j + 1) % nx;
437:                for (k = 0; k < 9; k ++ )
438:                    fil[k] = img[y[k / 3] * nx + x[k % 3]];
439:                tv1 = (fil[4] - fil[3]) / sqrt((fil[4] - fil[3])*(fil[4] - fil[3]) + (fil[6] - fil[3])*(fil[6] - fil[3]) + ep * ep)
440:                    + (fil[4] - fil[1]) / sqrt((fil[2] - fil[1])*(fil[2] - fil[1]) + (fil[4] - fil[1])*(fil[4] - fil[1]) + ep * ep)
441:                    - (fil[5] + fil[7] - 2 * fil[4]) / sqrt((fil[5] - fil[4])*(fil[5] - fil[4]) + (fil[7] - fil[4])*(fil[7] - fil[4]) + ep * ep);
442:                tv2 = (fil[4] - fil[1]) / sqrt((fil[4] - fil[1])*(fil[4] - fil[1]) + (fil[0] - fil[1])*(fil[0] - fil[1]) + ep * ep)
443:                    + (fil[4] - fil[5]) / sqrt((fil[8] - fil[5])*(fil[8] - fil[5]) + (fil[4] - fil[5])*(fil[4] - fil[5]) + ep * ep)
444:                    - (fil[7] + fil[3] - 2 * fil[4]) / sqrt((fil[7] - fil[4])*(fil[7] - fil[4]) + (fil[3] - fil[4])*(fil[3] - fil[4]) + ep * ep);
445:
446:                ntv[i*nx + j] = beta * (tv1 + tv2) / 2;
447:            }
448:        }
449:    }
450:
451:    // *** 評価関数の勾配（正則化項のみ）***
452:    // double   *gr;      // 評価関数の勾配データ
453:    // double   *img;     // もとになる画像データ
454:    // int      nx;       // 画像の幅
455:    // int      ny;       // 画像の高さ
456:    // double   beta2;    // TV の重み係数
457:    void nabla_U(double *gr, double *img, int nx, int ny, double beta2)
458:    {
459:    int     i;
460:    double  *im2;
461:
462:        im2 = (double *)malloc((size_t)nx*ny * sizeof(double));
463:        for (i = 0; i < nx*ny; i ++ )
464:        {
```

プログラム【2-1】true IR 法の投影再構成プログラム（7）

```
465:        gr[i] = 0;
466:        im2[i] = 0;
467:    }
468:
469:    /***  ∇TV(m) の計算   **********************/
470:    if (beta2 != 0.0)
471:    {
472:        nabla_tv(im2, img, nx, ny);
473:
474:        // write_data("00debug_im2.img", im2, nx*ny);
475:
476:        for (i = 0; i < nx*ny; i ++ )
477:        {
478:            gr[i] += beta2 * im2[i];
479:        }
480:    }
481:    /*********************************************/
482:
483:    free(im2);
484: }
485:
486: // *********************************************
487: // ***   逐次近似投影再構成 ( 最急降下法 )   ***
488: // *********************************************
489: void recon_trueIR(void)
490: {
491:    int     i, k;
492:    char    fi[256], fd[256], fsr[256];
493:    double  alpha = 0;
494:    time_t  timer;
495:    struct tm *local;
496:    FILE    *fp;
497:
498:    // メモリを動的に確保
499:    g_cx  = (int *)malloc((size_t)g_pa*g_nx*g_ny * sizeof(int));
500:    g_cc  = (double *)malloc((size_t)g_pa*g_nx*g_ny*g_ns * sizeof(double));
501:    g_pr0 = (double *)malloc((size_t)g_px*g_pa * sizeof(double));
502:    g_pr1 = (double *)malloc((size_t)g_px*g_pa * sizeof(double));
503:    g_prw = (double *)malloc((size_t)g_px*g_pa * sizeof(double));
504:    g_im1 = (double *)malloc((size_t)g_nx*g_ny * sizeof(double));
505:    g_dux = (double *)malloc((size_t)g_nx*g_ny * sizeof(double));
506:    g_gk0 = (double *)malloc((size_t)g_nx*g_ny * sizeof(double));
507:    g_gk1 = (double *)malloc((size_t)g_nx*g_ny * sizeof(double));
508:
509:    // 出力フォルダの作成
510:    timer = time(NULL);
511:    local = localtime(&timer); // 地方時に変換
512:
513:    sprintf(fd, "%d%02d%02d_%02d%02d%02d_trueIR_%s_TV%4.3f_Wi%4.3f",
514:        local->tm_year + 1900, local->tm_mon + 1, local->tm_mday,
515:        local->tm_hour, local->tm_min, local->tm_sec,
516:        g_fl, g_beta2, g_wt);
517:    _mkdir(fd);
518:
519:    // 検出確率の計算
520:    detection_probability(g_px, g_pa, g_p2, g_nx, g_ny, g_ns);
521:
522:    // RMSE データの出力の準備
523:    sprintf(fsr, "%s\\_RMSE.txt", fd);
524:    if ((fp = fopen(fsr, "w")) == NULL)
525:    {
526:        fprintf(stderr, "Error: file open [%s].\n", fsr);
527:        exit(1);
528:    }
529:    fprintf(fp, "%s\n", fd);
530:    fclose(fp);
531:
532:    // 重み付け用の投影作成（フィルタリングによる平滑化）
533:    if (g_wt <= 0.0)
534:    {
535:        init(g_prw, g_px*g_pa, 0.0);
536:    }
537:    else
538:    {
539:        lowpass_filter(g_prw, g_prj, g_px, g_pa);
540:    }
541:    sprintf(fi, "%s\\_prw.prj", fd);
542:    write_data(fi, g_prw, g_px*g_pa);
543:
```

```
544:    // 初期画像
545:    init(g_im1, g_nx*g_ny, 0.0);
546:
547:    // RMSE の出力
548:    write_rmse(fsr, g_im1, g_img, g_nx*g_ny);
549:
550:    // 逐次近似の繰り返し
551:    for (k = 0; k < g_nit; k ++)
552:    {
553:        fprintf(stderr, "\r *** iteration (true IR) [%2d/%2d]", k + 1, g_nit);
554:
555:        if (k == 0)
556:        {
557:            // 1回目はそのまま勾配を求める
558:            // g0 = CtWi(y-C||g0||)
559:            // 投影 C||g0||
560:            projection_c(g_pr0, g_px, g_pa, g_im1, g_nx, g_ny, g_ns, g_pl);
561:            // 重み付け Wi C||g0||
562:            for (i = 0; i < g_px*g_pa; i ++)
563:            {
564:                g_pr0[i] = exp(-g_prw[i]) * (g_pr0[i] - g_prj[i]);
565:            }
566:            // 逆投影 Ct Wi C||g0||
567:            backprojection_c(g_gk0, g_nx, g_ny, g_pr0, g_px, g_pa, g_ns, g_pl);
568:        }
569:        else
570:        {
571:            // 2回目以降は前のデータを使って勾配を更新
572:            // ||gk + 1|| = ||gk|| - α k * CtWiC||gk||
573:            for (i = 0; i < g_nx*g_ny; i ++)
574:                g_gk0[i] -= alpha * g_gk1[i];
575:        }
576:
577:        // α k = ||gk||^2 / (||gk|| CtWiC||gk||) --------------------
578:        // 投影 C||gk||
579:        projection_c(g_pr1, g_px, g_pa, g_gk0, g_nx, g_ny, g_ns, g_pl);
580:
581:        // 重み付け Wi C||gk||
582:        for (i = 0; i < g_px*g_pa; i ++)
583:        {
584:            g_pr0[i] = exp(-g_prw[i]) * g_pr1[i];
585:        }
586:
587:        // 逆投影 Ct Wi C||gk||
588:        backprojection_c(g_gk1, g_nx, g_ny, g_pr0, g_px, g_pa, g_ns, g_pl);
589:
590:        // 内積の比からα k を算出
591:        alpha = inner_product(g_gk0, g_gk0, g_nx*g_ny) / inner_product(g_gk0, g_gk1, g_nx*g_ny);
592:        fprintf(stderr, ", alpha = %4.3f", alpha);
593:        // --------------------------------------------------
594:
595:        // 正則化項 β dU(x)/dx
596:        nabla_U(g_dux, g_im1, g_nx, g_ny, g_beta2);
597:
598:        // mk + 1 = mk - α k(gk + β dU(x)/dx)
599:        for (i = 0; i < g_nx*g_ny; i ++)
600:        {
601:            g_im1[i] -= alpha * (g_gk0[i] + g_dux[i]);
602:        }
603:
604:        // 実部の負値は 0 にする拘束条件
605:        for (i = 0; i < g_nx*g_ny; i ++)
606:        {
607:            if (g_im1[i] < 0.0) g_im1[i] = 0;
608:        }
609:
610:        // 結果画像の出力
611:        if (k < 10 || k % 10 == 9)
612:        {
613:            sprintf(fi, "%s\\n%03d.img", fd, k + 1);
614:            write_data(fi, g_im1, g_nx*g_ny);
615:        }
616:        // RMSE のファイルへの出力
617:        write_rmse(fsr, g_im1, g_img, g_nx*g_ny);
618:        fprintf(stderr, ", RMSE = %f\n", calc_rmse(g_im1, g_img, g_nx*g_ny));
619:    }
620:    printf("\n");
621: }
```

プログラム【2-2】 hybrid IR 法の投影再構成プログラム（1）

```
1:   /*  P2-2hybridIR.c  */
2:   #define _CRT_SECURE_NO_WARNINGS
3:   #include <stdio.h>
4:   #include <stdlib.h>
5:   #include <string.h>
6:   #include <math.h>
7:   #include <time.h>
8:   #include <direct.h>
9:
10:  /* --- プログラムの説明 --- */
11:
12:  char *title = "hybrid IR 法の投影再構成プログラム ";
13:  /*
14:    hybrid IR 法の投影再構成プログラム．
15:    (最急降下法のαを利用)
16:    (CT 用の重み付け最小二乗距離を利用)
17:  */
18:
19:  /* 入力 */
20:  char *menu[] = {   // 入力の際のコメント（入力変数とリンク）
21:  " 1. 入力投影のファイル名        ",
22:  " 2. 投影の幅                    ",
23:  " 3. 投影数                      ",
24:  " 4. 原画像のファイル名          ",
25:  " 5. 画像の幅                    ",
26:  " 6. 画像の高さ                  ",
27:  " 7. 画素長  (cm/pixel)          ",
28:  " 8. TV の重み係数               ",
29:  " 9. 重み  (0:なし, 1:あり)      ",
30:  "10. 繰り返し回数                ",
31:  };
32:
33:  /* 出力 */
34:  /*
35:  再構成した画像データのファイル
36:  n***.img    : 更新された画像
37:  ※ "***" には繰り返しの回数が挿入される（例：001）
38:  ※ 自動で作成されたフォルダに格納される
39:  */
40:
41:  #define   PI   3.14159265358979
42:
43:  // プロトタイプ宣言
44:  void read_data(char *fi, double *img, int size);
45:  void recon_hybridIR(void);
46:
47:  // グローバル変数の宣言と初期値設定
48:  char    g_f1[50] = "n2-1.prj";     // 入力投影のファイル名
49:  char    g_f2[50] = "n2-1.img";     // 原画像のファイル名
50:
51:  int     g_px = 256;                // 投影の幅
52:  int     g_pa = 256;                // 投影数
53:  int     g_nx = 256;                // 画像の幅
54:  int     g_ny = 256;                // 画像の高さ
55:  double  g_pl = 0.078125;           // 画素長 (cm/pixel)
56:  double  g_beta2 = 0.001;           // TV の重み係数
57:  double  g_wt = 1;                  // 重み (0:なし, 1:あり)
58:  int     g_nit = 200;               // 繰り返し回数
59:  int     g_p2 = 1;                  // 投影の全角度 [2]π or [1]π
60:  int     g_ns = 3;                  // Cij の検出器分配数
61:
62:  double  *g_prj;                    // 投影データ領域
63:  double  *g_img;                    // 原画像データ領域
64:  int     *g_cx;                     // 検出確率の中央の x 座標
65:  double  *g_cc;                     // 検出確率 Cij の値
66:
67:  double  *g_pr0;                    // 投影データ領域（計算用 0）
68:  double  *g_pr1;                    // 投影データ領域（計算用 1）
69:  double  *g_prw;                    // 重み付け最小二乗法用のデータ領域
70:  double  *g_im1;                    // 仮定画像のデータ領域
71:  double  *g_dux;                    // 正則化項のデータ領域
72:  double  *g_gk0;                    // 計算用のデータ領域 (0)
73:  double  *g_gk1;                    // 計算用のデータ領域 (1)
74:
75:
76:  void getparameter()
77:  {
78:  int   i = 0;
79:  char  dat[256];
```

第 2 章 逐次近似 CT 画像再構成 ―― 85

プログラム【2-2】 hybrid IR 法の投影再構成プログラム（2）

```
 80:
 81:    // 変数への値の入力
 82:    fprintf(stdout, "\n%s\n\n", title);
 83:
 84:    fprintf(stdout, " %s [%s] :", menu[i ++ ], g_f1);
 85:    if (*fgets(dat, 256, stdin) != '\n') { dat[strlen(dat) - 1] = '\0'; strcpy(g_
       f1, dat); }
 86:    fprintf(stdout, " %s [%d] :", menu[i ++ ], g_px);
 87:    if (*fgets(dat, 256, stdin) != '\n')   g_px = atoi(dat);
 88:    fprintf(stdout, " %s [%d] :", menu[i ++ ], g_pa);
 89:    if (*fgets(dat, 256, stdin) != '\n')   g_pa = atoi(dat);
 90:    fprintf(stdout, " %s [%s] :", menu[i ++ ], g_f2);
 91:    if (*fgets(dat, 256, stdin) != '\n') { dat[strlen(dat) - 1] = '\0'; strcpy(g_
       f2, dat); }
 92:    fprintf(stdout, " %s [%d] :", menu[i ++ ], g_nx);
 93:    if (*fgets(dat, 256, stdin) != '\n')   g_nx = atoi(dat);
 94:    fprintf(stdout, " %s [%d] :", menu[i ++ ], g_ny);
 95:    if (*fgets(dat, 256, stdin) != '\n')   g_ny = atoi(dat);
 96:    fprintf(stdout, " %s [%f] :", menu[i ++ ], g_pl);
 97:    if (*fgets(dat, 256, stdin) != '\n')   g_pl = atof(dat);
 98:    fprintf(stdout, " %s [%f] :", menu[i ++ ], g_beta2);
 99:    if (*fgets(dat, 256, stdin) != '\n')   g_beta2 = atof(dat);
100:    fprintf(stdout, " %s [%f] :", menu[i ++ ], g_wt);
101:    if (*fgets(dat, 256, stdin) != '\n')   g_wt = atof(dat);
102:    fprintf(stdout, " %s [%d] :", menu[i ++ ], g_nit);
103:    if (*fgets(dat, 256, stdin) != '\n')   g_nit = atoi(dat);
104:
105:    }
106:
107:    int main(void)
108:    {
109:    // プログラムで使用する変数の入力
110:    getparameter();
111:
112:    // メモリを動的に確保
113:    g_prj = (double *)malloc((size_t)g_px*g_pa * sizeof(double));
114:    g_img = (double *)malloc((size_t)g_nx*g_ny * sizeof(double));
115:
116:    printf(" *** Read projection data    ***\n");
117:    // 投影データとオリジナルデータの入力
118:    read_data(g_f1, g_prj, g_px*g_pa);
119:    read_data(g_f2, g_img, g_nx*g_ny);
120:
121:    // 逐次近似再構成
122:    printf(" *** Reconstruction ***\n");
123:    recon_hybridIR();
124:
125:    return 0;
126:    }
127:
128:    // *** 画像領域の初期化 ***
129:    // double *img;   // 画像領域
130:    // int    size;   // 画像領域のデータ数（画素数）
131:    // double  val;   // 初期化する値
132:    void init(double *img, int size, double val)
133:    {
134:    int  i;
135:    for (i = 0; i < size; i ++ )
136:        img[i] = val;
137:    }
138:
139:    // *** 2次元画像データの入力（float 型ファイルを double として入力）***
140:    // char *fi;      // 入力画像のファイル名
141:    // double *img;   // 入力画像データ
142:    // int    size;   // 入力画像のサイズ（幅×高さ pixel）
143:    void read_data(char *fi, double *img, int size)
144:    {
145:    int i;
146:    float buff;
147:    FILE   *fp;
148:
149:    if ((fp = fopen(fi, "rb")) == NULL) {
150:       fprintf(stderr, " エラー：ファイルが開きません [%s].\n", fi);
151:       exit(1);
152:    }
153:    for (i = 0; i < size; i ++ )
154:    {
155:        fread(&buff, sizeof(float), 1, fp);
156:        img[i] = buff;
```

```
157:    }
158:    fclose(fp);
159:   }
160:
161:   // *** 2次元画像データの出力（double データを float 型として出力）***
162:   // char *fi;     // 出力画像のファイル名
163:   // double *img;  // 出力画像データ
164:   // int    size;  // 出力画像のサイズ（幅×高さ pixel)
165:   void write_data(char *fi, double *img, int size)
166:   {
167:    int   i;
168:    float buff;
169:    FILE  *fp;
170:
171:    if ((fp = fopen(fi, "wb")) == NULL) {
172:        fprintf(stderr, " エラー：ファイルが開きません [%s].\n", fi);
173:        exit(1);
174:    }
175:    for (i = 0; i < size; i ++ )
176:    {
177:        buff = (float)img[i];
178:        fwrite(&buff, sizeof(float), 1, fp);
179:    }
180:    fclose(fp);
181:   }
182:
183:   // *** RMSE をファイルに出力 ***
184:   // char *fi;     // 出力のファイル名
185:   // double *im1;  // 評価用画像データ
186:   // double *im0;  // 原画像データ
187:   // int    size;  // 画像のサイズ（幅×高さ pixel)
188:   void write_rmse(char *fi, double *im1, double *im0, int size)
189:   {
190:    FILE    *fp;
191:    int     i;
192:    double  rmse, sum = 0, sum2 = 0;
193:
194:    for (i = 0; i < size; i ++ )
195:    {
196:        sum  += (im1[i] - im0[i])*(im1[i] - im0[i]);
197:        sum2 += im0[i] * im0[i];
198:    }
199:
200:    rmse = 100.*sqrt(sum) / sqrt(sum2);
201:
202:    if ((fp = fopen(fi, "a")) == NULL)
203:    {
204:        fprintf(stderr, " Error : file open [%s].\n", fi);
205:        exit(1);
206:    }
207:    fprintf(fp, "%f\n", rmse);
208:    fclose(fp);
209:   }
210:
211:   // *** RMSE の計算結果を返す ***
212:   // double *im1;  // 評価用画像データ
213:   // double *im0;  // 原画像データ
214:   // int    size;  // 画像のサイズ（幅×高さ pixel)
215:   double calc_rmse(double *im1, double *im0, int size)
216:   {
217:    int     i;
218:    double  sum = 0, sum2 = 0;
219:
220:    for (i = 0; i < size; i ++ )
221:    {
222:        sum  += (im1[i] - im0[i])*(im1[i] - im0[i]);
223:        sum2 += im0[i] * im0[i];
224:    }
225:
226:    return 100.*sqrt(sum) / sqrt(sum2);
227:   }
228:
229:   // *** ベクトルの内積を計算 : x・y ***
230:   // double *x;   // 1つ目のベクトル
231:   // double *y;   // 2つ目のベクトル
232:   // int    n;    // ベクトルの要素数
233:   double inner_product(double *x, double *y, int n)
234:   {
235:    int     i;
```

プログラム【2-2】hybrid IR 法の投影再構成プログラム（3）

```
236:    double  inpr = 0;
237:    for (i = 0; i < n; i++) {
238:        inpr += x[i] * y[i];
239:    }
240:    return inpr;
241: }
242:
243: // *** ガウス型の low-pass フィルタ ***
244: // double  *prw;  // 処理後の投影データ
245: // double  *prj;  // 処理前の投影データ
246: // int     px;    // 投影の幅
247: // int     pa;    // 投影数
248: void lowpass_filter(double *prw, double *prj, int px, int pa)
249: {
250: int i, j, k, n;
251: int c = 4;
252: double *h;
253: double fwhm = 1;
254: double s = fwhm / (2 * sqrt(2 * log(2.0)));
255:
256: h = (double *)malloc((size_t)c * sizeof(double));
257:
258: // ガウシアンフィルタ
259: for (n = 0; n < c; n++)
260: {
261:     h[n] = 1 / (sqrt(2 * PI)*s)*exp(-n * n / (2 * s*s));
262: }
263:
264: // 重畳積分によるフィルタリング
265: for (i = 0; i < pa; i++)
266: {
267:     for (j = 0; j < px; j++)
268:     {
269:         prw[i*px + j] = 0;
270:         for (k = 0; k < px; k++)
271:         {
272:             // 重畳積分
273:             if (abs(j - k) < c)
274:                 prw[i*px + j] += prj[i*px + k] * h[abs(j - k)];
275:         }
276:     }
277: }
278:
279: free(h);
280: }
281:
282:
283:
284: // Ram-Lak フィルタリング（再構成用）
285: // double  *pr;   // 投影データ
286: // int     px;    // 投影の幅
287: // int     pa;    // 投影数
288: void Ram_Lak_filtering(double *pr, int px, int pa)
289: {
290: int     i, j, k, n;
291: double  *h, *fx;
292:
293: h  = (double *)malloc((size_t)px*sizeof(double));
294: fx = (double *)malloc((size_t)px*sizeof(double));
295:
296: // Ram-Lak フィルタ
297: for (n = 0; n < px; n++)
298: {
299:     if (n == 0)           // n=0 の場合
300:         h[n] = 0.25;
301:     else if (n % 2 == 0)  // n が偶数の場合
302:         h[n] = 0;
303:     else                  // n が奇数の場合
304:         h[n] = -1 / (PI*PI*n*n);
305: }
306:
307: // 重畳積分によるフィルタリング
308: for (i = 0; i < pa; i++)
309: {
310:     for (j = 0; j < px; j++)
311:     {
312:         fx[j] = 0;
313:         for (k = 0; k < px; k++)
314:         {
```

プログラム【2-2】 hybrid IR 法の投影再構成プログラム（4）

```
315:            // 重畳積分
316:            fx[j] += pr[i*px + k] * h[abs(j - k)];
317:        }
318:    }
319:    for (j = 0; j < px; j++)
320:        pr[i*px + j] = fx[j];
321: }
322:
323: free(h);
324: free(fx);
325: }
326:
327:
```

```c
1:      /*  P2-3isd.c  */
2:      #define _CRT_SECURE_NO_WARNINGS
3:      #include <stdio.h>
4:      #include <stdlib.h>
5:      #include <string.h>
6:      #include <math.h>
7:      #include <time.h>
8:      #include <direct.h>
9:
10:     /* --- プログラムの説明 --- */
11:
12:     char *title = "image space denoising 法の投影再構成プログラム ";
13:     /*
14:     image space denoising 法の投影再構成プログラム．
15:       (最急降下法のαを利用)
16:       (CT用の重み付け最小二乗距離を利用)
17:     */
18:
19:     /* 入力 */
20:     char *menu[] = { // 入力の際のコメント (入力変数とリンク)
21:     " 1. 入力投影のファイル名         ",
22:     " 2. 投影の幅                     ",
23:     " 3. 投影数                       ",
24:     " 4. 原画像のファイル名           ",
25:     " 5. 画像の幅                     ",
26:     " 6. 画像の高さ                   ",
27:     " 7. 画素長 (cm/pixel)            ",
28:     " 8. TVの重み係数                 ",
29:     " 9. 重み (0:なし, 1:あり)        ",
30:     "10. 繰り返し回数                 ",
31:     };
32:
33:     /* 出力 */
34:     /*
35:     再構成した画像データのファイル
36:     n***.img   : 更新された画像
37:     ※ "***"には繰り返しの回数が挿入される (例：001)
38:     ※ 自動で作成されたフォルダに格納される
39:     */
40:
41:     #define  PI   3.14159265358979
42:
43:     // プロトタイプ宣言
44:     void read_data(char *fi, double *img, int size);
45:     void recon_isd(void);
46:
47:
48:     #define  PI   3.14159265358979
49:
50:     // グローバル変数の宣言と初期値設定
51:     char    g_f1[50] = "n2-1.prj";   // 入力投影のファイル名
52:     char    g_f2[50] = "n2-1.img";   // 原画像のファイル名
53:
54:     int     g_px = 256;              // 投影の幅
55:     int     g_pa = 256;              // 投影数
56:     int     g_nx = 256;              // 画像の幅
57:     int     g_ny = 256;              // 画像の高さ
58:     double  g_pl = 0.078125;         // 画素長 (cm/pixel)
59:     double  g_beta2 = 0.05;          // TVの重み係数
60:     double  g_wt = 1;                // 重み (0:なし, 1:あり)
61:     int     g_nit = 200;             // 繰り返し回数
62:     int     g_p2 = 1;                // 投影の全角度 [2]π or [1]π
63:     int     g_ns = 3;                // Cijの検出器分配数
64:
65:     double  *g_prj;                  // 投影データ領域
66:     double  *g_img;                  // 原画像データ領域
67:     int     *g_cx;                   // 検出確率の中央のx座標
68:     double  *g_cc;                   // 検出確率Cijの値
69:
70:     double  *g_pr0;                  // 投影データ領域 (計算用0)
71:     double  *g_pr1;                  // 投影データ領域 (計算用1)
72:     double  *g_prw;                  // 重み付け最小二乗法用のデータ領域
73:     double  *g_im0;                  // FBP画像のデータ領域
74:     double  *g_im1;                  // 仮定画像のデータ領域
75:     double  *g_dux;                  // 正則化項のデータ領域
76:     double  *g_gk0;                  // 計算用のデータ領域 (0)
77:     double  *g_gk1;                  // 計算用のデータ領域 (1)
78:
79:     void getparameter()
```

プログラム【2-3】image space denoising 法の投影再構成プログラム（2）

```
80:    {
81:    int    i = 0;
82:    char   dat[256];
83:
84:    // 変数への値の入力
85:    fprintf(stdout, "\n%s\n\n", title);
86:
87:    fprintf(stdout, " %s [%s] :", menu[i ++], g_f1);
88:    if (*fgets(dat, 256, stdin) != '\n') { dat[strlen(dat) - 1] = '\0'; strcpy(g_
       f1, dat); }
89:    fprintf(stdout, " %s [%d] :", menu[i ++], g_px);
90:    if (*fgets(dat, 256, stdin) != '\n')   g_px = atoi(dat);
91:    fprintf(stdout, " %s [%d] :", menu[i ++], g_pa);
92:    if (*fgets(dat, 256, stdin) != '\n')   g_pa = atoi(dat);
93:    fprintf(stdout, " %s [%s] :", menu[i ++], g_f2);
94:    if (*fgets(dat, 256, stdin) != '\n') { dat[strlen(dat) - 1] = '\0'; strcpy(g_
       f2, dat); }
95:    fprintf(stdout, " %s [%d] :", menu[i ++], g_nx);
96:    if (*fgets(dat, 256, stdin) != '\n')   g_nx = atoi(dat);
97:    fprintf(stdout, " %s [%d] :", menu[i ++], g_ny);
98:    if (*fgets(dat, 256, stdin) != '\n')   g_ny = atoi(dat);
99:    fprintf(stdout, " %s [%f] :", menu[i ++], g_pl);
100:   if (*fgets(dat, 256, stdin) != '\n')   g_pl = atof(dat);
101:   fprintf(stdout, " %s [%f] :", menu[i ++], g_beta2);
102:   if (*fgets(dat, 256, stdin) != '\n')   g_beta2 = atof(dat);
103:   fprintf(stdout, " %s [%f] :", menu[i ++], g_wt);
104:   if (*fgets(dat, 256, stdin) != '\n')   g_wt = atof(dat);
105:   fprintf(stdout, " %s [%d] :", menu[i ++], g_nit);
106:   if (*fgets(dat, 256, stdin) != '\n')   g_nit = atoi(dat);
107:
108:   }
109:
110:   int main(void)
111:   {
112:   // プログラムで使用する変数の入力
113:   getparameter();
114:
115:   // 投影データ領域のメモリを動的に確保
116:   g_prj = (double *)malloc((unsigned long)g_px*g_pa*sizeof(double));
117:   g_img = (double *)malloc((unsigned long)g_nx*g_ny*sizeof(double));
118:
119:   printf(" *** Read projection data    ***\n");
120:   // 投影データとオリジナルデータの入力
121:   read_data(g_f1, g_prj, g_px*g_pa);
122:   read_data(g_f2, g_img, g_nx*g_ny);
123:
124:   // 逐次近似再構成
125:   printf(" *** Reconstruction ***\n");
126:   recon_isd();
127:
128:   return 0;
129:   }
130:
131:   // *** 画像領域の初期化 ***
132:   // double *img;   // 画像領域
133:   // int    size;   // 画像領域のデータ数（画素数）
134:   // double val;    // 初期化する値
135:   void init(double *img, int size, double val)
136:   {
137:   int  i;
138:   for (i = 0; i < size; i ++ )
139:       img[i] = val;
140:   }
141:
142:   // *** 2次元画像データの入力（float 型ファイルを double として入力）***
143:   // char   *fi;    // 入力画像のファイル名
144:   // double *img;   // 入力画像データ
145:   // int    size;   // 入力画像のサイズ（幅×高さ pixel）
146:   void read_data(char *fi, double *img, int size)
147:   {
148:   int i;
149:   float buff;
150:   FILE   *fp;
151:
152:   if ((fp = fopen(fi, "rb")) == NULL) {
153:       fprintf(stderr, " エラー：ファイルが開きません [%s].\n", fi);
154:       exit(1);
155:   }
156:   for (i = 0; i < size; i ++ )
```

```
157:    {
158:        fread(&buff, sizeof(float), 1, fp);
159:        img[i] = buff;
160:    }
161:    fclose(fp);
162: }
163:
164: // *** 2次元画像データの出力（doubleデータをfloat型として出力）***
165: // char   *fi;      // 出力画像のファイル名
166: // double *img;     // 出力画像データ
167: // int    size;     // 出力画像のサイズ（幅×高さ pixel）
168: void write_data(char *fi, double *img, int size)
169: {
170:    int i;
171:    float buff;
172:    FILE   *fp;
173:
174:    if ((fp = fopen(fi, "wb")) == NULL) {
175:        fprintf(stderr, " エラー：ファイルが開きません [%s].\n", fi);
176:        exit(1);
177:    }
178:    for (i = 0; i < size; i ++ )
179:    {
180:        buff = (float)img[i];
181:        fwrite(&buff, sizeof(float), 1, fp);
182:    }
183:    fclose(fp);
184: }
185:
186: // *** RMSEをファイルに出力 ***
187: // char   *fi;      // 出力のファイル名
188: // double *im1;     // 評価用画像データ
189: // double *im0;     // 原画像データ
190: // int    size;     // 画像のサイズ（幅×高さ pixel）
191: void write_rmse(char *fi, double *im1, double *im0, int size)
192: {
193:    FILE    *fp;
194:    int     i;
195:    double  rmse, sum = 0, sum2 = 0;
196:
197:    for (i = 0; i < size; i ++ )
198:    {
199:        sum  += (im1[i] - im0[i])*(im1[i] - im0[i]);
200:        sum2 += im0[i] * im0[i];
201:    }
202:
203:    rmse = 100.*sqrt(sum) / sqrt(sum2);
204:
205:    if ((fp = fopen(fi, "a")) == NULL)
206:    {
207:        fprintf(stderr, " Error : file open [%s].\n", fi);
208:        exit(1);
209:    }
210:    fprintf(fp, "%f\n", rmse);
211:    fclose(fp);
212: }
213:
214: // *** RMSEの計算結果を返す ***
215: // double *im1;     // 評価用画像データ
216: // double *im0;     // 原画像データ
217: // int    size;     // 画像のサイズ（幅×高さ pixel）
218: double calc_rmse(double *im1, double *im0, int size)
219: {
220:    int     i;
221:    double  sum = 0, sum2 = 0;
222:
223:    for (i = 0; i < size; i ++ )
224:    {
225:        sum  += (im1[i] - im0[i])*(im1[i] - im0[i]);
226:        sum2 += im0[i] * im0[i];
227:    }
228:
229:    return 100.*sqrt(sum) / sqrt(sum2);
230: }
231:
232: // *** ベクトルの内積を計算 : x・y ***
233: // double *x;       // 1つ目のベクトル
234: // double *y;       // 2つ目のベクトル
235: // int    n;        // ベクトルの要素数
```

```
236:    double inner_product(double *x, double *y, int n)
237:    {
238:    int     i;
239:    double  inpr = 0;
240:    for (i = 0; i < n; i++) {
241:        inpr += x[i] * y[i];
242:    }
243:    return inpr;
244:    }
245:
246:    // *** ガウス型の low-pass フィルタ ***
247:    // double    *prw;   // 処理後の投影データ
248:    // double    *prj;   // 処理前の投影データ
249:    // int       px;     // 投影の幅
250:    // int       pa;     // 投影数
251:    void lowpass_filter(double *prw, double *prj, int px, int pa)
252:    {
253:    int i, j, k, n;
254:    int c = 4;
255:    double *h;
256:    double fwhm = 1;
257:    double s = fwhm / (2 * sqrt(2 * log(2.0)));
258:
259:    h = (double *)malloc((size_t)c * sizeof(double));
260:
261:    // ガウシアンフィルタ
262:    for (n = 0; n < c; n++)
263:    {
264:        h[n] = 1 / (sqrt(2 * PI)*s)*exp(-n*n / (2 * s*s));
265:    }
266:
267:    // 重畳積分によるフィルタリング
268:    for (i = 0; i < pa; i++)
269:    {
270:        for (j = 0; j < px; j++)
271:        {
272:            prw[i*px + j] = 0;
273:            for (k = 0; k < px; k++)
274:            {
275:                // 重畳積分
276:                if (abs(j - k) < c)
277:                    prw[i*px + j] += prj[i*px + k] * h[abs(j - k)];
278:            }
279:        }
280:    }
281:
282:    free(h);
283:    }
284:
285:
286:    // *** 検出確率のマトリクスを作成する関数（分解能付）***
287:    // int       px;     // 投影の幅
288:    // int       pa;     // 投影数
289:    // int       p2;     // 投影データの全角度（[2] π か [1] π）
290:    // int       nx;     // 画像の幅
291:    // int       ny;     // 画像の高さ
292:    // int       ns;     // Cij の検出器分配数
293:    void detection_probability(int px, int pa, int p2, int nx, int ny, int ns)
294:    {
295:    int     i, j, k, ix;
296:    double  x, y, xx, th, a, b, x05, d, si, co;
297:    double  cca[3];
298:
299:    for (i = 0; i < pa*nx*ny; i++)
300:        g_cx[i] = 0;
301:    for (i = 0; i < pa*nx*ny*ns; i++)
302:        g_cc[i] = 0;
303:
304:    for (k = 0; k < pa; k++)
305:    {
306:        fprintf(stderr, "\r *** Make cij [%3d/%3d]", k, pa);
307:        th = p2 * PI * k / pa;
308:        si = sin(th);
309:        co = cos(th);
310:        if (fabs(si) > fabs(co))
311:        {
312:            a = fabs(si);
313:            b = fabs(co);
314:        }
```

```
315:        else
316:        {
317:            a = fabs(co);
318:            b = fabs(si);
319:        }
320:        for (i = 0; i < ny; i++)
321:        {
322:            y = ny / 2 - i;
323:            for (j = 0; j < nx; j++)
324:            {
325:                x = j - nx / 2;
326:                xx = x * co + y * si;
327:
328:                cca[0] = cca[1] = cca[2] = 0.0;
329:
330:                ix = (int)(floor(xx + 0.5));
331:                if (ix + px / 2 < 1 || ix + px / 2 > px - 2) continue;
332:
333:                x05 = ix - 0.5;
334:                if ((d = x05 - (xx - (a - b) / 2)) > 0.0)
335:                    cca[0] = b / (2 * a) + d / a;
336:                else if ((d = x05 - (xx - (a + b) / 2)) > 0.0)
337:                    cca[0] = d * d / (2 * a * b);
338:
339:                x05 = ix + 0.5;
340:                if ((d = xx + (a - b) / 2 - x05) > 0.0)
341:                    cca[2] = b / (2 * a) + d / a;
342:                else if ((d = xx + (a + b) / 2 - x05) > 0.0)
343:                    cca[2] = d * d / (2 * a * b);
344:
345:                cca[1] = 1.0 - cca[0] - cca[2];
346:
347:                g_cx[k*nx*ny + i*nx + j] = ix + px / 2 - ns / 2;
348:                g_cc[(k*nx*ny + i*nx + j)*ns + 0] = cca[0];
349:                g_cc[(k*nx*ny + i*nx + j)*ns + 1] = cca[1];
350:                g_cc[(k*nx*ny + i*nx + j)*ns + 2] = cca[2];
351:            }
352:        }
353:    }
354:    fprintf(stderr, "\r *** Make cij [%3d/%3d]\n", k, pa);
355: }
356:
357: // *** 検出確率を使って投影データから逆投影する関数 ***
358: // double   *img;   // 作成する画像データ
359: // int      nx;     // 画像の幅
360: // int      ny;     // 画像の高さ
361: // double   *prj;   // もとになる投影データ
362: // int      px;     // 投影の幅
363: // int      pa;     // 投影数
364: // int      ns;     // Cijの検出器分配数
365: // double   pl;     // 画素長
366: void backprojection_c(double *img, int nx, int ny, double *prj, int px, int pa, int ns, double pl)
367: {
368:    int     i, j, k;
369:
370:    for (i = 0; i < nx*ny; i++)
371:        img[i] = 0;
372:
373:    for (k = 0; k < pa; k++)
374:    {
375:        for (i = 0; i < nx*ny; i++)
376:        {
377:            for (j = 0; j < ns; j++)
378:            {
379:                int jj = g_cx[k*nx*ny + i] + j;
380:                if (jj < 0 || jj > px - 1) continue;
381:                img[i] += (g_cc[(k*nx*ny + i)*ns + j] * prj[k*px + jj] / pl);
382:            }
383:        }
384:    }
385:
386:    for (i = 0; i < nx*ny; i++)
387:        img[i] *= PI / pa;
388: }
389:
390: // *** ∇TV (Total Variationの勾配) の計算 ***
391: // double   *ntv;   // ∇TVの計算結果
392: // double   *img;   // もとになる画像データ
```

プログラム【2-3】 image space denoising 法の投影再構成プログラム (6)

```
393:    // int      nx;       // 画像の幅
394:    // int      ny;       // 画像の高さ
395:    void nabla_tv(double *ntv, double *img, int nx, int ny)
396:    {
397:    int     i, j, k, x[3], y[3];
398:    double  fil[9], tv1, tv2, ep = 0.0001;
399:    double  beta = 1.0;
400:
401:    // TV の計算
402:    for (i = 0; i < ny; i ++ )
403:    {
404:       y[0] = (i + ny - 1) % ny;
405:       y[1] = i;
406:       y[2] = (i + 1) % ny;
407:       for (j = 0; j < nx; j ++ )
408:       {
409:          x[0] = (j + nx - 1) % nx;
410:          x[1] = j;
411:          x[2] = (j + 1) % nx;
412:          for (k = 0; k < 9; k ++ )
413:             fil[k] = img[y[k / 3] * nx + x[k % 3]];
414:          tv1 = (fil[4] - fil[3]) / sqrt((fil[4] - fil[3])*(fil[4] - fil[3]) + (fil[6] - fil[3])*(fil[6] - fil[3]) + ep * ep)
415:              + (fil[4] - fil[1]) / sqrt((fil[2] - fil[1])*(fil[2] - fil[1]) + (fil[4] - fil[1])*(fil[4] - fil[1]) + ep * ep)
416:              - (fil[5] + fil[7] - 2 * fil[4]) / sqrt((fil[5] - fil[4])*(fil[5] - fil[4]) + (fil[7] - fil[4])*(fil[7] - fil[4]) + ep * ep);
417:          tv2 = (fil[4] - fil[1]) / sqrt((fil[4] - fil[1])*(fil[4] - fil[1]) + (fil[0] - fil[1])*(fil[0] - fil[1]) + ep * ep)
418:              + (fil[4] - fil[5]) / sqrt((fil[8] - fil[5])*(fil[8] - fil[5]) + (fil[4] - fil[5])*(fil[4] - fil[5]) + ep * ep)
419:              - (fil[7] + fil[3] - 2 * fil[4]) / sqrt((fil[7] - fil[4])*(fil[7] - fil[4]) + (fil[3] - fil[4])*(fil[3] - fil[4]) + ep * ep);
420:
421:          ntv[i*nx + j] = beta * (tv1 + tv2) / 2;
422:       }
423:    }
424:    }
425:
426:    // *** 評価関数の勾配（正則化項のみ）***
427:    // double   *gr;     // 評価関数の勾配データ
428:    // double   *img;    // もとになる画像データ
429:    // int      nx;      // 画像の幅
430:    // int      ny;      // 画像の高さ
431:    // double   beta2;   // TV の重み係数
432:    void nabla_U(double *gr, double *img, int nx, int ny, double beta2)
433:    {
434:    int     i;
435:    double  *im2;
436:
437:    im2 = (double *)malloc((size_t)nx*ny * sizeof(double));
438:    for (i = 0; i < nx*ny; i ++ )
439:    {
440:       gr[i] = 0;
441:       im2[i] = 0;
442:    }
443:
444:    /***  ∇TV(m) の計算   ***********************/
445:    if (beta2 != 0.0)
446:    {
447:       nabla_tv(im2, img, nx, ny);
448:
449:       // write_data("00debug_im2.img", im2, nx*ny);
450:
451:       for (i = 0; i < nx*ny; i ++ )
452:       {
453:          gr[i] += beta2 * im2[i];
454:       }
455:    }
456:    /*******************************************/
457:
458:    free(im2);
459:    }
460:
461:    // Ram-Lak フィルタリング（再構成用）
462:    // double   *pr;     // 投影データ
463:    // int      px;      // 投影の幅
464:    // int      pa;      // 投影数
465:    void Ram_Lak_filtering(double *pr, int px, int pa)
```

プログラム【2-3】image space denoising 法の投影再構成プログラム (7)

```
466:    {
467:      int       i, j, k, n;
468:      double    *h, *fx;
469:
470:      h = (double *)malloc((size_t)px * sizeof(double));
471:      fx = (double *)malloc((size_t)px * sizeof(double));
472:
473:      // Ram-Lak フィルタ
474:      for (n = 0; n < px; n ++ )
475:      {
476:         if (n == 0)              // n=0 の場合
477:            h[n] = 0.25;
478:         else if (n % 2 == 0)     // n が偶数の場合
479:            h[n] = 0;
480:         else                     // n が奇数の場合
481:            h[n] = -1 / (PI*PI*n*n);
482:      }
483:
484:      // 重畳積分によるフィルタリング
485:      for (i = 0; i < pa; i ++ )
486:      {
487:         for (j = 0; j < px; j ++ )
488:         {
489:            fx[j] = 0;
490:            for (k = 0; k < px; k ++ )
491:            {
492:               // 重畳積分
493:               fx[j] += pr[i*px + k] * h[abs(j - k)];
494:            }
495:         }
496:         for (j = 0; j < px; j ++ )
497:            pr[i*px + j] = fx[j];
498:      }
499:
500:      free(h);
501:      free(fx);
502:    }
503:
504:    // ***************************************
505:    // ***   逐次近似投影再構成 ( 勾配法 )   ***
506:    // ***************************************
507:    void recon_isd(void)
508:    {
509:      int       i, k;
510:      char      fi[256], fd[256], fsr[256];
511:      double    alpha = 0.01;
512:      time_t    timer;
513:      struct tm *local;
514:      FILE      *fp;
515:
516:      // メモリを動的に確保
517:      g_cx = (int *)malloc((unsigned long)g_pa*g_nx*g_ny * sizeof(int));
518:      g_cc = (double *)malloc((unsigned long)g_pa*g_nx*g_ny*g_ns * sizeof(double));
519:      g_pr0 = (double *)malloc((unsigned long)g_px*g_pa * sizeof(double));
520:      g_pr1 = (double *)malloc((unsigned long)g_px*g_pa * sizeof(double));
521:      g_prw = (double *)malloc((unsigned long)g_px*g_pa * sizeof(double));
522:      g_im0 = (double *)malloc((unsigned long)g_nx*g_ny * sizeof(double));
523:      g_im1 = (double *)malloc((unsigned long)g_nx*g_ny * sizeof(double));
524:      g_dux = (double *)malloc((unsigned long)g_nx*g_ny * sizeof(double));
525:      g_gk0 = (double *)malloc((unsigned long)g_nx*g_ny * sizeof(double));
526:      g_gk1 = (double *)malloc((unsigned long)g_nx*g_ny * sizeof(double));
527:
528:      // 出力フォルダの作成
529:      timer = time(NULL);
530:      local = localtime(&timer);  // 地方時に変換
531:
532:      sprintf(fd, "%d%02d%02d_%02d%02d%02d_isd_%s_TV%4.3f_Wi%4.3f",
533:         local->tm_year + 1900, local->tm_mon + 1, local->tm_mday,
534:         local->tm_hour, local->tm_min, local->tm_sec,
535:         g_f1, g_beta2, g_wt);
536:      _mkdir(fd);
537:
538:      // 検出確率の計算
539:      detection_probability(g_px, g_pa, g_p2, g_nx, g_ny, g_ns);
540:
541:      // RMSE データの出力の準備
542:      sprintf(fsr, "%s\\_RMSE.txt", fd);
543:      if ((fp = fopen(fsr, "w")) == NULL)
544:      {
```

プログラム【2-3】image space denoising 法の投影再構成プログラム (8)

```
545:            fprintf(stderr, "Error: file open [%s].\n", fsr);
546:            exit(1);
547:        }
548:        fprintf(fp, "%s\n", fd);
549:        fclose(fp);
550:
551:        // 投影の複写
552:        for (i = 0; i < g_px*g_pa; i ++ )
553:        {
554:            g_pr0[i] = g_prj[i];
555:        }
556:
557:        // RMSE データの出力の準備
558:        sprintf(fsr, "%s\\_RMSE.txt", fd);
559:        if ((fp = fopen(fsr, "w")) == NULL)
560:        {
561:            fprintf(stderr, "Error: file open [%s].\n", fsr);
562:            exit(1);
563:        }
564:        fprintf(fp, "%s_isd_TV%4.3f_Wi%4.3f\n", g_f1, g_beta2, g_wt);
565:        fclose(fp);
566:
567:        // 計測投影のフィルタリング Ry
568:        Ram_Lak_filtering(g_pr0, g_px, g_pa);
569:        sprintf(fi, "%s\\_prj_filter.prj", fd);
570:        write_data(fi, g_pr0, g_px*g_pa);
571:
572:        // 逆投影 AT Ry
573:        backprojection_c(g_im0, g_nx, g_ny, g_pr0, g_px, g_pa, g_ns, g_pl);
574:
575:        // m=AtRy 画像の出力（FBP 画像）
576:        sprintf(fi, "%s\\n%03d.img", fd, 0);
577:        write_data(fi, g_im0, g_nx*g_ny);
578:
579:        for (i = 0; i < g_nx*g_ny; i ++ )
580:        {
581:            g_im1[i] = 0;
582:        }
583:        // RMSE の出力
584:        write_rmse(fsr, g_im1, g_img, g_nx*g_ny);
585:
586:        // 逐次近似の繰り返し
587:        for (k = 0; k < g_nit; k ++ )
588:        {
589:            fprintf(stderr, "\r *** iteration (image space denoising) [%2d/%2d]", k + 1, g_nit);
590:
591:            // 正則化項 β dU(x)/dx
592:            nabla_U(g_dux, g_im1, g_nx, g_ny, g_beta2);
593:
594:            // 画像の更新 xk + 1 = xk - 2α(xk-m) - αβ du(x)/dx
595:            for (i = 0; i < g_nx*g_ny; i ++ )
596:            {
597:                g_im1[i] -= 2*alpha*(g_im1[i]- g_im0[i]) + alpha*g_dux[i];
598:            }
599:
600:            // 実部の負値は 0 にする拘束条件
601:            for (i = 0; i < g_nx*g_ny; i ++ )
602:            {
603:                if (g_im1[i] < 0.0) g_im1[i] = 0;
604:            }
605:
606:            // 結果画像の出力
607:            if (k < 10 || k % 10 == 9)
608:            {
609:                sprintf(fi, "%s\\n%03d.img", fd, k + 1);
610:                write_data(fi, g_im1, g_nx*g_ny);
611:            }
612:            // RMSE のファイルへの出力
613:            write_rmse(fsr, g_im1, g_img, g_nx*g_ny);
614:            fprintf(stderr, ", RMSE = %f\n", calc_rmse(g_im1, g_img, g_nx*g_ny));
615:        }
616:        printf("\n");
617:    }
```

プログラム【2-5】OSSART 法で雑音パターンを変えて再構成するプログラム（1）

```
1:   #define _CRT_SECURE_NO_WARNINGS
2:   #include <stdio.h>
3:   #include <stdlib.h>
4:   #include <string.h>
5:   #include <math.h>
6:   #include <time.h>
7:   #include <direct.h>
8:
9:   /* --- プログラムの説明 --- */
10:  char *filen = "P2-5ossart_ptn.c";
11:  char *title = "OSSART 法で雑音パターンを変えて再構成するプログラム ";
12:  /*
13:     OS（Ordered Subset）を用いている
14:     雑音パターンを変えながら平均，RMSE を記録する
15:  */
16:
17:  /* 入力 */
18:  char *menu[] = { // 入力の際のコメント（入力変数とリンク）
19:  " 1/15. 原画像のファイル名                  ",
20:  " 2/15. 画像の幅                            ",
21:  " 3/15. 画像の高さ                          ",
22:  " 4/15. 投影の幅                            ",
23:  " 5/15. 投影数                              ",
24:  " 6/15. 画素長 (cm/pixel)                   ",
25:  " 7/15. TV の重み係数                       ",
26:  " 8/15. 重み (0：なし，1：あり)             ",
27:  " 9/15. サブセットの数                      ",
28:  "10/15. マスク画像のファイル名              ",
29:  "11/15. 投影の入射強度                      ",
30:  "12/15. 雑音の種類 (0：ポアソン，1：ガウス) ",
31:  "13/15. 雑音レベル (dB)    (ガウス雑音のみ) ",
32:  "14/15. 雑音乱数のパターンの数              ",
33:  "15/15. 繰り返し回数                        ",
34:  };
35:
36:  /* 出力 */
37:  /*
38:     再構成した画像データのファイル
39:     n***.img    : 更新された画像
40:     ※ "***" には繰り返しの回数が挿入される（例：001）
41:     _mean_**.csv : 再構成画像の平均値
42:     _rmse_**.csv : 再構成画像の RMSE
43:     ※ "**" には 0 が全体，1 ～ が ROI 番号が挿入される
44:     ※ 自動で作成されたフォルダに格納される
45:  */
46:
47:  #define  PI  3.14159265358979
48:
49:  // プロトタイプ宣言
50:  void read_data(char *fi, double *img, int size);
51:  void write_data(char *fi, double *img, int size);
52:  void write_rmse_id(double *mean, double *rmse, int ma, int nit, int ptn, int id);
53:  void detection_probability(int px, int pa, int p2, int nx, int ny, int ns);
54:  void projection_c(double *prj, int px, int pa, double *img, int nx, int ny, int ns, double pl);
55:  void noise_xct_poisson(double *prj2, double *prj, int px, int pa, int i0, int id);
56:  void noise_xct_gauss(double *prj2, double *prj, int px, int pa, int i0, double db, int id);
57:  void recon_ossart_id(int id);
58:
59:  // グローバル変数の宣言と初期値設定
60:  char    g_f1[50] = "n2-1.img";      // 原画像のファイル名
61:  char    g_f2[50] = "n2-1-msk.img";  // マスク画像のファイル名
62:  char    g_fd[256] = "";             // 保存用のフォルダ名
63:
64:  int     g_px = 256;             // 投影の幅
65:  int     g_pa = 256;             // 投影数
66:  int     g_nx = 256;             // 画像の幅
67:  int     g_ny = 256;             // 画像の高さ
68:  double  g_pl = 0.078125;        // 画素長 (cm/pixel)
69:  double  g_beta2 = 0.00002;      // TV の重み係数
70:  double  g_wt = 1;               // 重み (0：なし，1：あり)
71:  int     g_ss = 32;              // サブセットの数
72:  int     g_I0 = 2000;            // X 線の初期強度（ブランクのカウント数）
73:  int     g_nt = 0;               // 雑音の種類 (0：ポアソン，1：ガウス)
74:  double  g_db = 45;              // 雑音レベル (dB) ガウス雑音のみ
75:  int     g_ptn = 10;             // 乱数のパターン数（idum=-1 ～ -g_ptn）
```

プログラム【2-5】OSSART法で雑音パターンを変えて再構成するプログラム（2）

```
76:     int     g_nit = 100;            // 繰り返し回数
77:     int     g_p2 = 1;               // 投影の全角度 [2]π or [1]π
78:     int     g_ns = 3;               // Cijの検出器分配数
79:     int     g_ma = 0;               // マスク（ROI）の数＋1（マスク画像のラベル数＋1）
80:
81:     double *g_img;                  // 原画像データ領域
82:     double *g_pr0;                  // 雑音なし投影データ領域
83:     double *g_prj;                  // 雑音あり投影データ領域
84:     int    *g_cx;                   // 検出確率の中央のx座標
85:     double *g_cc;                   // 検出確率Cijの値
86:     double *g_msk;                  // マスク画像（1，2，3，・・・）
87:     double *g_rmse;                 // RMSEのストック配列
88:     double *g_mean;                 // 平均のストック配列
89:
90:     void getparameter()
91:     {
92:     int    i= 0;
93:     char   dat[256];
94:
95:     // 変数への値の入力
96:     fprintf( stdout, "\n%s\n\n", title);
97:
98:     fprintf( stdout, " %s [%s] :", menu[i ++], g_f1 );
99:     if (*fgets(dat, 256, stdin) != '\n') { dat[strlen(dat) - 1] = '\0'; strcpy(g_f1, dat); }
100:    fprintf(stdout, " %s [%d] :", menu[i ++], g_nx);
101:    if (*fgets(dat, 256, stdin) != '\n')  g_nx = atoi(dat);
102:    fprintf(stdout, " %s [%d] :", menu[i ++], g_ny);
103:    if (*fgets(dat, 256, stdin) != '\n')  g_ny = atoi(dat);
104:    fprintf( stdout, " %s [%d] :", menu[i ++], g_px );
105:    if (*fgets(dat, 256, stdin) != '\n')  g_px = atoi(dat);
106:    fprintf( stdout, " %s [%d] :", menu[i ++], g_pa );
107:    if (*fgets(dat, 256, stdin) != '\n')  g_pa = atoi(dat);
108:    fprintf(stdout, " %s [%f] :", menu[i ++], g_pl);
109:    if (*fgets(dat, 256, stdin) != '\n')  g_pl = atof(dat);
110:    fprintf(stdout, " %s [%f] :", menu[i ++], g_beta2);
111:    if (*fgets(dat, 256, stdin) != '\n')  g_beta2 = atof(dat);
112:    fprintf(stdout, " %s [%f] :", menu[i ++], g_wt);
113:    if (*fgets(dat, 256, stdin) != '\n')  g_wt = atof(dat);
114:    fprintf(stdout, " %s [%d] :", menu[i ++], g_ss);
115:    if (*fgets(dat, 256, stdin) != '\n')  g_ss = atoi(dat);
116:    fprintf(stdout, " %s [%s] :", menu[i ++], g_f2);
117:    if (*fgets(dat, 256, stdin) != '\n') { dat[strlen(dat) - 1] = '\0'; strcpy(g_f2, dat); }
118:    fprintf(stdout, " %s [%d] :", menu[i ++], g_I0);
119:    if (*fgets(dat, 256, stdin) != '\n')  g_I0 = atoi(dat);
120:    fprintf(stdout, " %s [%d] :", menu[i ++], g_nt);
121:    if (*fgets(dat, 256, stdin) != '\n')  g_nt = atoi(dat);
122:    fprintf(stdout, " %s [%f] :", menu[i ++], g_db);
123:    if (*fgets(dat, 256, stdin) != '\n')  g_db = atof(dat);
124:    fprintf(stdout, " %s [%d] :", menu[i ++], g_ptn);
125:    if (*fgets(dat, 256, stdin) != '\n')  g_ptn = atoi(dat);
126:    fprintf(stdout, " %s [%d] :", menu[i ++], g_nit);
127:    if (*fgets(dat, 256, stdin) != '\n')  g_nit = atoi(dat);
128:
129:    }
130:
131:    int main(void)
132:    {
133:    int i;
134:    char fi[256];
135:    time_t  timer;
136:    struct tm *local;
137:
138:    // プログラムで使用する変数の入力
139:    getparameter();
140:
141:    // メモリを動的に確保
142:    g_img = (double *)malloc((size_t)g_nx*g_ny * sizeof(double));
143:    g_pr0 = (double *)malloc((size_t)g_px*g_pa * sizeof(double));
144:    g_prj = (double *)malloc((size_t)g_px*g_pa * sizeof(double));
145:    g_msk = (double *)malloc((size_t)g_nx*g_ny * sizeof(double));
146:    g_cx  = (int *)malloc((size_t)g_pa*g_nx*g_ny * sizeof(int));
147:    g_cc  = (double *)malloc((size_t)g_pa*g_nx*g_ny*g_ns * sizeof(double));
148:
149:    // 出力フォルダの作成
150:    timer = time(NULL);
151:    local = localtime(&timer); // 地方時に変換
152:
```

```
153:    sprintf(g_fd, "%d%02d%02d_%02d%02d%02d_%s_%s_TV%f_W%.1f_I0%d",
154:        local->tm_year + 1900, local->tm_mon + 1, local->tm_mday,
155:        local->tm_hour, local->tm_min, local->tm_sec,
156:        filen, g_f1, g_beta2, g_wt, g_I0);
157:    _mkdir(g_fd);
158:
159:    // 検出確率の計算
160:    detection_probability(g_px, g_pa, g_p2, g_nx, g_ny, g_ns);
161:
162:    printf(" *** Read projection data    ***\n");
163:    // オリジナル画像とマスク画像の入力
164:    read_data(g_f1, g_img, g_nx*g_ny);
165:    read_data(g_f2, g_msk, g_nx*g_ny);
166:
167:    // マスク画像のラベル数の算出
168:    for (i = 0; i < g_nx*g_ny; i ++ )
169:    {
170:        if (g_ma < (int)g_msk[i]) g_ma = (int)g_msk[i];
171:    }
172:    g_ma ++ ; // 全体のRMSE算出を数に加える
173:
174:    // ラベル数に合わせてメモリを動的に確保
175:    g_mean = (double *)malloc((size_t)(g_nit + 1)*g_ptn*g_ma * sizeof(double));
176:    g_rmse = (double *)malloc((size_t)(g_nit + 1)*g_ptn*g_ma * sizeof(double));
177:
178:    // 雑音なし投影の作成
179:    projection_c(g_pr0, g_px, g_pa, g_img, g_nx, g_ny, g_ns, g_pl);
180:    sprintf(fi, "%s/_org.prj", g_fd);
181:    write_data(fi, g_pr0, g_px*g_pa);
182:
183:    printf(" *** OSAART reconstruction ***\n");
184:    // OSAART法の実行（雑音パターンを変えて実行）
185:    for (i = 0; i < g_ptn; i ++ )
186:    {
187:        // 雑音入りの投影作成
188:        if (g_nt == 0) noise_xct_poisson(g_prj, g_pr0, g_px, g_pa, g_I0, i + 1);
189:        else           noise_xct_gauss(g_prj, g_pr0, g_px, g_pa, g_I0, g_db, i +
190: 1);
        sprintf(fi, "%s/id%d__org.prj", g_fd, i + 1);
191:        write_data(fi, g_prj, g_px*g_pa);
192:
193:        // OSSART法での再構成（パターンあり）
194:        recon_ossart_id(i);
195:
196:        // RMSEの出力
197:        write_rmse_id(g_mean, g_rmse, g_ma, g_nit, g_ptn, i);
198:    }
199:
200:    free(g_img);
201:    free(g_prj);
202:    free(g_pr0);
203:    free(g_msk);
204:    free(g_cx);
205:    free(g_cc);
206:    free(g_mean);
207:    free(g_rmse);
208:    return 0;
209: }
210:
211: // *** 画像領域の初期化 ***
212: // double *img;   // 画像領域
213: // int    size;   // 画像領域のデータ数（画素数）
214: // double  val;   // 初期化する値
215: void init(double *img, int size, double val)
216: {
217: int  i;
218: for (i = 0; i < size; i ++ )
219:     img[i] = val;
220: }
221:
222: // *** 2次元画像データの入力（float型ファイルをdoubleとして入力）***
223: // char *fi;     // 入力画像のファイル名
224: // double *img;  // 入力画像データ
225: // int    size;  // 入力画像領域のサイズ（幅×高さ pixel）
226: void read_data(char *fi, double *img, int size)
227: {
228: int i;
229: float buff;
230: FILE   *fp;
```

プログラム【2-5】OSSART法で雑音パターンを変えて再構成するプログラム（3）

プログラム【2-5】OSSART法で雑音パターンを変えて再構成するプログラム（4）

```
231:
232:     if ((fp = fopen(fi, "rb")) == NULL) {
233:         fprintf(stderr, " エラー：ファイルが開きません [%s].\n", fi);
234:         exit(1);
235:     }
236:     for (i = 0; i < size; i++)
237:     {
238:         fread(&buff, sizeof(float), 1, fp);
239:         img[i] = buff;
240:     }
241:     fclose(fp);
242: }
243:
244: // *** 2次元画像データの出力（doubleデータをfloat型として出力）***
245: // char  *fi;     // 出力画像のファイル名
246: // double *img;   // 出力画像データ
247: // int   size;    // 出力画像のサイズ（幅×高さ pixel）
248: void write_data(char *fi, double *img, int size)
249: {
250: int  i;
251: float buff;
252: FILE  *fp;
253:
254:     if ((fp = fopen(fi, "wb")) == NULL) {
255:         fprintf(stderr, " エラー：ファイルが開きません [%s].\n", fi);
256:         exit(1);
257:     }
258:     for (i = 0; i < size; i++)
259:     {
260:         buff = (float)img[i];
261:         fwrite(&buff, sizeof(float), 1, fp);
262:     }
263:     fclose(fp);
264: }
265:
266: // *** 平均とRMSEをテキストファイルに書き込む関数 ***
267: // double *mean;  // 平均値のデータ
268: // double *rmse;  // RMSEのデータ
269: // int    ma;     // マスク（ROI）の数
270: // int    nit;    // 繰り返し回数
271: // int    ptn;    // 雑音の全パターン数
272: // int    id;     // 雑音パターンの番号
273: void write_rmse_id(double *mean, double *rmse, int ma, int nit, int ptn, int id)
274: {
275: char   fi[256];
276: FILE   *fp;
277: int    i, j, k;
278:
279:     for (i = 0; i < ma; i++)
280:     {
281:         // 平均のファイル出力
282:         sprintf(fi, "%s/_mean_%d.csv", g_fd, i);
283:         if (id == 0)
284:         {
285:             if ((fp = fopen(fi, "w")) == NULL)
286:             {
287:                 fprintf(stderr, " Error : file open [%s].\n", fi);
288:                 exit(1);
289:             }
290:             fprintf(fp, "%s\n", fi);
291:             fprintf(fp, "No.");
292:             for (j = 0; j <= nit; j++)
293:                 fprintf(fp, ",%d", j);
294:             fprintf(fp, "\n");
295:             fclose(fp);
296:         }
297:         if ((fp = fopen(fi, "a")) == NULL)
298:         {
299:             fprintf(stderr, " Error : file open [%s].\n", fi);
300:             exit(1);
301:         }
302:         fprintf(fp, "%d", id + 1);
303:         for (j = 0; j <= nit; j++)
304:             fprintf(fp, ",%f", mean[i*g_ptn*(nit + 1) + id*(nit + 1) + j]);
305:         fprintf(fp, "\n");
306:
307:         // 繰り返し回数ごとの平均
308:         if (id + 1 == g_ptn)
```

```
309:        {
310:            fprintf(fp, "Ave.");
311:            for (j = 0; j <= nit; j++)
312:            {
313:                double ave = 0;
314:                for (k = 0; k <= id; k++)
315:                    ave += mean[i*g_ptn*(nit + 1) + k*(nit + 1) + j];
316:                ave /= g_ptn;
317:                fprintf(fp, ",%f", ave);
318:            }
319:            fprintf(fp, "\n");
320:        }
321:        fclose(fp);
322:
323:        // RMSE のファイル出力
324:        sprintf(fi, "%s/_rmse_%d.csv", g_fd, i);
325:        if (id == 0)
326:        {
327:            if ((fp = fopen(fi, "w")) == NULL)
328:            {
329:                fprintf(stderr, " Error : file open [%s].\n", fi);
330:                exit(1);
331:            }
332:            fprintf(fp, "%s\n", fi);
333:            fprintf(fp, "No.");
334:            for (j = 0; j <= nit; j++)
335:                fprintf(fp, ",%d", j);
336:            fprintf(fp, "\n");
337:            fclose(fp);
338:        }
339:        if ((fp = fopen(fi, "a")) == NULL)
340:        {
341:            fprintf(stderr, " Error : file open [%s].\n", fi);
342:            exit(1);
343:        }
344:        fprintf(fp, "%d", id + 1);
345:        for (j = 0; j <= nit; j++)
346:            fprintf(fp, ",%f", rmse[i*g_ptn*(nit + 1) + id*(nit + 1) + j]);
347:        fprintf(fp, "\n");
348:
349:        // 繰り返し回数ごとの平均
350:        if (id + 1 == g_ptn)
351:        {
352:            fprintf(fp, "Ave.");
353:            for (j = 0; j <= nit; j++)
354:            {
355:                double ave = 0;
356:                for (k = 0; k <= id; k++)
357:                    ave += rmse[i*g_ptn*(nit + 1) + k*(nit + 1) + j];
358:                ave /= g_ptn;
359:                fprintf(fp, ",%f", ave);
360:            }
361:            fprintf(fp, "\n");
362:        }
363:        fclose(fp);
364:    }
365: }
366:
367: // *** 平均と RMSE を事前に計算する関数 ***
368: // double *img;  // 対象の画像
369: // double *org;  // 原画像
370: // double *msk;  // マスク画像
371: // int    nx;    // 画像の幅
372: // int    ny;    // 画像の高さ
373: // int    ma;    // マスク (ROI) の数
374: // int    id;    // 雑音パターン番号
375: // int    itn;   // 繰り返し番号
376: void make_rmse_id(double *img, double *org, double *msk, int nx, int ny, int ma, int id, int itn)
377: {
378:    int    i, j, count;
379:    double m1 = 0.0;
380:    double v1 = 0.0;
381:    double v2 = 0.0;
382:
383:    // 全体の平均と RMSE 計算
384:    for (j = 0; j < nx*ny; j++)
385:    {
386:        m1 += img[j];
```

プログラム【2-5】OSSART法で雑音パターンを変えて再構成するプログラム (6)

```
387:            v1 += (img[j] - org[j])*(img[j] - org[j]);
388:            v2 += org[j] * org[j];
389:        }
390:        m1 /= (g_nx*g_ny);
391:        v1 = 100.*sqrt(v1 / v2);
392:
393:        g_mean[id*(g_nit + 1) + itn] = (float)m1;
394:        g_rmse[id*(g_nit + 1) + itn] = (float)v1;
395:
396:        // マスク(ROI)の平均とRMSE計算
397:        for (i = 1; i < ma; i++)
398:        {
399:            count = 0;
400:            m1 = v1 = v2 = 0;
401:            for (j = 0; j < nx*ny; j++)
402:            {
403:                if (msk[j] == (float)i)
404:                {
405:                    m1 += img[j];
406:                    v1 += (img[j] - org[j])*(img[j] - org[j]);
407:                    v2 += org[j] * org[j];
408:                    count ++;
409:                }
410:            }
411:            m1 /= count;
412:            v1 = 100.*sqrt(v1 / v2);
413:
414:            g_mean[i*g_ptn*(g_nit + 1) + id*(g_nit + 1) + itn] = (float)m1;
415:            g_rmse[i*g_ptn*(g_nit + 1) + id*(g_nit + 1) + itn] = (float)v1;
416:        }
417:    }
418:
419:    // *** RMSEの計算結果を返す ***
420:    // double *im1;  // 評価用画像データ
421:    // double *im0;  // 原画像データ
422:    // int    size;  // 画像のサイズ（幅×高さ pixel）
423:    double calc_rmse(double *im1, double *im0, int size)
424:    {
425:        int      i;
426:        double   sum = 0, sum2 = 0;
427:
428:        for (i = 0; i < size; i++)
429:        {
430:            sum += (im1[i] - im0[i])*(im1[i] - im0[i]);
431:            sum2 += im0[i] * im0[i];
432:        }
433:
434:        return 100.*sqrt(sum) / sqrt(sum2);
435:    }
436:
437:    // *** X線CTの投影データにポアソン雑音を付加する関数 ***
438:    // double *prj2;  // 雑音を付加した投影データ
439:    // double *prj;   // 雑音なしの投影データ
440:    // int    px;     // 投影の幅
441:    // int    pa;     // 投影数
442:    // double i0;     // X線の初期強度
443:    // int    id;     // ランダムパターン番号
444:    void noise_xct_poisson(double *prj2, double *prj, int px, int pa, int i0, int id)
445:    {
446:        int      i;
447:        long     idum = (long)(-id);
448:        double   ixt, ixt0;
449:        double   poidev(double, long *);
450:
451:        for (i = 0; i < px*pa; i++)
452:        {
453:            ixt0 = i0*exp(-prj[i]);      // 計測データに変換
454:            ixt = poidev(ixt0, &idum);   // ノイズを挿入
455:            if (ixt < 1.)  ixt = 0.1;    // カウントが0だったら0.1にする
456:
457:            prj2[i] = log(i0 / ixt);     // 投影データに変換
458:        }
459:    }
460:
461:    // *** X線CTの投影データへガウス雑音を付加する関数 ***
462:    // double *prj2;  // 雑音を付加した投影データ
463:    // double *prj;   // 雑音なしの投影データ
464:    // int    px;     // 投影の幅
```

```
465:    //  int        pa;        // 投影数
466:    //  double     i0;        // X線の初期強度
467:    //  double     db;        // 雑音レベル (dB)
468:    //  int        id;        // ランダムパターン番号
469:    void noise_xct_gauss(double *prj2, double *prj, int px, int pa, int i0, double db, int id)
470:    {
471:        int     i;
472:        long    idum = (long)(-id);
473:        doubleixt, sum, ave, sd;
474:        double  gasdev(long[]);
475:
476:        // 計測データへの変換と平均値の計算
477:        sum = 0.0;
478:        for (i = 0; i < px*pa; i++)
479:        {
480:            ave = i0*exp(-prj[i]);
481:            sum += ave;
482:            prj2[i] = ave;
483:        }
484:        ave = sum / (px*pa);
485:
486:        // 雑音の標準偏差
487:        sd = ave * pow(10.0, -db / 20.0);
488:
489:        // 雑音の付加
490:        for (i = 0; i < px*pa; i++)
491:        {
492:            ixt = prj2[i] + sd*gasdev(&idum);
493:            if (ixt < 1.)   ixt = 1;    // カウントが0だったら1にする
494:
495:            prj2[i] = log(i0 / ixt);    // 投影データに変換
496:        }
497:    }
498:
499:    // *** ガウス型の low-pass フィルタ ***
500:    //  double   *prw;  // 処理後の投影データ
501:    //  double   *prj;  // 処理前の投影データ
502:    //  int      px;    // 投影の幅
503:    //  int      pa;    // 投影数
504:    void lowpass_filter(double *prw, double *prj, int px, int pa)
505:    {
506:        int i, j, k, n;
507:        int c = 4;
508:        double *h;
509:        double fwhm = 1;
510:        double s = fwhm / (2 * sqrt(2 * log(2.0)));
511:
512:        h = (double *)malloc((size_t)c*sizeof(double));
513:
514:        // ガウシアンフィルタ
515:        for (n = 0; n < c; n++)
516:        {
517:            h[n] = 1 / (sqrt(2 * PI)*s)*exp(-n*n / (2 * s*s));
518:        }
519:
520:        // 重畳積分によるフィルタリング
521:        for (i = 0; i < pa; i++)
522:        {
523:            for (j = 0; j < px; j++)
524:            {
525:                prw[i*px + j] = 0;
526:                for (k = 0; k < px; k++)
527:                {
528:                    // 重畳積分
529:                    if (abs(j - k) < c)
530:                        prw[i*px + j] += prj[i*px + k] * h[abs(j - k)];
531:                }
532:            }
533:        }
534:
535:        free(h);
536:    }
537:
538:    // *** 検出確率のマトリクスを作成する関数 ***
539:    //  int        px;        // 投影の幅
540:    //  int        pa;        // 投影数
541:    //  int        p2;        // 投影データの全角度([2]πか[1]π)
542:    //  int        nx;        // 画像の幅
```

```
543:    // int     ny;     // 画像の高さ
544:    // int     ns;     // Cijの検出器分配数
545:    void detection_probability(int px, int pa, int p2, int nx, int ny, int ns)
546:    {
547:    int     i, j, k, ix;
548:    double  x, y, xx, th, a, b, x05, d, si, co;
549:    double  cca[3];
550:
551:    for (i = 0; i < pa*nx*ny; i ++)
552:        g_cx[i] = 0;
553:    for (i = 0; i < pa*nx*ny*ns; i ++)
554:        g_cc[i] = 0;
555:
556:    for (k = 0; k < pa; k ++)
557:    {
558:        fprintf(stderr, "\r *** Make cij [%3d/%3d]", k, pa);
559:        th = p2 * PI * k / pa;
560:        si = sin(th);
561:        co = cos(th);
562:        if (fabs(si) > fabs(co))
563:        {
564:            a = fabs(si);
565:            b = fabs(co);
566:        }
567:        else
568:        {
569:            a = fabs(co);
570:            b = fabs(si);
571:        }
572:        for (i = 0; i < ny; i ++)
573:        {
574:            y = ny / 2 - i;
575:            for (j = 0; j < nx; j ++)
576:            {
577:                x = j - nx / 2;
578:                xx = x * co + y * si;
579:
580:                cca[0] = cca[1] = cca[2] = 0.0;
581:
582:                ix = (int)(floor(xx + 0.5));
583:                if (ix + px / 2 < 1 || ix + px / 2 > px - 2) continue;
584:
585:                x05 = ix - 0.5;
586:                if ((d = x05 - (xx - (a - b) / 2)) > 0.0)
587:                    cca[0] = b / (2 * a) + d / a;
588:                else if ((d = x05 - (xx - (a + b) / 2)) > 0.0)
589:                    cca[0] = d * d / (2 * a * b);
590:
591:                x05 = ix + 0.5;
592:                if ((d = xx + (a - b) / 2 - x05) > 0.0)
593:                    cca[2] = b / (2 * a) + d / a;
594:                else if ((d = xx + (a + b) / 2 - x05) > 0.0)
595:                    cca[2] = d * d / (2 * a * b);
596:
597:                cca[1] = 1.0 - cca[0] - cca[2];
598:
599:                g_cx[k*nx*ny + i*nx + j] = ix + px / 2 - ns / 2;
600:                g_cc[(k*nx*ny + i*nx + j)*ns + 0] = cca[0];
601:                g_cc[(k*nx*ny + i*nx + j)*ns + 1] = cca[1];
602:                g_cc[(k*nx*ny + i*nx + j)*ns + 2] = cca[2];
603:            }
604:        }
605:    }
606:    fprintf(stderr, "\r *** Make cij [%3d/%3d]\n", k, pa);
607:    }
608:
609:    // *** 検出確率を使って投影データ１つを作成する関数 ***
610:    // double   *prj;   // 作成する投影データ
611:    // int      px;     // 投影の幅
612:    // int      pa;     // 投影数
613:    // double   *img;   // もとになる画像データ
614:    // int      nx;     // 画像の幅
615:    // int      ny;     // 画像の高さ
616:    // int      ns;     // Cijの検出器分配数
617:    // double   pl;     // 画素長
618:    // int      k;      // 角度方向の番号
619:    void projection_c_one(double *prj, int px, int pa, double *img, int nx, int ny, int ns, double pl, int k)
620:    {
```

```
621:    int    i, j;
622:
623:    for (i = 0; i < px; i ++ )
624:       prj[k*px + i] = 0;
625:
626:    for (i = 0; i < nx*ny; i ++ )
627:    {
628:       for (j = 0; j < ns; j ++ )
629:       {
630:          int jj = g_cx[k*nx*ny + i] + j;
631:          if (jj < 0 || jj > px - 1) continue;
632:          prj[k*px + jj] += (g_cc[(k*nx*ny + i)*ns + j] * img[i] * pl);
633:       }
634:    }
635: }
636:
637: // *** 検出確率を使って投影データを作成する関数 ***
638: // double   *prj;  // 作成する投影データ
639: // int      px;    // 投影の幅
640: // int      pa;    // 投影数
641: // double   *img;  // もとになる画像データ
642: // int      nx;    // 画像の幅
643: // int      ny;    // 画像の高さ
644: // int      ns;    // Cijの検出器分配数
645: // double   pl;    // 画素長
646: void projection_c(double *prj, int px, int pa, double *img, int nx, int ny,
     int ns, double pl)
647: {
648: int    i, j, k;
649:
650:    for (i = 0; i < px*pa; i ++ )
651:       prj[i] = 0;
652:
653:    for (k = 0; k < pa; k ++ )
654:    {
655:       for (i = 0; i < nx*ny; i ++ )
656:       {
657:          for (j = 0; j < ns; j ++ )
658:          {
659:             int jj = g_cx[k*nx*ny + i] + j;
660:             if (jj < 0 || jj > px - 1) continue;
661:             prj[k*px + jj] += (g_cc[(k*nx*ny + i)*ns + j] * img[i] * pl);
662:          }
663:       }
664:    }
665: }
666:
667: // *** 検出確率を使って投影データ1つから逆投影する関数 ***
668: // double   *img;  // 作成する画像データ
669: // int      nx;    // 画像の幅
670: // int      ny;    // 画像の高さ
671: // double   *prj;  // もとになる投影データ
672: // int      px;    // 投影の幅
673: // int      pa;    // 投影数
674: // int      ns;    // Cijの検出器分配数
675: // double   pl;    // 画素長
676: // int      k;     // 角度方向の番号
677: void backprojection_c_one(double *img, int nx, int ny, double *prj, int px,
     int pa, int ns, double pl, int k)
678: {
679: int    i, j;
680:
681:    for (i = 0; i < nx*ny; i ++ )
682:    {
683:       for (j = 0; j < ns; j ++ )
684:       {
685:          int jj = g_cx[k*nx*ny + i] + j;
686:          if (jj < 0 || jj > px - 1) continue;
687:          img[i] += (g_cc[(k*nx*ny + i)*ns + j] * prj[k*px + jj] / pl);
688:       }
689:    }
690: }
691:
692: // *** ∇TV (Total Variationの勾配) の計算 ***
693: // double   *ntv;  // ∇TVの計算結果
694: // double   *img;  // もとになる画像データ
695: // int      nx;    // 画像の幅
696: // int      ny;    // 画像の高さ
697: void nabla_tv(double *ntv, double *img, int nx, int ny)
```

プログラム【2-5】OSSART法で雑音パターンを変えて再構成するプログラム (9)

```
698:    {
699:    int     i, j, k, x[3], y[3];
700:    double  fil[9], tv1, tv2, ep = 0.0001;
701:    double  beta = 1.0;
702:
703:    // TVの計算
704:    for (i = 0; i < ny; i++)
705:    {
706:        y[0] = (i + ny - 1) % ny;
707:        y[1] = i;
708:        y[2] = (i + 1) % ny;
709:        for (j = 0; j < nx; j++)
710:        {
711:            x[0] = (j + nx - 1) % nx;
712:            x[1] = j;
713:            x[2] = (j + 1) % nx;
714:            for (k = 0; k < 9; k++)
715:                fil[k] = img[y[k / 3] * nx + x[k % 3]];
716:            tv1 = (fil[4] - fil[3]) / sqrt((fil[4] - fil[3])*(fil[4] - fil[3]) + (fil[6] - fil[3])*(fil[6] - fil[3]) + ep * ep)
717:                + (fil[4] - fil[1]) / sqrt((fil[2] - fil[1])*(fil[2] - fil[1]) + (fil[4] - fil[1])*(fil[4] - fil[1]) + ep * ep)
718:                - (fil[5] + fil[7] - 2 * fil[4]) / sqrt((fil[5] - fil[4])*(fil[5] - fil[4]) + (fil[7] - fil[4])*(fil[7] - fil[4]) + ep * ep);
719:            tv2 = (fil[4] - fil[1]) / sqrt((fil[4] - fil[1])*(fil[4] - fil[1]) + (fil[0] - fil[1])*(fil[0] - fil[1]) + ep * ep)
720:                + (fil[4] - fil[5]) / sqrt((fil[8] - fil[5])*(fil[8] - fil[5]) + (fil[4] - fil[5])*(fil[4] - fil[5]) + ep * ep)
721:                - (fil[7] + fil[3] - 2 * fil[4]) / sqrt((fil[7] - fil[4])*(fil[7] - fil[4]) + (fil[3] - fil[4])*(fil[3] - fil[4]) + ep * ep);
722:
723:            ntv[i*nx + j] = beta * (tv1 + tv2) / 2;
724:        }
725:    }
726:    }
727:
728:    // *****************************************
729:    // ***   逐次近似投影再構成 (OS-SART法)   ***
730:    // *****************************************
731:    void recon_ossart_id(int id)
732:    {
733:    int     i, j, k, jj, m1, m2;
734:    char    fi[256];
735:    int     *sub;       // サブセットの順番
736:    double  *im1;       // 仮定画像のデータ領域
737:    double  *prw;       // 重み付け最小二乗法用のデータ領域
738:    double  *aprj;      // 仮定画像からの投影
739:    double  *rprj;      // 実投影との差（重み付けあり）
740:    double  *aimg;      // 差の逆投影画像のデータ領域
741:    double  *bimg;      // 正則化項のデータ領域
742:
743:    // メモリを動的に確保
744:    prw  = (double *)malloc((size_t)g_px*g_pa * sizeof(double));
745:    im1  = (double *)malloc((size_t)g_nx*g_ny * sizeof(double));
746:    aprj = (double *)malloc((size_t)g_px*g_pa * sizeof(double));
747:    rprj = (double *)malloc((size_t)g_px*g_pa * sizeof(double));
748:    aimg = (double *)malloc((size_t)g_nx*g_ny * sizeof(double));
749:    bimg = (double *)malloc((size_t)g_nx*g_ny * sizeof(double));
750:
751:    // サブセットの順番を決定する
752:    sub = (int *)malloc(g_ss * sizeof(int));
753:    k = 0;
754:    for (i = 0; i < 32; i++)
755:        k += (g_ss >> i) & 1;
756:    if (k == 1)
757:    {
758:        m1 = 0;
759:        sub[m1++] = 0;
760:        for (i = g_ss, m2 = 1; i > 1; i /= 2, m2 *= 2)
761:        {
762:            for (j = 0; j < m2; j++)
763:                sub[m1++] = sub[j] + i / 2;
764:        }
765:    }
766:    else
767:    {
768:        for (i = 0; i < g_ss; i++)
769:            sub[i] = i;
770:    }
```

プログラム【2-5】 OSSART法で雑音パターンを変えて再構成するプログラム (10)

```
771:
772:     // 重み付け用の投影作成（フィルタリングによる平滑化）
773:     if (g_wt <= 0.0)
774:     {
775:         init(prw, g_px*g_pa, 0.0);
776:     }
777:     else
778:     {
779:         lowpass_filter(prw, g_prj, g_px, g_pa);
780:     }
781:
782:     // OSAART itaration
783:     // ① 初期画像を仮定する
784:     init(im1, g_nx*g_ny, 0.1);
785:
786:     // RMSE の出力
787:     make_rmse_id(im1, g_img, g_msk, g_nx, g_ny, g_ma, id, 0);
788:
789:     // 逐次近似の繰り返し
790:     for (i = 0; i < g_nit; i ++ )
791:     {
792:         fprintf(stderr, "\r *** OSAART iteration id_%02d [%2d/%2d]", id, i + 1, g_nit);
793:
794:         for (k = 0; k < g_ss; k ++ )
795:         {
796:             // ② 仮定画像から投影を計算する
797:             for (j = sub[k]; j < g_pa; j += g_ss)
798:                 projection_c_one(aprj, g_px, g_pa, im1, g_nx, g_ny, g_ns, g_pl, j);
799:
800:             // ③ 投影データと，②で計算した投影との差を計算する
801:             for (j = sub[k]; j < g_pa; j += g_ss)
802:             {
803:                 for (jj = 0; jj < g_px; jj ++ )
804:                 {
805:                     rprj[j*g_px + jj] = exp(-prw[j*g_px + jj]) * (aprj[j*g_px + jj] - g_prj[j*g_px + jj]);
806:                 }
807:             }
808:
809:             // ④ ③で計算された差を逆投影する
810:             for (j = 0; j < g_nx*g_ny; j ++ )
811:                 aimg[j] = 0;
812:             for (j = sub[k]; j < g_pa; j += g_ss)
813:                 backprojection_c_one(aimg, g_nx, g_ny, rprj, g_px, g_pa, g_ns, g_pl, j);
814:             for (j = 0; j < g_nx*g_ny; j ++ )
815:                 aimg[j] /= g_px*g_pa / g_ss;
816:
817:             // ⑤ 逆投影画像を仮定画像に重み付けして加える（画像の更新）
818:             for (j = 0; j < g_nx*g_ny; j ++ )
819:             {
820:                 im1[j] -= aimg[j];
821:
822:                 if (g_beta2 == 0)
823:                     if (im1[j] < 0.0) im1[j] = 0;
824:             }
825:
826:             // ⑥ *** TV 補正（繰り返しを用いる）
827:             if (g_beta2 != 0)
828:             {
829:                 int     tvit = 1; // tvの繰り返し回数
830:
831:                 for (j = 0; j < g_nx*g_ny; j ++ )
832:                     bimg[j] = 0;
833:
834:                 for (jj = 0; jj < tvit; jj ++ )
835:                 {
836:                     // TV 用の補正係数の作成
837:                     nabla_tv(bimg, im1, g_nx, g_ny);
838:
839:                     // TVの補正
840:                     for (j = 0; j < g_nx*g_ny; j ++ )
841:                     {
842:                         im1[j] -= g_beta2*bimg[j];
843:                         if (im1[j] < 0.0) im1[j] = 0;
844:                     }
845:                 }
846:             }
```

プログラム【2-5】OSSART 法で雑音パターンを変えて再構成するプログラム (11)

```
847:            // *** TV 補正ここまで
848:        }
849:
850:        // 結果画像の出力
851:        if (i < 10 || i % 10 == 9)
852:        {
853:            sprintf(fi, "%s\\id%d_n%03d.img", g_fd, id + 1, i + 1);
854:            write_data(fi, im1, g_nx*g_ny);
855:        }
856:        // RMSE のファイルへの出力
857:        make_rmse_id(im1, g_img, g_msk, g_nx, g_ny, g_ma, id, i + 1);
858:        fprintf(stderr, ", RMSE = %f\n", calc_rmse(im1, g_img, g_nx*g_ny));
859:    }
860:    printf("\n");
861:
862:    free(prw);
863:    free(im1);
864:    free(aprj);
865:    free(rprj);
866:    free(aimg);
867:    free(bimg);
868: }
869:
870: // **************************************
871: // 乱数発生用の関数
872: // (参考文献:NUMERICAL RECIPES in C)
873: // **************************************
874:
875: #define   IA        16807
876: #define   IM        2147483647
877: #define   AM        (1.0/IM)
878: #define   IQ        127773
879: #define   IR        2836
880: #define   NTAB      32
881: #define   NDIV      (1 + (IM-1)/NTAB)
882: #define   EPS       1.2e-7
883: #define   RNMX      (1.0-EPS)
884:
885: // *** 一様乱数を発生させる関数 {0.0,1.0} ***
886: // long *idum;   // 初期化 (数字を負値にして変えるとパターンが変わる)
887: double ran1(long idum[])
888: {
889:    int         j;
890:    long        k;
891:    static long iy = 0;
892:    static long iv[NTAB];
893:    double      temp;
894:
895:    /* 初期化 */
896:    if (idum[0] <= 0 || !iy)
897:    {
898:        if (-(idum[0]) < 1)  idum[0] = 1;
899:        else                 idum[0] = -idum[0];
900:        for (j = NTAB + 7; j >= 0; j--)
901:        {
902:            k = idum[0] / IQ;
903:            idum[0] = IA*(idum[0] - k*IQ) - IR*k;
904:            if (idum[0] < 0)  idum[0] += IM;
905:            if (j < NTAB)     iv[j] = idum[0];
906:        }
907:        iy = iv[0];
908:    }
909:
910:    /* 乱数の作成 */
911:    k = idum[0] / IQ;
912:    idum[0] = IA*(idum[0] - k*IQ) - IR*k;
913:    if (idum[0] < 0)  idum[0] += IM;
914:    j = iy / NDIV;
915:    iy = iv[j];
916:    iv[j] = idum[0];
917:    if ((temp = AM*iy) > RNMX) return RNMX;
918:    else                       return temp;
919: }
920:
921: // *** ガウス型のノイズを発生させる関数 ***
922: // long *idum;  // 一様乱数の初期化に用いる
923: // ガウス関数 (平均 0, 標準偏差 1)
924: double gasdev(long idum[])
925: {
```

```
 926:    double          fac, rsq, v1, v2;
 927:    static int      iset = 0;
 928:    static double   gset = 0.0;
 929:
 930:    if (iset == 0)
 931:    {
 932:       do
 933:       {
 934:          v1 = 2.0 * ran1(idum) - 1.0;
 935:          v2 = 2.0 * ran1(idum) - 1.0;
 936:          rsq = v1 * v1 + v2 * v2;
 937:       } while (rsq >= 1.0 || rsq == 0.0);
 938:       fac = sqrt(-2.0 * log(rsq) / rsq);
 939:       gset = v1 * fac;
 940:       iset = 1;
 941:       return v2 * fac;
 942:    }
 943:    else
 944:    {
 945:       iset = 0;
 946:       return gset;
 947:    }
 948: }
 949:
 950: // *** γ関数の ln（自然対数）を返す関数 ***
 951: // double  xx;    // 入力の値
 952: // return value is ln gamma(xx) when xx > 0
 953: double gammln(double xx)
 954: {
 955:    int             j;
 956:    double          x, y, tmp, ser;
 957:    static double cof[6] =
 958:    { 76.18009172947146,        -86.50532032941677,
 959:      24.01409824083091,        -1.231739572450155,
 960:      0.1208650973866179e-2,   -0.5395239384953e-5 };
 961:
 962:    y = x = xx;
 963:    tmp = x + 5.5;
 964:    tmp -= (x + 0.5)*log(tmp);
 965:    ser = 1.000000000190015;
 966:    for (j = 0; j <= 5; j++)
 967:       ser += cof[j] / ++y;
 968:    return (-tmp + log(2.5066282746310005*ser / x));
 969: }
 970:
 971: // *** ポアソン分布にしたがった乱数を発生させる関数 ***
 972: // double xm;    // 入力値
 973: // long *idum;   // 乱数の初期化
 974: // random number of Poisson distribution for mean of xm
 975: double poidev(double xm, long *idum)
 976: {
 977:    double          em, t, y;
 978:    static double   sq, alxm, g, oldm = (-1.0);
 979:
 980:    if (xm < 12.0) {
 981:       if (xm != oldm) {
 982:          oldm = xm;
 983:          g = exp(-xm);
 984:       }
 985:       em = -1.0;
 986:       t = 1.0;
 987:       do {
 988:          ++em;
 989:          t *= ran1(idum);
 990:       } while (t > g);
 991:    }
 992:    else {
 993:       if (xm != oldm) {
 994:          oldm = xm;
 995:          sq = sqrt(2.0*xm);
 996:          alxm = log(xm);
 997:          g = (xm*alxm - gammln(xm + 1.0));
 998:       }
 999:       do {
1000:          do {
1001:             y = tan(PI*ran1(idum));
1002:             em = sq*y + xm;
1003:          } while (em < 0.0);
1004:          em = floor(em);
```

```
1005:            t = (0.9*(1.0 + y*y)*exp(em*alxm - gammln((em + 1.0)) - g));
1006:        } while (ran1(idum) > t);
1007: }
1008: return em;
1009: }
1010:
```

プログラム【2-5】 OSSART法で雑音パターンを変えて再構成するプログラム（14）

〈第3章〉
数値ファントムと投影データの作成

本章では，数値ファントム，投影データ，雑音の加え方などの数値実験に関する事項を述べる．X線を利用し体外計測したデータから人体内部の構造を知る医用イメージングでは，ラドン変換と呼ばれる原画像の積分変換が重要な役割を果たす．ここで，原画像とはイメージング対象の断面上の物理量を表す画像でCTでは線減弱係数分布を意味する．MRIでは水素原子の数，PET，SPECTではトレーサの放射濃度が原画像である．画像再構成の観測データは原画像の積分値であるラドン変換で与えられこれを投影データという．MRI，PET，SPECTは原画像をそのまま積分すれば投影データになる．一方，CTは入射光子数と透過光子数との比を対数変換すると投影データになる．

C言語の基礎に画像の平行移動，拡大・縮小，回転などがある．画像の回転を習得した読者であれば，画像の回転を利用し，線減弱係数の積分値とX線透過率および画像再構成の基礎となる投影データとの関係を確認することができる．

逐次近似法は原画像から計算によって投影を作成する処理（順投影），および投影データと順投影との差あるいは比を逆投影し画像を更新する2つの処理からなる．順投影と逆投影は画像の回転を利用しても行えるが，一般的には原画像と投影データとの関係を表すシステム行列を用いて行われる．第6節「画像からの投影データの作成」ではシステム行列の要素となる1画素の投影につい解説している[1]〜[4]．

〔第1節〕　数学と画像の座標系

数学の座標系は，図3-1に示すように原点が中心にきて，x軸は右向きでy軸は上向きになる．それに対して，画像の座標系は，画像の2次元データがメモリ上で左上から右下に順番に格納されているため，原点が左上になりx軸は右向きでy軸は下向きになる．よって，画像上で数式を扱う場合，座標系の変換が必要になる．通常，画像の中心に数学の座標系の原点をもってくる．ただし，取り扱う画像は幅と高さともに偶数の場合が多いので原点は1画素分右下にずらす．8×8画素の画像を用いたときの座標系の変換の様子を図3-2に示す．画像の座標系では，2次元配列の番号（添字）であるiとjを用いている．両者を変換する式は

$$x = j - N/2$$
$$y = N/2 - i$$
(3-1)

になる．Nは正方形を仮定した画像の幅（高さ）である．横方向では，画像は0から$N-1$になるが，数学の座標系では$-N/2$から$N/2-1$になり負の画素が1つ多くなる．一方，縦方向では，画像は0から$N-1$になるが，数学の座標系では$-N/2+1$から$N/2$になり正の画素が1つ多くなる．図3-2の画像では$-4 \leq x \leq 3$，$-3 \leq y \leq 4$の領域内で座標$(2, 3)$は灰色の画素になる．医用画像処理のプログラムを数学の座標で定式化しそれを画像として出力するときには，常に(3-1)式を意識する必要がある．なお，本書では数学の座標と画像の座標を区別するとき，前者を数学座標ということにする．そして，

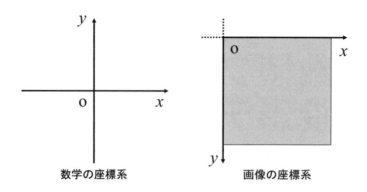

図 3-1　数学の座標系と画像の座標系

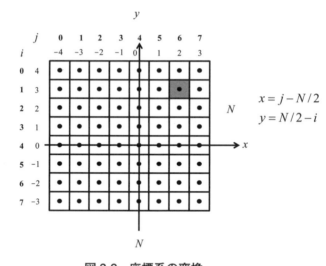

図 3-2　座標系の変換

混同の恐れがなく，両者の区別が必要ない場合には数学の座標のことを単に座標と記載する．

〔第2節〕 座標の回転

図 3-3 の座標上の点 P は x 軸から半径 r の円周上で反時計回りに θ 回転した位置にある．点 P がさらに反時計回りに α 回転し P' の位置になるとき点 P と点 P' の座標の関係がどうなるか調べる．P の座標を (x, y)，P' の座標を (x', y') とすると図から

$$x' = r\cos(\theta + \alpha)$$
$$y' = r\sin(\theta + \alpha)$$
(3-2)

三角関数の加法定理

$$\cos(\alpha + \beta) = \cos\alpha\cos\beta - \sin\alpha\sin\beta$$
$$\sin(\alpha + \beta) = \sin\alpha\cos\beta + \cos\alpha\sin\beta$$
(3-3)

を用いると

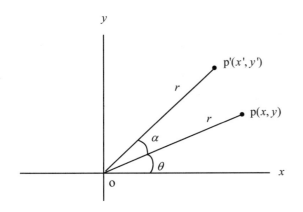
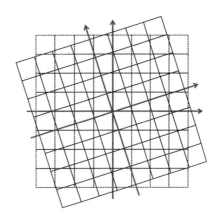

図 3-3　座標の回転　　　　　図 3-4　画像の回転処理に使用する配列

$$x' = r\cos(\theta + \alpha) = r\cos\theta\cos\alpha - r\sin\theta\sin\alpha$$
$$y' = r\sin(\theta + \alpha) = r\sin\theta\cos\alpha + r\cos\theta\sin\alpha$$

ここで
$$x = r\cos\theta, \quad y = r\sin\theta$$

であるから

$$x' = x\cos\alpha - y\sin\alpha$$
$$y' = x\sin\alpha + y\cos\alpha \tag{3-4}$$

行列では以下のように表される．

$$\begin{pmatrix} x' \\ y' \end{pmatrix} = \begin{pmatrix} \cos\alpha & -\sin\alpha \\ \sin\alpha & \cos\alpha \end{pmatrix} \begin{pmatrix} x \\ y \end{pmatrix} \tag{3-5}$$

図 3-4 の実線は（3-5）式で反時計回りに回転させた画像，背景の点線は画像を格納する座標を示す．最近傍補間は回転後の座標 (x', y') を整数化し背景の座標に原画像の値を割り振るので，(x', y') によっては整数化の際に背景の座標に値が入らない可能性があり欠損を生じる．図 3-5 に（a）原画像，(b) 5°，(c) 10°，(d) 20°，(e) 30°，(f) 45° 回転した画像を示す．画像は数式通りに反時計回りに回転しているが，値のない欠損が (b) 5°，(c) 10°，(d) 30° と回転角が大きくなるにつれ観察される．

これを避けるには（3-5）式を逆にして回転後の画像の画素が原画像のどの画素に対応するか，という観点からプログラムを作成する．（3-5）式の行列は正規直交行列なので逆行列は転置して求められ，回転後の座標 (x', y') から回転前の座標は

$$\begin{pmatrix} x \\ y \end{pmatrix} = \begin{pmatrix} \cos\alpha & \sin\alpha \\ -\sin\alpha & \cos\alpha \end{pmatrix} \begin{pmatrix} x' \\ y' \end{pmatrix} \tag{3-6}$$

となる．図 3-6 に処理画像を示す．(a) 原画像，(b) 5°，(c) 10°，(d) 20°，(e) 30°，(f) 45° 回転した画像を示す．画像は反時計回りに回転し欠損を生じない．

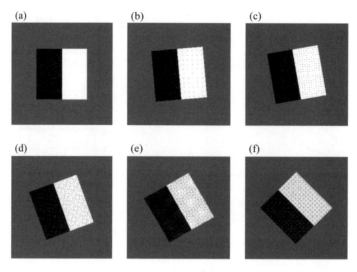

図3-5 最近傍補間による画像の回転（欠損が生じる処理）

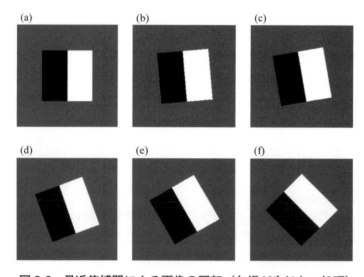

図3-6 最近傍補間による画像の回転（欠損が生じない処理）

〔第3節〕 固定座標系と回転座標系

画像の回転は (x, y) 座標系1つで行えるが，図3-7のようにCTでは被検者に固定した座標とその回りを回転する検出器の座標を表す2つの座標系が必要になり，前者を固定座標系 (x, y)，後者を回転座標系 (s, t) ということにする．回転座標系は固定座標系から θ 反時計回りに回転している． x 軸と s 軸あるいは y 軸と t 軸のなす角度が θ である．固定座標系と回転座標系の関係は次式で表される．

$$\begin{pmatrix} s \\ t \end{pmatrix} = \begin{pmatrix} \cos\theta & \sin\theta \\ -\sin\theta & \cos\theta \end{pmatrix} \begin{pmatrix} x \\ y \end{pmatrix} \tag{3-7}$$

例えば，図3-8のように点Pの座標を固定座標系で $x = \sqrt{3}$, $y = 1$ とし，固定座標系から半時計回りに

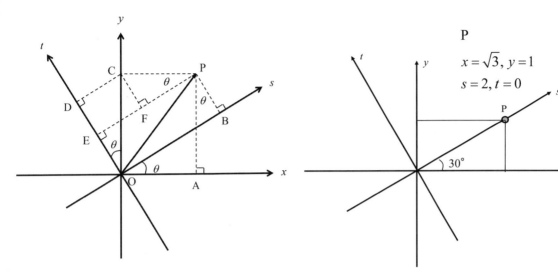

図 3-7 固定座標系 (x, y) と θ だけ反時計回りに回転した回転座標系 (s, t)

図 3-8 点 P を 2 つの座標系で表す

30° 傾いた回転座標系で点 P を見ると $\theta = 30°$ なので $s = 2, t = 0$ となる.

$$\begin{pmatrix} s \\ t \end{pmatrix} = \begin{pmatrix} \cos\dfrac{\pi}{6} & \sin\dfrac{\pi}{6} \\ -\sin\dfrac{\pi}{6} & \cos\dfrac{\pi}{6} \end{pmatrix} \begin{pmatrix} x \\ y \end{pmatrix}$$

$$= \begin{pmatrix} \dfrac{\sqrt{3}}{2} & \dfrac{1}{2} \\ -\dfrac{1}{2} & \dfrac{\sqrt{3}}{2} \end{pmatrix} \begin{pmatrix} \sqrt{3} \\ 1 \end{pmatrix} = \begin{pmatrix} \dfrac{\sqrt{3}}{2} \times \sqrt{3} + \dfrac{1}{2} \times 1 \\ -\dfrac{1}{2} \times \sqrt{3} + \dfrac{\sqrt{3}}{2} \times 1 \end{pmatrix} = \begin{pmatrix} 2 \\ 0 \end{pmatrix}$$

(3-7) 式を導出する. 図 3-7 で点 O と点 B の距離を $\overline{\text{OB}}$, 点 O と点 C の距離を $\overline{\text{OC}}$ のように表すことにする.

$$\overline{\text{OA}} = x, \quad \overline{\text{OC}} = y, \quad \overline{\text{OB}} = s, \quad \overline{\text{OE}} = t$$

図から

$$s = \overline{\text{OB}} = \overline{\text{EF}} + \overline{\text{FP}}$$
$$= \overline{\text{OC}} \sin\theta + \overline{\text{OA}} \cos\theta = x\cos\theta + y\sin\theta$$

$$t = \overline{\text{OE}} = \overline{\text{OD}} - \overline{\text{ED}}$$
$$= \overline{\text{OC}} \cos\theta - \overline{\text{OA}} \sin\theta = -x\sin\theta + y\cos\theta$$

したがって (3-7) 式が得られる.

画像の回転処理を回転座標系から考えてみよう. 図 3-9 (a) のように (s, t) 座標系が反時計回りに θ

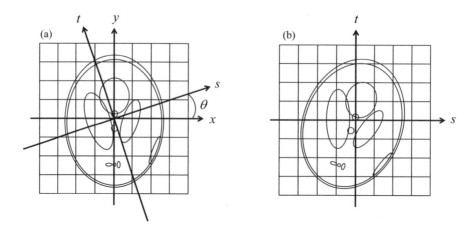

図 3-9　座標軸の回転と画像の回転（時計回り）

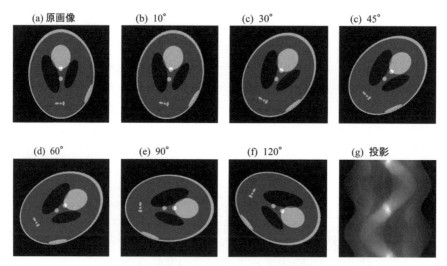

図 3-10　座標軸の反時計回りの回転による画像の回転（時計回り）

回転すると画像は (b) のように時計回りに θ 回転する．回転後の画像は (s, t) 座標系で表されるため画像は回転座標系と逆の回転をする．したがって，画像を時計回りに回転させるのに必要な回転座標系の座標が補間で参照する原画像の座標は (3-7) 式から

$$\begin{pmatrix} x \\ y \end{pmatrix} = \begin{pmatrix} \cos\theta & -\sin\theta \\ \sin\theta & \cos\theta \end{pmatrix} \begin{pmatrix} s \\ t \end{pmatrix} \tag{3-8}$$

となる．図 3-10 に処理画像を示す．(a) 原画像，(b) 10°，(c) 30°，(d) 45°，(e) 60°，(f) 90°，(g) 120° はそれぞれ時計回りに回転した画像，(h) は 360° 方向について t 軸に平行な直線に沿って積分（線積分）して得られる投影で縦は回転角 θ，横は座標 s を表す．

反時計回りに画像を回転させるのに参照する原画像の座標は次式で表される．

$$\begin{pmatrix} x \\ y \end{pmatrix} = \begin{pmatrix} \cos(-\theta) & -\sin(-\theta) \\ \sin(-\theta) & \cos(-\theta) \end{pmatrix} \begin{pmatrix} s \\ t \end{pmatrix} = \begin{pmatrix} \cos\theta & \sin\theta \\ -\sin\theta & \cos\theta \end{pmatrix} \begin{pmatrix} s \\ t \end{pmatrix} \tag{3-9}$$

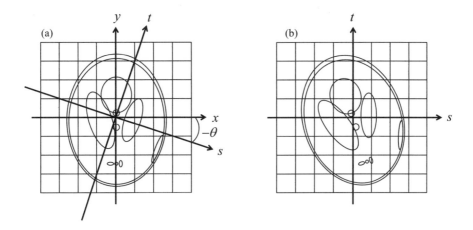

図3-11 座標軸の回転と画像の回転（反時計回り）

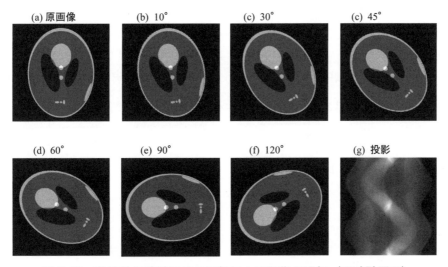

図3-12 座標軸の時計回りの回転による画像の回転（反時計回り）

図3-11は（a）(s, t) 座標系が時計回りに θ 回転したとき，画像を（b）のように反時計回りに θ 回転させる模式図を示す．図3-12に処理画像を示す．（a）原画像，（b）10°，（c）30°，（d）45°，（e）60°，（f）90°，（g）120°はそれぞれ時計回りに回転した画像，（h）は360°方向の投影である．

〔第4節〕 楕円画像

図3-13は（a）原点に中心がある楕円

$$\frac{x^2}{a^2}+\frac{y^2}{b^2}=1 \tag{3-10}$$

（b）(x_0, y_0) に中心がある楕円

$$\frac{(x-x_0)^2}{a^2}+\frac{(y-y_0)^2}{b^2}=1 \tag{3-11}$$

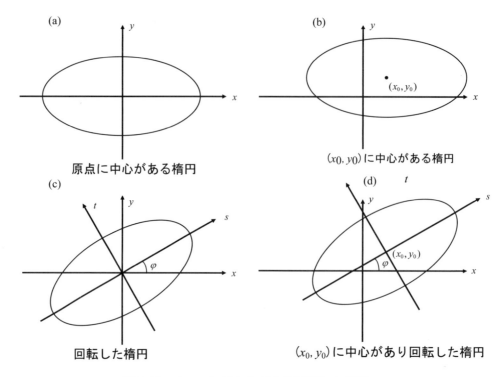

図 3-13 (x_0, y_0) に中心があり回転した楕円

をそれぞれ示す．原点を中心に反時計回りに x 軸から φ だけ回転した座標系を (s, t) とする．

$$s = x\cos\varphi + y\sin\varphi$$
$$t = -x\sin\varphi + y\cos\varphi \tag{3-12}$$

原点に中心があり x 軸から φ だけ回転した楕円 (c) は (s, t) 座標系では次式で表される．

$$\frac{s^2}{a^2} + \frac{t^2}{b^2} = 1 \tag{3-13}$$

(3-12) 式を (3-13) 式に代入すると原点を中心に反時計回りに x 軸から φ だけ回転した楕円 (c) は

$$\frac{(x\cos\varphi + y\sin\varphi)^2}{a^2} + \frac{(-x\sin\varphi + y\cos\varphi)^2}{b^2} = 1 \tag{3-14}$$

となる．(3-11) 式の楕円が (x_0, y_0) を中心に x 軸から φ だけ回転した楕円 (d) は，(3-14) 式の x, y をそれぞれ $x-x_0$, $y-y_0$ で置き換えた次式で表される．

$$\frac{\{(x-x_0)\cos\varphi + (y-y_0)\sin\varphi\}^2}{a^2} + \frac{\{-(x-x_0)\sin\varphi + (y-y_0)\cos\varphi\}^2}{b^2} = 1 \tag{3-15}$$

〔第5節〕 数値ファントム

図 3-14 は Shepp-Logan ファントムを構成する楕円を示す．図 3-15 はそれぞれの楕円画像を示す．表示レベルを各楕円の最小値，ウインドウ幅を各楕円の最大値にしているため，楕円間の実際の値は反映されず，最小値，最大値が [0, 1] の画像になっている．図 3-14 の楕円は短軸を x，長軸を y としている．

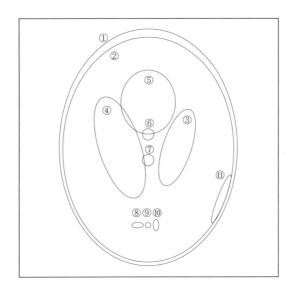

図 3-14　Shepp-Logan ファントム

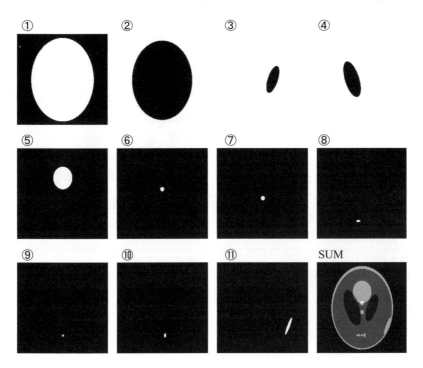

図 3-15　Shepp-Logan ファントムを構成する楕円画像

③の楕円は x 軸が短く y 軸が長い楕円であり，楕円は反時計回りに 72° 回転している．これは時計回りに 18° 回転することと同じなので回転角度を -18 にしている．④の楕円は反時計回りに 18° 回転している．⑪の楕円は反時計回りに 69° 回転している．これは時計回りに 21° 回転することと同じなので回転角度を -21 にしている．本章第 2 節の座標の回転の考え方から楕円を反時計回りに回転させるには，(3-6) 式を用い回転前の画像を参照する．本章第 3 節の座標軸の回転から楕円を反時計回りに回

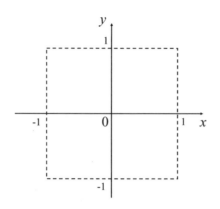

図3-16　数値ファントムのパラメータを作成するときの画像領域

転させるには（3-9）式を用いるが，これは（3-9）式と同じになる．

　実際のCTの画像サイズは512×512以上であるが，本書では数値実験の容易さから原画像，投影データとも256×256画素にしている．画像の大きさを20 cm×20 cm，1画素の長さ（画素長：pl）を20 cm /256 = 0.078125 cmにしている．数値ファントムは円，楕円，矩形など数式表現を容易に行えるものを組み合わせて作成する．円（楕円，矩形）の中心座標，半径，楕円の長軸と短軸，矩形の高さと幅などは，**図3-16**のように256×256画素の画像を縦横それぞれの長さを2として与える．例えば円の中心を$x = 0.2$，$y = 0$，半径を0.5とすると，この円の中心はcm単位で$x = 20$ cm×0.2/2 = 2.56 cm，$y = 0$ cm，半径は$r = 20$ cm×0.5/2 = 5 cmとなる．線減弱係数はcm^{-1}単位で与える．

　プログラムP3-1に楕円の幾何学的な数値（中心のx座標，中心のy座標，x軸の半径，y軸の半径，回転角度，楕円内の値）を入力して，楕円画像を作成するプログラムを示す．プログラムを実行したとき，入力を促す文字列が表示されたら，「Enter」キーをそのまま押すとカッコ内のデフォルト値となり，変更したいときは文字列や数値を入力してから「Enter」キーを押す．

プログラム P3-1 （P3-1mkellipse.c）

2次元楕円画像を作成するプログラム
1. 出力画像のファイル名　[n3-1.img]：
2. 画像の幅　[256]：
3. 画像の高さ　[256]：
4. 楕円データの中心 x 座標　[0.000000]：
5. 楕円データの中心 y 座標　[0.000000]：
6. 楕円データの長径（x 軸の半径）[0.600000]：
7. 楕円データの短径（y 軸の半径）[0.800000]：
8. 楕円データの回転角（度）[10.000000]：
9. 楕円データの値（減弱係数）[0.100000]：

　Shepp-Loganファントムでは**表3-1**に示すように楕円内の値は水の線減弱係数を1.0に正規化した数値を用いている．さらに楕円内の値は重なった楕円の値を加えていくことを前提として値が設定されている．楕円のパラメータをテキストファイル（n3-2.txt）に入力する．データはタブ区切りで入力するものとする．Excelで入力した場合は，数値を入力したセルをコピーしてメモ帳などのテキストエディ

表 3-1 Shepp-Logan ファントム

	中心の座標	短軸の長さ	長軸の長さ	回転角度(°)	楕円の値
①	(0.0, 0.0)	0.69	0.92	0.0	2.0
②	(0.0, -0.0184)	0.6624	0.874	0.0	-0.98
③	(0.22, 0.0)	0.11	0.31	-18.0	-0.02
④	(-0.22, 0.0)	0.16	0.41	18.0	-0.02
⑤	(0.0, 0.35)	0.21	0.25	0.0	0.01
⑥	(0.0, 0.1)	0.046	0.046	0.0	0.01
⑦	(0.0, -0.1)	0.046	0.046	0.0	0.01
⑧	(-0.08, -0.605)	0.046	0.023	0.0	0.01
⑨	(0.0, -0.605)	0.023	0.023	0.0	0.01
⑩	(0.06, -0.605)	0.023	0.046	0.0	0.01
⑪	(0.56, -0.4)	0.03	0.2	-21.0	0.03

Photon Energy (keV)	質量減弱係数
10	5.330
15	1.672
20	0.8098
30	0.3756
40	0.2683
50	0.2269
60	0.2059
80	0.1837
100	0.1707
150	0.1505
200	0.1370

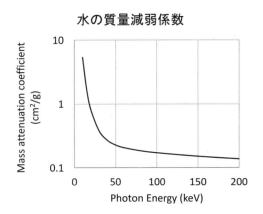

図 3-17 水の質量減弱係数

タに貼り付けるとタブ区切りとなる．プログラム P3-2 は，楕円のパラメータのテキストファイルを入力して，それに合わせた楕円画像を作成するプログラムである．このプログラムを利用して Shepp-Logan ファントムを作成できる．

プログラム P3-2（P3-2mkphatom.c）

```
2次元楕円画像を作成するプログラム（複数の楕円）
 1. 楕円パラメータのファイル名  [n3-2.txt]：
 2. 楕円の数          [11]：
 3. 出力画像のファイル名    [n3-2.img]：
 4. 画像の幅    [256]：
 5. 画像の高さ  [256]：
```

CT 用数値ファントムでは楕円の値に線減弱係数を設定する．図 3-17 は光子のエネルギーと水の質量減弱係数の関係を示す．図 3-18 は線減弱係数に換算した Shepp-Logan ファントムを示す．

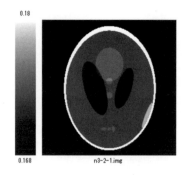

図 3-18　線減弱係数に換算した Shepp-Logan ファントム

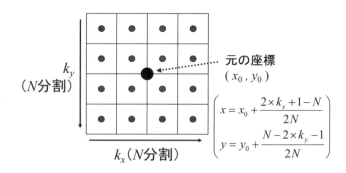

図 3-19　元の座標と画素を分割したときの座標の関係

　楕円を作成する P3-1, P3-2 プログラムでは 1 つの画素を格子状に細かく区切り，その格子内で楕円の領域に入っている割合を計算し，楕円の画素値に掛け合わせることで境界線の濃度を変えて滑らかにする処理を行っている．この処理に関し元の座標と分割したときの座標の関係を図 3-19 に示す．元の座標を (x_0, y_0)，分割数を縦横共に N とし，x 方向の番号を k_x，y 方向の番号を k_y とすると，分割した格子の中心座標 x, y は，

$$x = x_0 + \frac{2 \times k_x + 1 - N}{2N}$$

$$y = y_0 + \frac{N - 2 \times k_y - 1}{2N}$$

(3-16)

となる．この座標で楕円の領域に入るかを計算しその割合を算出する．1 つの画素を 4×4 分割して計算している．画素を分割しているので座標に小数が入ってくる．そこで，座標の計算は実数型（double 型）で計算している．

　図 3-20 のように大円の中に大きさの異なる小円を含む数値ファントムを作成する．小円の中心は x 軸から反時計回りに φ 回転した位置に置き，小円の原点からの距離は一定の r とする．作成は楕円を作成する「ellipse_2D_divide 関数」を利用する．例えば $r = 0.65$ として 30°ごとに小円を配置するには，次式で中心座標を算出しプログラム P3-3numerical phantom.c の中に記載すればよい．

$$x_0 = r\cos\varphi, \quad y_0 = r\cos\varphi$$

(3-17)

　表 3-2 は xdisk_2 の座標，表 3-3 は xdisk_4 の座標を示す．表 3-4 は xdisk_5 の座標を示す．表 3-5 は xdisk_6, xdisk_7 の座標を示す．xdisk_7 は小円の線減弱係数を 0.4 cm^{-1} にして高吸収体にしている．プログラム P3-3 には xdisk_1 から xdisk_12 までの数値ファントムの座標を記載している．作成したい数値ファントムのコメントを外し実行すると該当ファントムの画像が得られる．

　P3-3 プログラムで数値ファントムを作成する代わりに，付属の Display68 を利用すると Excel で作成した座標を貼り付けることで簡単に数値ファントムを作成することができる．表 3-2 の xdisk_2 ファントムの例で説明する．図 3-21A のように Excel の xdisk パラメータ.xlsx で xdisk_2 のシートにある座標の部分を選択する（選択した部分を灰色で示す）．次に，図 3-21B に示す Display の編集画面において，「楕円データの貼り付け（E）」を選択し Excel のデータを貼り付けると右図のように画像が表示される．続いて，数値ファントムに名前を付け保存する．

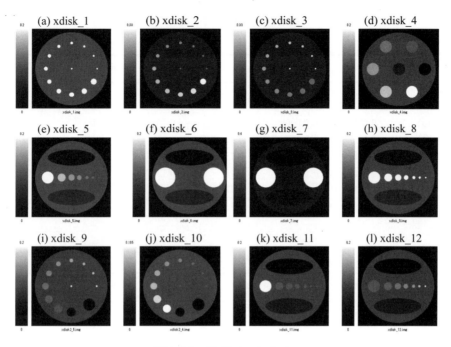

図 3-20 数値ファントム

表 3-2 xdisk_2 ファントム

半径 r　　0.65

	中心のx座標	中心のy座標	短軸の長さ	長軸の長さ	回転角度(°)	楕円の値
①	0	0	0.92	0.92	0	0.1
②	0	0	0.02	0.02	0	0.12
③	0.650	0.000	0.02	0.02	0	0.12
④	0.563	0.325	0.025	0.025	30	0.13
⑤	0.325	0.563	0.03	0.03	60	0.14
⑥	0.000	0.650	0.035	0.035	90	0.15
⑦	−0.325	0.563	0.04	0.04	120	0.16
⑧	−0.563	0.325	0.045	0.045	150	0.17
⑨	−0.650	0.000	0.05	0.05	180	0.18
⑩	−0.563	−0.325	0.055	0.055	210	0.19
⑪	−0.325	−0.563	0.06	0.06	240	0.2
⑫	0.000	−0.650	0.065	0.065	270	0.21
⑬	0.325	−0.563	0.07	0.07	300	0.22
⑭	0.563	−0.325	0.075	0.075	330	0.23

表3-3 xdisk_4 ファントム

半径r　0.65

	中心のx座標	中心のy座標	短軸の長さ	長軸の長さ	回転角度(°)	楕円の値
①	0	0	0.92	0.92	0	0.1
②	0	0	0.15	0.15	0	−0.035
③	0.650	0.000	0.15	0.15	0	−0.07
④	0.325	0.563	0.15	0.15	60	0.02
⑤	−0.325	0.563	0.15	0.15	120	0.04
⑥	−0.650	0.000	0.15	0.15	180	0.06
⑦	−0.325	−0.563	0.15	0.15	240	0.08
⑧	0.325	−0.563	0.15	0.15	300	0.1

表3-4 xdisk_5 ファントム

	中心のx座標	中心のy座標	短軸の長さ	長軸の長さ	回転角度(°)	楕円の値
①	0	0	0.92	0.92	0	0.1
②	0.000	0.500	0.6	0.2	0	−0.065
③	0.000	−0.500	0.6	0.2	0	−0.035
④	−0.600	0.000	0.15	0.15	0	0.1
⑤	−0.250	0.000	0.1	0.1	0	0.08
⑥	0.000	0.000	0.08	0.08	0	0.06
⑦	0.200	0.000	0.06	0.06	0	0.05
⑧	0.400	0.000	0.04	0.04	0	0.04
⑨	0.550	0.000	0.03	0.03	0	0.03
⑩	0.700	0.000	0.02	0.02	0	0.02

表3-5 xdisk_6, xdisk_7 ファントム

xdisk_6

	中心のx座標	中心のy座標	短軸の長さ	長軸の長さ	回転角度(°)	楕円の値
①	0	0	0.92	0.92	0	0.1
②	0.000	0.500	0.6	0.2	0	−0.065
③	0.000	−0.500	0.6	0.2	0	−0.035
④	−0.600	0.000	0.25	0.25	0	0.1
⑤	0.600	0.000	0.25	0.25	0	0.1

xdisk_7

	中心のx座標	中心のy座標	短軸の長さ	長軸の長さ	回転角度(°)	楕円の値
①	0	0	0.92	0.92	0	0.1
②	0.000	0.500	0.6	0.2	0	−0.065
③	0.000	−0.500	0.6	0.2	0	−0.035
④	−0.600	0.000	0.25	0.25	0	0.3
⑤	0.600	0.000	0.25	0.25	0	0.3

第3章 数値ファントムと投影データの作成 ── 125

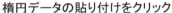

座標の部分を選択し複写（コントロールキー＋P）する

図 3-21A　xdisk パラメータ .xlsx ファイルから座標データの複写

楕円データの貼り付けをクリック　　　画像が表示される

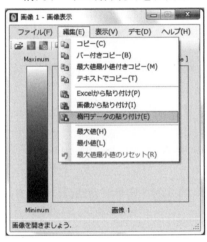 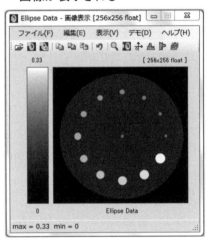

図 3-21B　座標データの貼り付け後に表示される画像

〔第6節〕　画像からの投影データの作成

　画像から投影データを作成する方法は，逐次近似画像再構成法にも用いられる．画像データはサンプリングされていて，**図 3-22** (a) のように格子の中央に値が並んでいると仮定する．その値が**図 3-22** (b) のようにその点を含む格子の矩形の中に均等に分布していると考える．画像からの投影は1つの画素をその矩形とみなし，一様強度の矩形をある方向に積分することで作られる．

　矩形を積分し投影にすると**図 3-23** に示すように角度によって矩形，台形，三角形となる．360°の内で 0°，90°，180°，270° で矩形となり，45°，135°，225°，315° で三角形となる．その他は台形となるので一般的な形は台形になる．画素の大きさを1単位とし，画素と台形の中心を原点にして台形の下底の端と上底の端の座標を求める．回転の角度を θ としたとき**図 3-24** の場合では，下底の端は，

$$\pm\frac{\cos\theta + \sin\theta}{2} \tag{3-18}$$

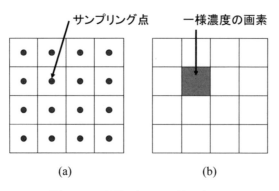

(a) (b)

図 3-22　画像データの取り扱い

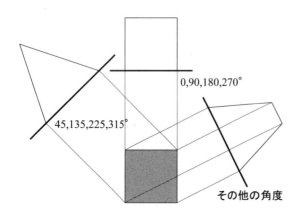

図 3-23　1 画素の投影

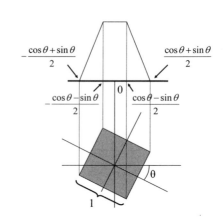

図 3-24　画素が θ 回転したときの画像と投影データの関係

となり，上底の端は，

$$\pm \frac{\cos\theta - \sin\theta}{2} \tag{3-19}$$

となる．θ が 45°より大きくなった場合は，上底の端は

$$\pm \frac{\sin\theta - \cos\theta}{2} \tag{3-20}$$

となる．角度が 0°，90°，180°，270°のとき，上底と下底の端は一致し形は矩形となる．また，角度が 45°，135°，225°，315°のとき，上底の端は 0 となり形は三角形となる．計測は検出器で行われるが，検出器の幅を画素の幅と等しく 1 単位の大きさとすると，1 画素の検出は画素の中心が含まれる検出器とその両隣の 2 つの検出器に収まる．1 画素の面積は 1 なので，投影の和も 1 となり，それが 3 つの検出器にどう分配されるかを考えればよい．

図 3-25 に示すように，中心の検出器から 1 つ右側の検出器に注目する．画素の中心が検出器上では x_0 になると仮定すると Case 1 では，

$$x_0 + \frac{\cos\theta - \sin\theta}{2} - (i + 0.5) > 0 \tag{3-21}$$

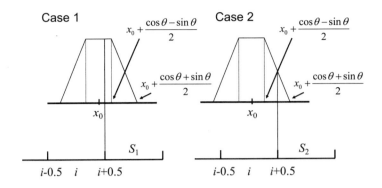

図 3-25　中心の検出器から1つ右側の検出器に含まれる投影の量

という条件の下，右側の検出器で検出される投影 S_1 は台形の高さが $1/\cos\theta$ となるので，

$$S_1 = \{x_0 + \frac{\cos\theta - \sin\theta}{2} - (i+0.5)\} \cdot \frac{1}{\cos\theta} + \frac{\sin\theta}{2\cos\theta} \tag{3-22}$$

となる．また Case 2 では，

$$x_0 + \frac{\cos\theta + \sin\theta}{2} - (i+0.5) > 0 \tag{3-23}$$

という条件の下，右側の検出器で検出される投影 S_2 は，

$$S_2 = \left\{x_0 + \frac{\cos\theta + \sin\theta}{2} - (i+0.5)\right\}^2 \cdot \frac{1}{2\cos\theta\sin\theta} \tag{3-24}$$

となる．(3-21) 式と (3-23) 式は角度によって $\cos\theta$ と $\sin\theta$ が入れ替わる．この関係は $\cos\theta$ と $\sin\theta$ の絶対値をとり，大きい方を a，小さい方を b とすると，(3-21) 式は，

$$x_0 + \frac{a-b}{2} - (i+0.5) > 0 \tag{3-25}$$

となり，(3-23) 式は，

$$S_1 = \{x_0 + \frac{a-b}{2} - (i+0.5)\} \cdot \frac{1}{a} + \frac{b}{2a} \tag{3-26}$$

なる．この式はどの角度でも対応できる．Case 1 と Case 2 以外は右側の検出器に投影は入らない．同様に，左側の検出器も計算することができる．左側の検出器では Case 1 は，

$$(i-0.5) - (x_0 - \frac{a-b}{2}) > 0 \tag{3-27}$$

の条件の下，

$$S_1 = \{(i-0.5) - (x_0 + \frac{a-b}{2})\} \cdot \frac{1}{a} + \frac{b}{2a} \tag{3-28}$$

となり，Case 2 は，

$$(i-0.5) - (x_0 - \frac{a+b}{2}) > 0 \tag{3-29}$$

の条件の下，

```
           I:\H29_4_5 C言語_denoising\2018006_trueIR_NLmeans\P4-10-3trueIR_nlmeans_検出確率.c                    1
 1  // 検出確率のマトリクスを作成する関数
 2  // int    *cx;    // 検出確率の検出位置xの値
 3  // double *cc;    // 検出確率の値
 4  // int    px;     // 投影の動径方向の数
 5  // int    pa;     // 投影の角度方向の数
 6  // int    p2;     // 投影データの全角度（[2]πか[1]π）
 7  // int    nx;     // 画像のx方向の数
 8  // int    ny;     // 画像のy方向の数
 9  // int    ns;     // 分解能の幅
10  void detection_probability(int *cx, double *cc, int px, int pa, int p2, int nx, int ny, int ns)
11  {
12      int    i, j, k, ix;
13      double x, y, xx, th, a, b, x05, d, si, co;
14      double cca[3];
15
16      for (i = 0; i < pa*nx*ny; i++)
17          cx[i] = 0;
18      for (i = 0; i < pa*nx*ny*ns; i++)
19          cc[i] = 0;
20
21      for (k = 0; k < pa; k++)
22      {
23          fprintf(stderr, "\r *** Make cij [%3d/%3d]", k, pa);
24          th = p2 * PI * k / pa;
25          si = sin(th);
26          co = cos(th);
27          if (fabs(si) > fabs(co))
28          {
29              a = fabs(si);
30              b = fabs(co);
31          }
32          else
33          {
34              a = fabs(co);
35              b = fabs(si);
36          }
37          for (i = 0; i < ny; i++)
38          {
39              y = ny / 2 - i;
40              for (j = 0; j < nx; j++)
41              {
42                  x = j - nx / 2;
43                  xx = x * co + y * si;
44
45                  cca[0] = cca[1] = cca[2] = 0.0;
46
47                  ix = (int)(floor(xx + 0.5));
48                  if (ix + px / 2 < 1 || ix + px / 2 > px - 2) continue;
49
50                  x05 = ix - 0.5;
51                  if ((d = x05 - (xx - (a - b) / 2)) > 0.0)
52                      cca[0] = b / (2 * a) + d / a;
53                  else if ((d = x05 - (xx - (a + b) / 2)) > 0.0)
54                      cca[0] = d * d / (2 * a * b);
55
56                  x05 = ix + 0.5;
57                  if ((d = xx + (a - b) / 2 - x05) > 0.0)
58                      cca[2] = b / (2 * a) + d / a;
59                  else if ((d = xx + (a + b) / 2 - x05) > 0.0)
60                      cca[2] = d * d / (2 * a * b);
61
62                  cca[1] = 1.0 - cca[0] - cca[2];
63
64                  cx[k*nx*ny + i*nx + j] = ix + px / 2 - ns / 2;
65                  cc[(k*nx*ny + i*nx + j)*ns + 0] = cca[0];
66                  cc[(k*nx*ny + i*nx + j)*ns + 1] = cca[1];
67                  cc[(k*nx*ny + i*nx + j)*ns + 2] = cca[2];
68              }
69          }
70      }
71      fprintf(stderr, "\r *** Make cij [%3d/%3d]\n", k, pa);
72  }
73
```

図 3-26　検出確率を計算する関数

$$S_2 = \left\{ (i-0.5) - (x_0 - \frac{a+b}{2}) \right\}^2 \cdot \frac{1}{2ab} \tag{3-30}$$

となる．Case 1 と Case 2 以外は 0 になる．中央の検出器は右と左の検出器の投影の和を 1 から引くことにより求めることができる．この検出確率を計算する関数を図 3-26 に示す．この関数では画像の各画素が検出器のすべての角度においてどの位置にどの割合で投影されるかを計算している．

　CT の投影データを作成するには入射光子数を決め 1 画素の長さ（画素長）と cm^{-1} 単位の線減弱係数をもとに透過光子数を計算しそれらの比を対数変換する．

〔第7節〕 投影データへのポアソン雑音の付加

放射線計測では，一定時間内に検出器で放射線が検出されるか，検出されないかの2つに分けることができる．その一定時間は2回計測されないように小さくすることによって，放射線計測はコインの表と裏のような2つの確率として考えられる．コインのような2つに分ける確率は二項分布に従う確率分布となる．コイン投げの表が出る確率をp，裏の出る確率をqとして，n回投げて表がr回出る確率$P(r)$は，

$$P(r) = {}_nC_r \, p^r q^{n-r} \tag{3-31}$$

となる．ここで，${}_nC_r$は，

$$_nC_r = \frac{n!}{(n-r)! \cdot r!} \tag{3-32}$$

である．この確率分布の平均μと分散σ^2はそれぞれ

$$\mu = np$$
$$\sigma^2 = npq \tag{3-33}$$

となる．

コインの表を放射線が検出され，裏を検出されなかったとすれば，コイン投げを放射線の検出に置き換えることができる．計測の時間をn個に分けて，そのn回の計測でλ回放射線が検出されたとすると，検出した確率pは単純にλ/nとなる．検出されない確率qは，1から引けばよいので$1-\lambda/n$となる．これをコイン投げで示した二項分布の（3-31）式に代入すると

$$P(r) = {}_nC_r \left(\frac{\lambda}{n}\right)^r \left(1-\frac{\lambda}{n}\right)^{n-r} \tag{3-34}$$

となる．（3-34）式では，n個に分割しているが，放射線が2回検出されないようにnを無限に大きくすると（時間間隔を無限に小さくしたことに相当），

$$P(r) = \frac{\lambda^r e^{-\lambda}}{r!} \tag{3-35}$$

となる．この（3-35）式はポアソン分布と呼ばれる．このポアソン分布が放射線計測の確率分布になる．ポアソン分布の特徴は，平均と分散が検出された回数と等しくなるである．検出回数が小さい場合のポアソン分布の形状を図3-27に示す．検出回数が大きくなると，その形状は正規分布に近づく．分散がλなので，分布の広がり具合を示す標準偏差は$\sqrt{\lambda}$となる．この広がり具合が統計雑音となって現れる．信号成分がλのとき雑音は$\sqrt{\lambda}$になるので，S/Nは

$$S/N = \frac{\lambda}{\sqrt{\lambda}} = \sqrt{\lambda} \tag{3-36}$$

となる．これは，信号成分が大きくなるとその平方根でS/Nがよくなるということを示している．例えば，カウント数が2倍になるとS/Nは$\sqrt{2}$倍で約1.4142倍となる．ポアソン分布に従う乱数を発生させる関数は文献[5]を利用した．この関数を用いると入力した値に対してポアソン分布の確率に従って増減した値を返してくれる．

入射光子数がn_0のとき透過光子数n_iは線減弱係数の積分値を用い次式で表される．

$$n_i = n_0 \exp\left[-\sum_j a_{ij} x_j\right] \tag{3-37}$$

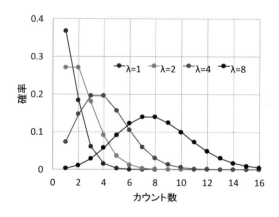

図 3-27　ポアソン分布

この n_i にポアソン雑音を加える．
$$n_i = Poisson(n_i) \tag{3-38}$$
CT の投影データ y_i は入射光子数 n_0 と透過光子数 n_i の比を対数変換して得られる．
$$y_i = \ln\left(\frac{n_0}{n_i}\right) \tag{3-39}$$
ポアソン雑音を加えるには投影データから計測データに変換する必要がある．計測データへは（3-37）式を使って変換する．プログラム P3-5 に投影データから計測データに変換するプログラムを示す．

プログラム P3-5（P3-5exptrans.c）

X 線 CT の投影データから計測データを作成するプログラム
1. 投影データのファイル名　　[xdisk_1.prj]：
2. 計測データのファイル名　　[xdisk_1_I0_2000.prj]：
3. 投影の幅　　　　　　[256]：
4. 投影数　　　　　　[256]：
5. 入射光子数（カウント）　　[2000]：

プログラム P3-6 に計測データに対してポアソン雑音を加えるプログラムを示す．

プログラム P3-6（P3-6addpoisson.c）

ポアソン雑音を印加するプログラム
1. 計測データのファイル名　　　[xdisk_1_I0_2000.prj]：
2. 雑音入りデータのファイル名　[xdisk_1_I0_2000_poi.prj]：
3. 投影の幅　[256]：
4. 投影数　[256]：

計測データにポアソン雑音を加えたら投影データに戻す必要がある．投影データへは（3-39）式の対数変換を用いる．プログラム P3-7 に計測データから投影データに戻す対数変換のプログラムを示す．

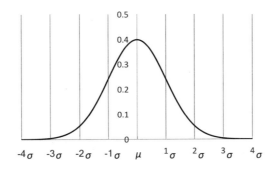

図 3-28　ガウス分布

プログラム P3-7（P3-7logtrans.c）

X 線 CT の投影データから計測データを作成するプログラム
1. 計測データのファイル名　　［xdisk_1_I0_2000_poi.prj］：
2. 投影データのファイル名　　［xdisk_1_I0_2000_poisson.prj］：
3. 投影の幅　　　　　　　　　［256］：
4. 投影数　　　　　　　　　　［256］：
5. 入射強度（カウント）［2000］：

〔第 8 節〕　投影データへのガウス雑音の付加

　放射線以外の一般的な雑音は，自然界の物理現象を計測した際の統計データのばらつきとなる．変動による計測誤差は，正規分布（ガウス分布）となることが知られている．ガウス分布は次式で表され

$$f(x) = \frac{1}{\sqrt{2\pi\sigma^2}} \exp\left(-\frac{(x-\mu)^2}{2\sigma^2}\right) \tag{3-40}$$

図 3-28 に示す分布になる．ここで，μ は平均，σ は標準偏差を表す．雑音の大きさ（レベル）はばらつきの度合いとなるので，標準偏差 σ が雑音レベルに対応する．はじめに各投影データの透過光子数を（3-37）式で求めその平均値を算出する．

$$\bar{n} = \frac{1}{I}\sum_{i}^{I} \bar{n}_i \tag{3-41}$$

雑音レベルは光子数の平均値と標準偏差 s をもとにデシベル（dB）単位で表すことにし，投影データの雑音レベルを設定するのに必要な s を次式で計算する．

$$\text{Noise Level(dB)} = 20\log_{10}\left(\frac{\bar{n}}{s}\right) \tag{3-42}$$

次に，平均 0，標準偏差 1 のガウス乱数（$Gauss\,(0, 1)$）にこの s を掛け各投影データの光子数に加え雑音を含む光子数 $\tilde{n}_i$ および投影データとする．

$$\tilde{n}_i = n_i + s \times Gauss(0,1) \tag{3-43}$$

$$y_i = \ln\left(\frac{n_0}{\tilde{n}_i}\right) \tag{3-44}$$

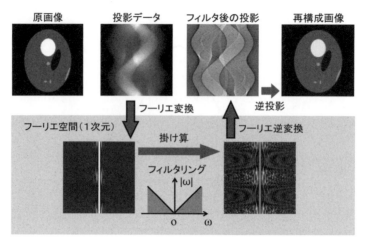

図 3-29　FBP 法による画像再構成の過程

この雑音の付加法は入射光子数を一定にして雑音の大きさを変える実験には適するが，入射光子数を変えた実験には適さない．そこで，入射光子数を変える実験には標準偏差 1 のガウス乱数に係数 c を与える次式を用いる．

$$\tilde{n}_i = n_i + c \times Gauss(0,1) \tag{3-45}$$

例えば，$c = 20$ にすると平均 0，標準偏差 20 のガウス雑音を付加する．ガウス雑音をデシベルで付加する（加える）プログラムを P3-8addgaussian_dB.c に，係数 c で付加するプログラムを P3-9addgaussian_c.c に示す．

〔第 9 節〕　FBP 画像再構成

逐次近似画像再構成法の画像を FBP 法[1),2),6)] の画像と比較できるようにするため，FBP 法のプログラムをダウンロードできるようにしている．そこで，本節では FBP 法について述べる．図 3-29 に FBP 法による画像再構成の過程を示す．FBP 法は順投影の段階で 1 次元にフーリエ変換し，そこに $|\omega|$ の高域通過フィルタを掛け合わせ，フーリエ逆変換する．その後に逆投影を行っている．図 3-30 に示すように，$|\omega|$ の高域通過フィルタは，原点が零になるのでそれを掛け合わせてフーリエ逆変換したフィルタ後の投影は，その合計値が零になる．フーリエ空間での零周波数（原点）の値は，実空間の合計値に相当する．そこを零にするということは，実空間の合計値を零にするということに相当する．実際に，フィルタ後の投影の合計値は零になっている．

画像再構成ではフィルタ後の投影を逆投影する．逆投影は画像領域に足し合わせていく操作なので，合計値が零のものを足し合わせてもその合計値は零になるはずである．しかし，図 3-31 に示すように，合計が零であるフィルタ後の投影を逆投影した再構成画像を見ると，原画像よりは小さいが，合計値は正の値になる．

これは，投影データが幅をもっているので，逆投影で合計をとるときに端が欠けるためである．端が欠けないように大きめの領域に逆投影すると，その合計はほぼ零になる．その様子を図 3-32 に示す．完全に零にならないのは，計算誤差と考えられる．負の値がまわりに分布するので，その中心部分を抜き出した再構成画像は，それを相殺するように合計値が正の値になっている．ただし，合計値は原画像

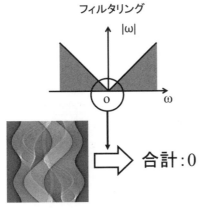

図 3-30　FBP のフィルタリング
フィルタ後の投影はその合計値が零になる．

 原画像
最大値：2.00
最小値：0.00
合　計：7955

 再構成画像
最大値：1.78
最小値：-0.62
合　計：2855

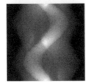 投影データ
最大値：23.3
最小値：0.00
合　計：159005

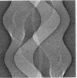 フィルタ後の
投影データ
最大値：7.34
最小値：-11.6
合　計：0

図 3-31　逆投影の合計値
フィルタ後の投影の合計は零であるが，逆投影した再構成画像の合計値は零にならない．

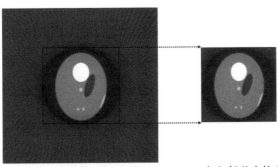

投影データが欠けないように
逆投影した画像領域全体
最大値：1.78
最小値：-0.62
合　計：7（誤差）

中心部分を抜き出した
再構成画像
最大値：1.78
最小値：-0.62
合　計：2855

図 3-32　投影データの範囲を広げて逆投影した画像
範囲を広げるとその合計がほぼ零になる．

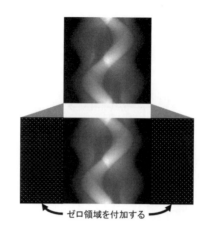

図3-33 ゼロパディング
投影の両端に零の領域を付加する．

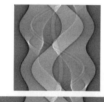

ゼロパディングなし
最大値：7.342267
最小値：-11.642387
合　計：-0.000038

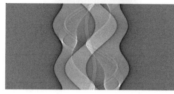

2倍ゼロパディング
最大値：7.549482
最小値：-11.341715
合　計：-0.000008

図3-34 フィルタ処理をした投影データ
1行がゼロパディングを行わない投影データ，2行がゼロパディングを行った投影データ．両者とも合計がほぼ零になっている．

に比べて小さな値になってしまい，このままでは定量性が保たれない．また，画像には歪みが生じている．

これを解消するために，**図3-33**に示すような投影の両側に零の値をもつ領域を加える操作を行う．この操作を，ゼロパディングと呼ぶ．零の領域を両端に加えることによって，**図3-34**に示すようにフィルタ後の投影データでは，負の値が両側に広がる．負の値が両側に広がっていけば，中心部に残る被写体分布の値が正に回復していく．

ゼロパディングをしない再構成画像（Without）と，2倍，4倍のゼロパディングをしたときの再構成画像を**図3-35**に示す．画像の最大値と最小値に合わせて表示したものが1行である．最大値と最小値で表示してしまうと，定量性が保たれていないことの判断がしづらくなる．原画像の最大値と最小値に合わせたのが2行である．すると，定量性がはっきり見えてくる．ゼロパディングをしないWithoutでは合計の値が小さくなっているものが，2倍のゼロパディングでは原画像に近づき，4倍にするとさらに近づく．通常は，少なくとも4倍のゼロパディングを行うとよい．

FBP法のフィルタ補正を周波数空間で行う代わりに**図3-36**のように実空間で行うことができる．こ

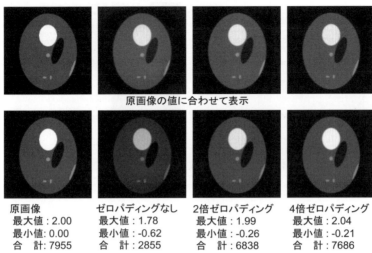

図 3-35 ゼロパディングと再構成画像
ゼロパディングを増やしていくと再構成画像の値は原画像に近づく．

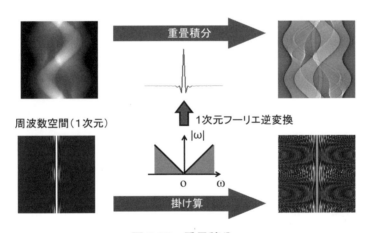

図 3-36 重畳積分
重畳積分によって周波数空間で行うフィルタリングを実空間で行える．

の方法は重畳積分法と呼ばれる．FBP 法（重畳積分法）のプログラムを P3-10fbp.c に示す．第 2 章の Hybrid IR 法，Image space denoising 法の FBP 画像は P3-10fbp.c を用い作成している．その他の FBP 画像はデータ長 256 の投影データにゼロパディングを行い 1024 のデータ長にしてフーリエ変換し，それを Ramp フィルタでフィルタ補正後，逆投影し 256×256 画素の画像を得た．逆投影にはシステム行列を用いた．再構成画像は統計雑音によって画質が劣化しているため後処理として半値幅 3 画素の 2 次元ガウスフィルタで平滑化処理をした．ガウスフィルタの半値幅は視覚観察から雑音の抑制と分解能のバランスを考慮し決めた．

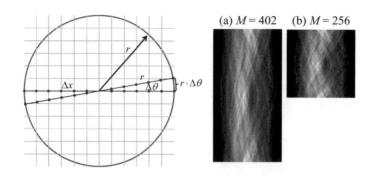

図 3-37 直線サンプリング数と角度サンプリング数の関係

〔第 10 節〕 FBP 法の角度サンプリング数

図 3-37 は有効視野の円の半径を r, 投影データについて直線サンプリングを点, 角度サンプリングを線, 角度サンプリングの間隔を $\Delta\theta$ で表したものである. 直線サンプリングの間隔を Δx, ナイキスト周波数を u_m とすると, 図 3-37 から

$$u_m = \frac{1}{2\Delta x}, \quad \Delta x = \frac{2r}{N} \tag{3-46}$$

となる. 角度サンプリング数(投影数)M とナイキスト周波数 u_m の関係は標本化定理から次式で表される.

$$r \cdot \Delta\theta = \frac{\pi}{M} r < \frac{1}{2u_m} \tag{3-47}$$

(3-46)式と(3-47)式から必要な角度サンプリング数は次式で与えられる[7].

$$M > \frac{\pi}{2} N \tag{3-48}$$

直線サンプリング数が 256 のとき 0°から 180°の角度範囲について, 必要な角度サンプリング数は (3-48) 式から 402 になる.

原画像の大きさを 256×256 画素, 投影を作成する間隔を原画像と同じ 256 画素とするとき, 標本化定理から必要な角度サンプリング数(ビュー数, 投影数)は 180°について 402 となる. 本書籍では角度サンプリング数を数値実験の容易さから 256 にしてし, 投影も 256×256 画素で作成している. 本節では, 直線サンプリング数が 256 のとき角度サンプリング数を 256 にすると, 本書で用いた数値ファントムの再構成画像, 最大値, 最小値は標本化定理を満たす角度サンプリング数のそれらに近いことを Shepp-Logan ファントムを例に示す. 以下の図は 1 行に 2 次元フーリエ変換法の再構成画像, 2 行に Ramp フィルタを用いた FBP 法の再構成画像を示す.

図 3-38 は 2 次元フーリエ変換法(FT 法)のゼロパディングなしのシンク(sinc)補間による再構成画像, 2 行に 8 倍ゼロパディングと線形補間を用いた FBP 法の再構成画像を示す. 両者はほぼ同じようなパターンの模様になる. 計算時間の関係で, 他の図の FT 法は線形補間を用いた. 図 3-39 ～図 3-41 では FT 法と FBP 法で低角度サンプリング数の際, 似たようなパターンの模様が出ているが, これは角度サンプリング数不足によるモワレと考えられる. 図 3-42 の角度サンプリング数 256 になると模様の程度が少なくなる. 標本化定理を満たす図 3-45 は図 3-42 に比較しさらに模様の程度は少なくな

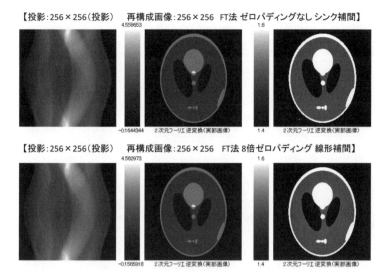

**図 3-38　フーリエ変換（FT）法による直線サンプリング数 256，
角度サンプリング数 256 からの再構成画像**

逆投影に，1 行はゼロパディングなしのシンク補間を用いている．2 行は 8 倍のゼロパディング後，逆投影に線形補間を用いている．

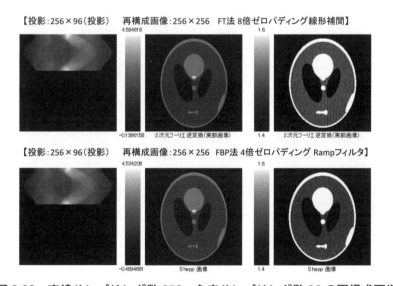

図 3-39　直線サンプリング数 256，角度サンプリング数 96 の再構成画像

1 行はフーリエ変換法で 8 倍のゼロパディング後，逆投影に線形補間を用いている．2 行は FBP 法で 4 倍のゼロパディング後，Ramp フィルタでフィルタ補正，逆投影に線形補間を用いている．これ以後の図 3-40 から図 3-46 まで，直線サンプリング数 256 は同じにして角度サンプリング数のみ変え，1 行にフーリエ変換法，2 行に FBP 法，それぞれの再構成画像を示す．

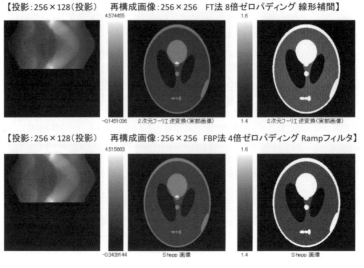

図 3-40　角度サンプリング数 128

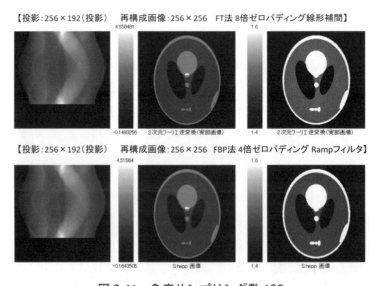

図 3-41　角度サンプリング数 192

るが，最大値と最小値を比較すると角度サンプリング数 256 のとき [−0.1234668, 4.513256]，角度サンプリング数 448 のとき [−0.1247289, 4.514224] と近い値である．そこで，本書は直線サンプリング数 256，角度サンプリング数 256 で投影（投影データ）を作成している．図 3-43 ～図 3-46 は角度サンプリング数が 256 より多い場合，投影の画像は 256 までしか表示していないが実際は下に続いている．この様子は Display で投影を作成し画像をスライドすることで確認できる．なお，CT 画像にようにコントラストが低い場合は，ゼロパディングの幅による補間誤差や角度サンプリング不足によるモアレの影響が大きい．これらは Display の FBP 法のデモによって確かめられる．デモウィンドウの Shepp 画像ボタンをクリックすると，今回使用した Shepp 画像と CT 用の Shepp 画像が交互に表示される．ゼロパディングの条件は 16 倍まで，投影数は自由に設定できる．

第 3 章 数値ファントムと投影データの作成 —— 139

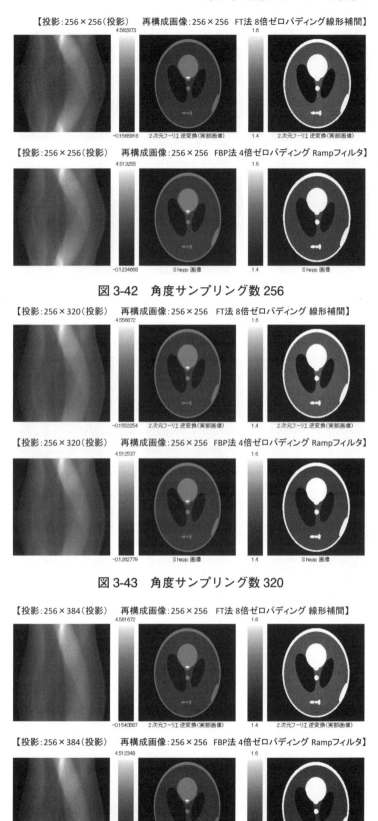

図 3-42 角度サンプリング数 256

図 3-43 角度サンプリング数 320

図 3-44 角度サンプリング数 384

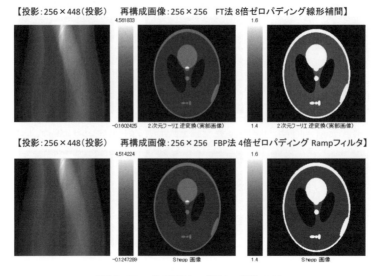

図 3-45　角度サンプリング数 448

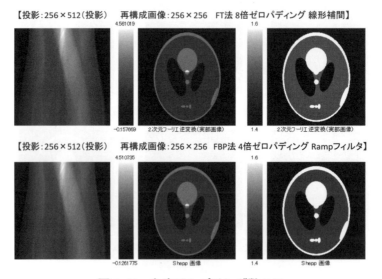

図 3-46　角度サンプリング数 512

```c
 1:    #define _CRT_SECURE_NO_WARNINGS
 2:    #include <stdio.h>
 3:    #include <stdlib.h>
 4:    #include <string.h>
 5:    #include <math.h>
 6:
 7:    /* --- プログラムの説明 --- */
 8:    char *filen = "P3-3numerical_phantom.c";
 9:    char *title = "2次元Shepp画像を作成するプログラム（画素分割）";
10:    /*
11:        2次元数値ファントム画像を作成するプログラム（画素分割）
12:        （画素を分割してより正確な数値ファントムを作成する）
13:    */
14:
15:    /* 入力 */
16:    char *menu[] = {  // 入力の際のコメント（入力変数とリンク）
17:    " 1. 出力画像データのファイル名  ",
18:    " 2. 画像の幅                    ",
19:    " 3. 画像の高さ                  ",
20:    " 4. disk No. (1～12, 0:ROI)    ",
21:    };
22:
23:    #define  PI 3.14159265358979   // 円周率π
24:    #define  ND 16     // 画素の分割数（1方向）
25:
26:    /* グローバル変数の宣言 */
27:    char    g_f1[50] = "xdisk_1.img";   // 出力用画像データのファイル名
28:    int     g_nx = 256;                 // 画像の幅
29:    int     g_ny = 256;                 // 画像の高さ
30:    int     g_dn = 1;                   // disk No. (1～12, 0:ROI)
31:    double *g_img;                      // 画像データ領域（実部）
32:
33:    /* 関数のプロトタイプ宣言 */
34:    void init(double *img, int size, double val);
35:    void write_data(char *fi, double *img, int size);
36:    void ellipse_2D_divide( double, double, double, double, double, double );
37:
38:    // *** プログラムで使用する主要グローバル変数の確認・入力 ***
39:    void getparameter()
40:    {
41:    int    i = 0;
42:    char   dat[256];
43:
44:    // 変数への値の入力
45:    fprintf(stdout, "\n%s\n\n", title);
46:
47:    fprintf(stdout, " %s [%s] :", menu[i++], g_f1);
48:    if (*fgets(dat, 256, stdin) != '\n') { dat[strlen(dat) - 1] = '\0'; strcpy(g_f1, dat); }
49:    fprintf(stdout, " %s [%d] :", menu[i++], g_nx);
50:    if (*fgets(dat, 256, stdin) != '\n')  g_nx = atoi(dat);
51:    fprintf(stdout, " %s [%d] :", menu[i++], g_ny);
52:    if (*fgets(dat, 256, stdin) != '\n')  g_ny = atoi(dat);
53:    fprintf(stdout, " %s [%d] :", menu[i++], g_dn);
54:    if (*fgets(dat, 256, stdin) != '\n')  g_dn = atoi(dat);
55:    }
56:
57:    // *** メイン関数 ***
58:    int main(void)
59:    {
60:    // プログラムで使用する変数の入力
61:    getparameter();
62:
63:    // 画像領域のメモリを動的に確保
64:    g_img = (double *)malloc((size_t)g_nx*g_ny * sizeof(double));
65:
66:    // NPSデータの初期化
67:    init(g_img, g_nx*g_ny, 0.0);
68:
69:    switch (g_dn)
70:    {
71:    case 0:
72:       //xdisk_6,7_roi
73:       ellipse_2D_divide(  0.0,   0.5,  0.14,  0.14,   0.0, 1.0 );
74:       ellipse_2D_divide(  0.0,  -0.5,  0.14,  0.14,   0.0, 1.0 );
75:       ellipse_2D_divide(  0.0,   0.0,  0.14,  0.14,   0.0, 1.0 );
76:       ellipse_2D_divide( -0.60,  0.0,  0.14,  0.14, 180.0, 1.0 );
77:       break;
78:    case 1:
```

プログラム【3-3】 numerical phantom (2)

```
 79:        //xdisk_1
 80:        ellipse_2D_divide(  0.0,    0.0,    0.92,   0.92,    0.0,    0.1  );
 81:        ellipse_2D_divide(  0.0,    0.0,    0.02,   0.02,    0.0,    0.1  );
 82:        ellipse_2D_divide(  0.65,   0.0,    0.02,   0.02,    0.0,    0.1  );
 83:        ellipse_2D_divide(  0.563,  0.325,  0.025,  0.025,   30.0,   0.1  );
 84:        ellipse_2D_divide(  0.325,  0.563,  0.03,   0.03,    60.0,   0.1  );
 85:        ellipse_2D_divide(  0.0,    0.65,   0.035,  0.035,   90.0,   0.1  );
 86:        ellipse_2D_divide( -0.325,  0.563,  0.04,   0.04,   120.0,   0.1  );
 87:        ellipse_2D_divide( -0.563,  0.325,  0.045,  0.045,  150.0,   0.1  );
 88:        ellipse_2D_divide( -0.65,   0.0,    0.05,   0.05,   180.0,   0.1  );
 89:        ellipse_2D_divide( -0.563, -0.325,  0.055,  0.055,  210.0,   0.1  );
 90:        ellipse_2D_divide( -0.325, -0.563,  0.06,   0.06,   240.0,   0.1  );
 91:        ellipse_2D_divide(  0.0,   -0.65,   0.056,  0.065,  270.0,   0.1  );
 92:        ellipse_2D_divide(  0.325, -0.563,  0.07,   0.07,   300.0,   0.1  );
 93:        ellipse_2D_divide(  0.563, -0.325,  0.075,  0.075,  360.0,   0.1  );
 94:        break;
 95:    case 2:
 96:        //xdisk_2
 97:        ellipse_2D_divide(  0.0,    0.0,    0.92,   0.92,    0.0,    0.1  );
 98:        ellipse_2D_divide(  0.0,    0.0,    0.02,   0.02,    0.0,    0.12 );
 99:        ellipse_2D_divide(  0.65,   0.0,    0.02,   0.02,    0.0,    0.12 );
100:        ellipse_2D_divide(  0.563,  0.325,  0.025,  0.025,   30.0,   0.13 );
101:        ellipse_2D_divide(  0.325,  0.563,  0.03,   0.03,    60.0,   0.14 );
102:        ellipse_2D_divide(  0.0,    0.65,   0.035,  0.035,   90.0,   0.15 );
103:        ellipse_2D_divide( -0.325,  0.563,  0.04,   0.04,   120.0,   0.16 );
104:        ellipse_2D_divide( -0.563,  0.325,  0.045,  0.045,  150.0,   0.17 );
105:        ellipse_2D_divide( -0.65,   0.0,    0.05,   0.05,   180.0,   0.18 );
106:        ellipse_2D_divide( -0.563, -0.325,  0.055,  0.055,  210.0,   0.19 );
107:        ellipse_2D_divide( -0.325, -0.563,  0.06,   0.06,   240.0,   0.20 );
108:        ellipse_2D_divide(  0.0,   -0.65,   0.056,  0.065,  270.0,   0.21 );
109:        ellipse_2D_divide(  0.325, -0.563,  0.07,   0.07,   300.0,   0.22 );
110:        ellipse_2D_divide(  0.563, -0.325,  0.075,  0.075,  360.0,   0.23 );
111:        break;
112:    case 3:
113:        //xdisk_3
114:        ellipse_2D_divide(  0.0,    0.0,    0.92,   0.92,    0.0,    0.1  );
115:        ellipse_2D_divide(  0.0,    0.0,    0.02,   0.02,    0.0,    0.23 );
116:        ellipse_2D_divide(  0.65,   0.0,    0.02,   0.02,    0.0,    0.23 );
117:        ellipse_2D_divide(  0.563,  0.325,  0.025,  0.025,   30.0,   0.22 );
118:        ellipse_2D_divide(  0.325,  0.563,  0.03,   0.03,    60.0,   0.21 );
119:        ellipse_2D_divide(  0.0,    0.65,   0.035,  0.035,   90.0,   0.20 );
120:        ellipse_2D_divide( -0.325,  0.563,  0.04,   0.04,   120.0,   0.19 );
121:        ellipse_2D_divide( -0.563,  0.325,  0.045,  0.045,  150.0,   0.18 );
122:        ellipse_2D_divide( -0.65,   0.0,    0.05,   0.05,   180.0,   0.17 );
123:        ellipse_2D_divide( -0.563, -0.325,  0.055,  0.055,  210.0,   0.16 );
124:        ellipse_2D_divide( -0.325, -0.563,  0.06,   0.06,   240.0,   0.15 );
125:        ellipse_2D_divide(  0.0,   -0.65,   0.056,  0.065,  270.0,   0.14 );
126:        ellipse_2D_divide(  0.325, -0.563,  0.07,   0.07,   300.0,   0.13 );
127:        ellipse_2D_divide(  0.563, -0.325,  0.075,  0.075,  360.0,   0.12 );
128:        break;
129:    case 4:
130:        //xdisk_4
131:        ellipse_2D_divide(  0.0,    0.0,    0.92,   0.92,    0.0,    0.1   );
132:        ellipse_2D_divide(  0.0,    0.0,    0.15,   0.15,    0.0,   -0.035 );
133:        ellipse_2D_divide(  0.65,   0.0,    0.15,   0.15,    0.0,   -0.07  );
134:        ellipse_2D_divide(  0.325,  0.563,  0.15,   0.15,    60.0,   0.02  );
135:        ellipse_2D_divide( -0.325,  0.563,  0.15,   0.15,   120.0,   0.04  );
136:        ellipse_2D_divide( -0.65,   0.0,    0.15,   0.15,   180.0,   0.06  );
137:        ellipse_2D_divide( -0.325, -0.563,  0.15,   0.15,   240.0,   0.08  );
138:        ellipse_2D_divide(  0.460, -0.460,  0.15,   0.15,   270.0,   0.1   );
139:        break;
140:    case 5:
141:        //xdisk_5
142:        ellipse_2D_divide(  0.0,    0.0,    0.92,   0.92,    0.0,    0.1   );
143:        ellipse_2D_divide(  0.0,    0.5,    0.60,   0.20,    0.0,   -0.065 );
144:        ellipse_2D_divide(  0.0,   -0.5,    0.60,   0.20,    0.0,   -0.035 );
145:        ellipse_2D_divide( -0.60,   0.0,    0.15,   0.15,    0.0,    0.1   );
146:        ellipse_2D_divide( -0.25,   0.0,    0.1,    0.1,    180.0,   0.08  );
147:        ellipse_2D_divide(  0.0,    0.0,    0.08,   0.08,   180.0,   0.06  );
148:        ellipse_2D_divide(  0.2,    0.0,    0.06,   0.06,   180.0,   0.05  );
149:        ellipse_2D_divide(  0.40,   0.0,    0.04,   0.04,   180.0,   0.04  );
150:        ellipse_2D_divide(  0.55,   0.0,    0.03,   0.03,   180.0,   0.03  );
151:        ellipse_2D_divide(  0.70,   0.0,    0.02,   0.02,   180.0,   0.02  );
152:        break;
153:    case 6:
154:        //xdisk_6
155:        ellipse_2D_divide(  0.0,    0.0,    0.92,   0.92,    0.0,    0.1   );
156:        ellipse_2D_divide(  0.0,    0.5,    0.60,   0.20,    0.0,   -0.065 );
157:        ellipse_2D_divide(  0.0,   -0.5,    0.60,   0.20,    0.0,   -0.035 );
```

```
158:        ellipse_2D_divide(   0.60,   0.0,    0.25,    0.25,    0.0,     0.1   );
159:        ellipse_2D_divide(  -0.60,   0.0,    0.25,    0.25,  180.0,     0.1   );
160:        break;
161:    case 7:
162:        //xdisk_7
163:        ellipse_2D_divide(   0.0,    0.0,    0.92,    0.92,    0.0,     0.1   );
164:        ellipse_2D_divide(   0.0,    0.5,    0.60,    0.20,    0.0,    -0.065 );
165:        ellipse_2D_divide(   0.0,   -0.5,    0.60,    0.20,    0.0,    -0.035 );
166:        ellipse_2D_divide(   0.60,   0.0,    0.25,    0.25,    0.0,     0.3   );
167:        ellipse_2D_divide(  -0.60,   0.0,    0.25,    0.25,  180.0,     0.3   );
168:        break;
169:    case 8:
170:        //xdisk_8
171:        ellipse_2D_divide(   0.0,    0.0,    0.92,    0.92,    0.0,     0.1   );
172:        ellipse_2D_divide(   0.0,    0.5,    0.60,    0.20,    0.0,    -0.065 );
173:        ellipse_2D_divide(   0.0,   -0.5,    0.60,    0.20,    0.0,    -0.035 );
174:        ellipse_2D_divide(  -0.60,   0.0,    0.15,    0.15,    0.0,     0.1   );
175:        ellipse_2D_divide(  -0.25,   0.0,    0.1,     0.1,   180.0,     0.1   );
176:        ellipse_2D_divide(   0.0,    0.0,    0.08,    0.08,  180.0,     0.1   );
177:        ellipse_2D_divide(   0.2,    0.0,    0.06,    0.06,  180.0,     0.1   );
178:        ellipse_2D_divide(   0.40,   0.0,    0.04,    0.04,  180.0,     0.1   );
179:        ellipse_2D_divide(   0.55,   0.0,    0.03,    0.03,  180.0,     0.1   );
180:        ellipse_2D_divide(   0.70,   0.0,    0.02,    0.02,  180.0,     0.1   );
181:        break;
182:    case 9:
183:        //xdisk_9
184:        ellipse_2D_divide(   0.0,    0.0,    0.92,    0.92,    0.0,     0.095 );
185:        ellipse_2D_divide(   0.0,    0.0,    0.023,   0.023,   0.0,     0.095 );
186:        ellipse_2D_divide(   0.65,   0.0,    0.023,   0.023,   0.0,     0.095 );
187:        ellipse_2D_divide(   0.5629, 0.325,  0.03,    0.03,   30.0,     0.09  );
188:        ellipse_2D_divide(   0.325,  0.5629, 0.0355,  0.0355, 60.0,     0.08  );
189:        ellipse_2D_divide(   0.0,    0.65,   0.047,   0.047,  90.0,     0.07  );
190:        ellipse_2D_divide(  -0.325,  0.5629, 0.0602,  0.0602,120.0,     0.06  );
191:        ellipse_2D_divide(  -0.5629, 0.325,  0.0727,  0.0727,150.0,     0.05  );
192:        ellipse_2D_divide(  -0.65,   0.0,    0.0852,  0.0852,180.0,     0.04  );
193:        ellipse_2D_divide(  -0.5629,-0.325,  0.0977,  0.0977, 210.0,    0.03  );
194:        ellipse_2D_divide(  -0.325, -0.5629, 0.102,   0.102,  240.0,    0.02  );
195:        ellipse_2D_divide(   0.0,   -0.65,   0.1145,  0.1145, 270.0,   -0.06  );
196:        ellipse_2D_divide(   0.4596,-0.4596, 0.15,    0.15,   270.0,   -0.06  );
197:        break;
198:    case 10:
199:        //xdisk_10
200:        ellipse_2D_divide(   0.0,    0.0,    0.92,    0.92,    0.0,     0.095 );
201:        ellipse_2D_divide(   0.0,    0.0,    0.023,   0.023,   0.0,     0.02  );
202:        ellipse_2D_divide(   0.65,   0.0,    0.023,   0.023,   0.0,     0.02  );
203:        ellipse_2D_divide(   0.5629, 0.325,  0.03,    0.03,   30.0,     0.02  );
204:        ellipse_2D_divide(   0.325,  0.5629, 0.0355,  0.0355, 60.0,     0.03  );
205:        ellipse_2D_divide(   0.0,    0.65,   0.047,   0.047,  90.0,     0.04  );
206:        ellipse_2D_divide(  -0.325,  0.5629, 0.0602,  0.0602,120.0,     0.05  );
207:        ellipse_2D_divide(  -0.5629, 0.325,  0.0727,  0.0727,150.0,     0.06  );
208:        ellipse_2D_divide(  -0.65,   0.0,    0.0852,  0.0852,180.0,     0.07  );
209:        ellipse_2D_divide(  -0.5629,-0.325,  0.0977,  0.0977, 210.0,    0.08  );
210:        ellipse_2D_divide(  -0.325, -0.5629, 0.102,   0.102,  240.0,    0.09  );
211:        ellipse_2D_divide(   0.0,   -0.65,   0.1145,  0.1145, 270.0,   -0.06  );
212:        ellipse_2D_divide(   0.4596,-0.4596, 0.15,    0.15,   270.0,   -0.06  );
213:        break;
214:    case 11:
215:        //xdisk_11
216:        ellipse_2D_divide(   0.0,    0.0,    0.92,    0.92,    0.0,     0.1);
217:        ellipse_2D_divide(   0.0,    0.5,    0.60,    0.20,    0.0,    -0.065);
218:        ellipse_2D_divide(   0.0,   -0.5,    0.60,    0.20,    0.0,    -0.035);
219:        ellipse_2D_divide(  -0.60,   0.0,    0.15,    0.15,    0.0,     0.1);
220:        ellipse_2D_divide(  -0.25,   0.0,    0.1,     0.1,   180.0,     0.02);
221:        ellipse_2D_divide(   0.0,    0.0,    0.08,    0.08,  180.0,     0.02);
222:        ellipse_2D_divide(   0.2,    0.0,    0.06,    0.06,  180.0,     0.02);
223:        ellipse_2D_divide(   0.40,   0.0,    0.04,    0.04,  180.0,     0.02);
224:        ellipse_2D_divide(   0.55,   0.0,    0.03,    0.03,  180.0,     0.02);
225:        ellipse_2D_divide(   0.70,   0.0,    0.02,    0.02,  180.0,     0.02);
226:        break;
227:    case 12:
228:        //xdisk_12
229:        ellipse_2D_divide(   0.0,    0.0,    0.92,    0.92,    0.0,     0.1   );
230:        ellipse_2D_divide(   0.0,    0.5,    0.60,    0.20,    0.0,    -0.065 );
231:        ellipse_2D_divide(   0.0,   -0.5,    0.60,    0.20,    0.0,    -0.035 );
232:        ellipse_2D_divide(  -0.60,   0.0,    0.15,    0.15,    0.0,     0.02  );
233:        ellipse_2D_divide(  -0.25,   0.0,    0.1,     0.1,   180.0,     0.03  );
234:        ellipse_2D_divide(   0.0,    0.0,    0.08,    0.08,  180.0,     0.04  );
235:        ellipse_2D_divide(   0.2,    0.0,    0.06,    0.06,  180.0,     0.05  );
236:        ellipse_2D_divide(   0.40,   0.0,    0.04,    0.04,  180.0,     0.06  );
```

```
237:            ellipse_2D_divide(  0.55,   0.0,    0.03,   0.03,   180.0,    0.08 );
238:            ellipse_2D_divide(  0.70,   0.0,    0.02,   0.02,   180.0,    0.1 );
239:            break;
240:     default:
241:            printf("disk No．では，0～12までの数値を入力してください．\n");
242:            exit(1);
243:     }
244:
245:     printf(" *** 画像データの書き込み ***\n");
246:     write_data(g_f1, g_img, g_nx*g_ny);
247:
248:     free(g_img);
249:     return 0;
250: }
251:
252: // *** 画像領域の初期化 ***
253: // double *img;    // 画像領域
254: // int     size;   // 画像領域のデータ数（画素数）
255: // double  val;    // 初期化する値
256: void init(double *img, int size, double val)
257: {
258: int  i;
259: for (i = 0; i < size; i++)
260:     img[i] = val;
261: }
262:
263: // *** 2次元画像データの出力（doubleデータをfloat型として出力）***
264: // char *fi;       // 出力画像のファイル名
265: // double *img;    // 出力画像データ
266: // int    size;    // 出力画像のサイズ（幅×高さ pixel）
267: void write_data(char *fi, double *img, int size)
268: {
269: int   i;
270: float buff;
271: FILE  *fp;
272:
273: if ((fp = fopen(fi, "wb")) == NULL) {
274:     fprintf(stderr, " エラー：ファイルが開きません [%s].\n", fi);
275:     exit(1);
276: }
277: for (i = 0; i < size; i++)
278: {
279:     buff = (float)img[i];
280:     fwrite(&buff, sizeof(float), 1, fp);
281: }
282: fclose(fp);
283: }
284:
285: // *** 2次元楕円画像の作成（画素を分割）***
286: // double  x0;     // 楕円の中心のx座標
287: // double  y0;     // 楕円の中心のy座標
288: // double  a;      // 楕円の長径（x方向）
289: // double  b;      // 楕円の短径（y方向）
290: // double  th;     // 楕円の回転角度（degree）
291: // double  de;     // 楕円の値（加算値）
292: void ellipse_2D_divide( double x0, double y0, double a, double b, double th, double de )
293: {
294: int     i, j, ii, jj;
295: double  x, y, x1, y1, x2, y2, xd, yd, si, co, val;
296:
297: // 長さの基準をピクセルに変換
298: x0 *= g_nx/2;
299: y0 *= g_ny/2;
300: a  *= g_nx/2;
301: b  *= g_ny/2;
302:
303: // 回転角度の正弦と余弦
304: si = sin(th*PI/180.0);
305: co = cos(th*PI/180.0);
306:
307: for(i = 0; i < g_ny; i++)
308: {
309:     y = g_ny / 2 - i; // 数学座標への変換
310:     for(j = 0; j < g_nx; j++)
311:     {
312:         x = j - g_nx / 2; // 数学座標への変換
313:
314:         // 楕円の中心を原点にずらす
```

プログラム【3-3】 numerical phantom（5）

```
315:            x1 = x - x0;
316:            y1 = y - y0;
317:
318:            // 座標の回転（回転前の座標系に変換）
319:            x2 =  x1*co+y1*si;
320:            y2 = -x1*si+y1*co;
321:
322:            val = 0; // 画素の値（初期化）
323:            for(ii = 0 ; ii < ND ; ii++)
324:            {
325:               yd = y2 + (2*ii-ND+1)/(2.0*ND); // 分割した値を加算
326:               for(jj = 0 ; jj < ND ; jj++)
327:               {
328:                  xd = x2 + (2*jj-ND+1)/(2.0*ND); // 分割した値を加算
329:
330:                  // 長径 a，短径 b の楕円内
331:                  if(xd*xd/(a*a)+yd*yd/(b*b) <= 1.0)
332:                     val += de; // 値 de を加算
333:               }
334:            }
335:            // 分割数で割った値が画素値となる
336:            g_img[i*g_nx + j] += val / (ND*ND);
337:         }
338:      }
339:   }
```

〈第4章〉
CTの性能評価

　本書は，CT画像再構成に関係する数学基礎を解説し，C言語プログラムによる数値実験を通して画像再構成の理解を深めていただくことを目的としている．その他，再構成画像の情報処理についても必要に応じ扱うようにしている．本章のCTの性能評価，第5章の線形フィルタ処理と非線形フィルタ処理は，再構成画像の情報処理を扱っている．

　本章では，CTの性能評価に用いられる，線広がり関数，MTF，ノイズパワースペクトルの数値実験について述べ，それぞれの測定法のC言語プログラムを示す．これらプログラムを利用することで，エッジ画像の作成，エッジ画像からの線広がり関数の作成，線広がり関数からMTFの算出，雑音画像の作成，雑音画像のノイズパワースペクトル，雑音画像を投影データとみなしFBP法で再構成した画像のノイズパワースペクトル，雑音レベルを変えたときのノイズパワースペクトなどの数値実験を行える．

　ノイズパワースペクトルの理論については，文献1)〜3)に述べられている．文献4)は画像雑音について解説している．文献5)は実機CTのノイズパワースペクトル測定における雑音の折り返しの影響を除く方法を報告している．ノイズパワースペクトルの形状は再構成フィルタに強く依存する．CTの投影データの雑音が再構成フィルタによって再構成画像にどのように伝搬するかについては文献6)に理論式が示されている．文献7)はその導出過程を詳しく解説している．本章では，ノイズパワースペクトルについて，Kijewskiの論文[2)]の数式を引用し，再構成フィルタ，窓関数，補間関数の影響について解説し，数値実験例を示す．

　なお，本章の線形補間と最近傍補間を用いたノイズパワースペクトルは，Kijewskiの論文に述べられているように，雑音の折り返しの影響を含んでいる．そのため，値を比較するのではなく，Rampフィルタ，Shepp-Loganフィルタとそれらを窓関数で平滑化したときのノイズパワースペクトルの傾向を観察するのに留めていただきたい．本章の目的は，はじめに述べたように，ノイズパワースペクトルを理解するための数学基礎とそれを具体的にC言語プログラムで示すことである．

　本章の最後に，折り返し誤差を回避し，Kakの書籍[3)]に示された理論式に近いノイズパワースペクトルを求めるため，ナイキスト周波数を遮断周波数とするシンク補間を用いたノイズパワースペクトルについて述べる．なお，本書は逐次近似CT画像再構成の書籍であるが，逐次近似法のノイズパワースペクトルの数値実験は扱っていないことをご了承いただきたい．

〔第1節〕　線広がり関数の測定

　次節のMTF（modulation transfer function：MTF）測定で利用するエッジ法を用いると，エッジ画像から線広がり関数（line spread function：LSF）が求められる．線広がり関数は空間分解能（2つの対象物を識別する能力）を表す指標の1つである．エッジ画像からLSFを求める概要を図4-1に示す．

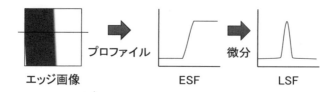

図4-1 エッジ画像からLSFを求める概要

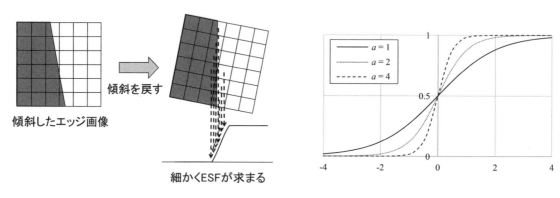

図4-2 合成プロファイルを求める手順 　　　図4-3 シグモイド曲線

エッジ画像はアルミ板などのエッジを1.5～3°程傾けて撮影する．画素（ピクセル）に対して傾けて撮影することで，図4-2に示すように細かくサンプリングしたデータに変換でき，折り返し誤差を含まない測定が可能となる．この傾斜を無くすように回転したときの境界線上の画素位値を求め，その位値ごとに画素値を並べ替えて合成プロファイルを作成する．エッジの傾斜角度は回転位置を副画素（サブピクセル）単位で求めるために使うので，正確に求めておく必要がある．その合成プロファイルがエッジ広がり関数（edge spread function：ESF）となる．このESFを微分（となりの点との差を計算）してLSFを取得する[8), 9)]．

プログラム4-1に実験用のエッジ画像を作成するプログラムを示す．エッジの作成には次式に示すシグモイド関数を利用した．

$$\varsigma_a = \frac{1}{1+e^{-ax}} \tag{4-1}$$

ここで，aはゲインと呼ばれ，曲線の傾きの度合いを決める．シグモイド曲線を図4-3に示す．ゲインを大きくすると曲線の傾きが大きくなり，エッジとしては切れがよく空間分解能もよくなることを意味する．プログラム4-1を用いて，ゲインを2，傾斜角度0°と傾斜角度3°で作成したエッジ画像を図4-4に示す．図4-4（a）はエッジの角度を0°にした場合のエッジ画像，図4-4（b）はエッジの角度を3°にした場合のエッジ画像を示している．

プログラム 4-1（P4-1mkedge.c）

エッジ画像を作成するプログラム
1. エッジ画像のファイル名　　　[n4-1.img]：
2. 画像の幅　　　　　　　　　　[256]：
3. 画像の高さ　　　　　　　　　[256]：
4. シグモイド曲線のゲイン　　　[2]：
5. エッジの傾斜角度（度）　　　[3.000000]：

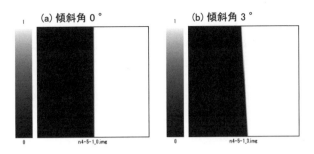

図 4-4　エッジ画像
(a) 傾斜角を 0° にした画像．(b) 傾斜角を 3° にした画像．

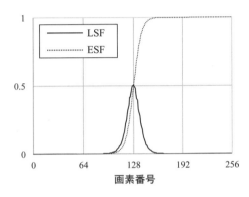

図 4-5　エッジ画像から求めた LSF と ESF

　プログラム 4-2 にエッジ画像から LSF を求めるプログラムを示す．図 4-4（b）に示す傾斜角度 3° のエッジ画像を用いて LSF を求める．求めた LSF はテキストデータになるので，それを Excel に貼り付けてグラフを作成する．作成したグラフを図 4-5 に示す．ESF のデータも esf.txt として出力されるので，図 4-5 には両者のグラフを同時に示している．

プログラム 4-2（P4-2mklsf.c）

LSF を求めるプログラム
1. エッジ画像のファイル名　　[n4-1.img]：
2. LSF データのファイル名　　[n4-2.txt]：
3. 画像の幅　　　　　　　　[256]：
4. 画像の高さ　　　　　　　[256]：
5. 出力データ数　　　　　　[256]：
6. 出力データのピクセル長　　[0.100000]：

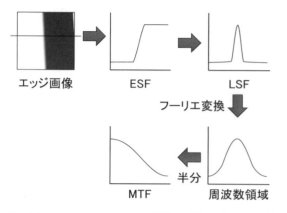

図4-6 presampled MTF測定の概要（エッジ法）

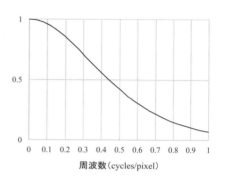

図4-7 MTFのグラフ

〔第2節〕 MTFの測定

MTFは空間分解能を表す定量指標の1つである．放射線領域における画像評価は空間周波数（周波数）で行われ，MTFはその応答（レスポンス）を表す．異なるディジタル画像システムが存在していた場合，同じX線を入射しても出力画像が同じになるとは限らない．ディジタル画像システムに固有のMTF（解像特性）あるため，システム間の解像特性を評価することができる．ディジタル画像システムは多くの構成要素があり，それぞれが固有のMTFをもっている．例えば，X線検出器はアナログMTF，画像読み取り部はアパーチャMTFをもち，これらの積をプリサンプリングMTFと呼ぶ．プリサンプリングMTFは，他のディジタルシステムとの比較評価に使われる．

MTFの測定法には，エッジ法，スリット法，チャート法などがある．本実験では，エッジ法を利用してMTFを算出する．エッジ法を用いたプリサンプリングMTF[10), 11)]測定の概要を図4-6に示す．前節においてエッジ画像からLSFを求めているので，そのLSFをフーリエ変換することでプリサンプリングMTFが求まる．MTFはフーリエ変換したデータの原点から正の部分のみで表示する．

プログラム4-3にエッジ画像からMTFを求めるプログラムを示す．LSFを求めるところまでは前節のプログラムと同様である．傾斜角度3°のエッジ画像を用いてMTFを求める．求めたMTFはテキストデータになるので，それをExcelに貼り付けてグラフを作成する．作成したグラフを図4-7に示す．画素長を0.1画素としているので，横軸は画素番号を10/256倍して正規化している．

プログラム4-3（P4-3mkmtf.c）

```
MTFを求めるプログラム
  1. エッジ画像のファイル名     [n4-1.img] :
  2. MTFデータのファイル名     [n4-3.txt] :
  3. 画像の幅              [256] :
  4. 画像の高さ            [256] :
  5. 出力データ数          [256] :
  6. 出力データの画素長        [0.100000] :
```

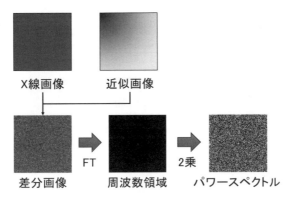

図 4-8　NNPS 測定の概要

〔第 3 節〕　ノイズパワースペクトルの測定

　X 線画像において X 線量が十分でないとポアソン雑音が増大しざらつきの多い画像となる．この画像上に存在するざらつきを表すものを雑音特性（あるいは粒状性）と呼び，その物理的評価法の 1 つにウィナースペクトル（Wiener spectrum：WS）がある．ウィナースペクトルは，この雑音の周波数成分をパワースペクトルで示した特性のことで，ノイズパワースペクトル（noise power spectrum：NPS）とも呼ばれる[12)~14)]．周波数空間で原点を 1 に正規化して表示したものを，特に NNPS（normalized NPS）と呼ぶ．

　NNPS 測定の概要を図 4-8 に示す．NNPS の測定法では，取得した画像を 2 次関数近似または平滑化し，トレンド成分となる近似画像を作成する．トレンドとは画像に入り込んだ非常に緩やかな低周波数成分のことである．元の画像と近似画像の差分画像を作成することで，トレンドのない雑音画像が得られる．その差分画像を 2 次元フーリエ変換し，2 乗したものを 2 次元ノイズパワースペクトルとして算出する．実空間の x 軸と同方向の周波数空間の軸を u，y 軸と同方向の周波数空間の軸を v としている．プログラムの x 方向は u 方向，y 方向は v 方向を意味する．2 次元ノイズパワースペクトルではグラフによる比較が困難なので，x 方向または y 方向の 1 次元のノイズパワースペクトルを作成する．x 軸に沿った 1 次元 NNPS を作成する方法は，x 軸に沿った両サイドの 7 ラインを利用して，計 14 ラインを平均化する[13)]．原点からの距離にずれが生じるので，256×256 画像においては，中心から約 5 画素（256×0.02）ずつ範囲を分けて，その範囲内で平均化して NNPS 値とする．分割した領域の様子を図 4-9 に示す．

　プログラム 4-4 に NNPS を求めるプログラムを示す．すべての画素が 1 の画像に対し，20 dB のガウス雑音を加えた画像を作成し NNPS を作成してみよう．今回の雑音画像はすべての画素が 1 の画像をもとにそこに雑音を加え作成している．そのためトレンドは含まれていないので，トレンド除去処理は省略している．20 dB のガウス雑音画像を図 4-10（a）に示す．また，処理後の NNPS 画像を図 4-10（b）に示す．どちらも全体的に雑音が広がった画像になっている．NNPS 画像から 1 次元データに変換したグラフを図 4-11 に示す．グラフの縦軸は対数表示とし，x 方向と y 方向の NNPS を同時に表示している．周波数が変わっても NNPS の値はほとんど変わっていない．ガウス雑音は周波数に関係のない白色雑音であることを示唆している．

　雑音画像を投影とみなして FBP 法で再構成した FBP 雑音画像を図 4-12（a）に示す．再構成前と似たような雑音画像であるが，NNPS を求めると図 4-12（b）のように周波数特性が見られる．それを 1

152 ── 逐次近似 CT 画像再構成の基礎

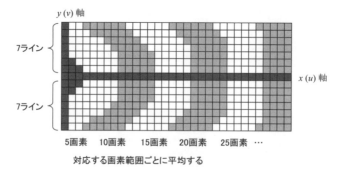

図 4-9　1 次元 NNPS の算出方法

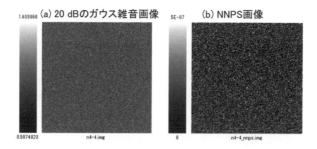

図 4-10　20 dB のガウス雑音画像と NNPS 画像
(a) 画素値 1 に対して 20 dB のガウス雑音を印加した雑音のみの画像．
(b) 雑音画像 (a) の NNPS (ノイズパワースペクトル) 画像．

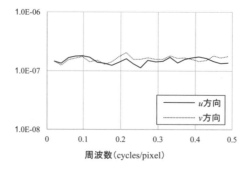

図 4-11　20 dB のガウス雑音画像から求めた NNPS のグラフ

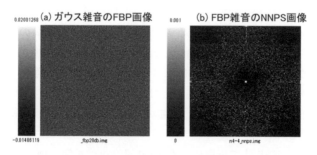

図 4-12　20 dB のガウス雑音の FBP 画像と NNPS 画像
(a) ガウス雑音のみの画像を FBP 法で再構成した画像．
(b) FBP 雑音画像 (a) の NNPS (ノイズパワースペクトル) 画像．

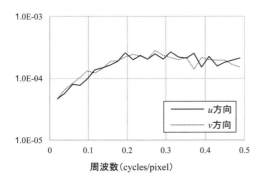

図 4-13　FBP 雑音画像から求めた NNPS のグラフ

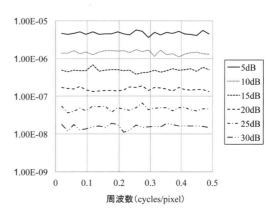

図 4-14　雑音レベルに対する NNPS のグラフ

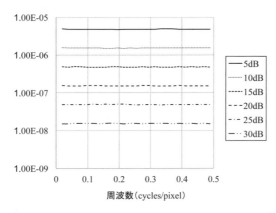

図 4-15　雑音パターンを 100 回平均した NNPS のグラフ

次元データに変換したグラフを図 4-13 に示す．周波数空間で乗算した Ramp フィルタの影響で，周波数が大きくなるにつれ雑音レベルも大きくなっている．逆投影による平滑化の効果によって周波数がある程度大きくなるとほぼ一定になる．折り返しの影響については第 7 節で詳しく述べる．

プログラム 4-4（P4-4nnps.c）

NNPS を求めるプログラム
1. 雑音画像のファイル名　　　　[n4-4.img]：
2. x 方向の NNPS のファイル名　[n4-4x.txt]：
3. y 方向の NNPS のファイル名　[n4-4y.txt]：
4. 画像の幅　　　　　　[256]：
5. 画像の高さ　　　　　[256]：

　画像のガウス雑音のレベルを自動的に変えてそれらの NNPS をまとめて出力するプログラムをプログラム 4-5 に示す．乱数のパターン番号を変えると雑音のパターンが変わるようにしている．雑音レベルを 5 dB から 30 dB まで 5 dB 間隔で 6 個のレベルの NNPS を算出する．算出したデータを Excel に貼り付けてグラフ化したものを図 4-14 に示す．レベルに応じて NNPS の値が変化しているのがわかる．また，雑音平均化の回数を増やすと乱数パターンを変えて平均する．平均化の回数を 100 回としてグラフ化したものを図 4-15 に示す．雑音のパターンが平均化されているので，パターンに左右されず直線に近いグラフとなる．

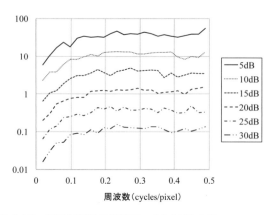

図 4-16　FBP 画像の雑音レベルに対する NNPS のグラフ

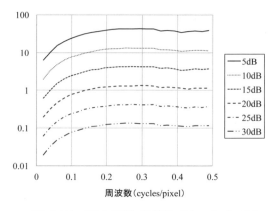

図 4-17　FBP 画像の雑音パターンを 100 回平均した NNPS のグラフ

プログラム 4-5（P4-5nnps_db.c）

ガウス雑音の雑音レベルを変えて NNPS を求めるプログラム
1. x 方向の NNPS のファイル名　　[n4-5x.txt]：
2. y 方向の NNPS のファイル名　　[n4-5y.txt]：
3. 画像の幅　　　　　　　　　　　[256]：
4. 画像の高さ　　　　　　　　　　[256]：
5. ガウス雑音の開始レベル（dB）[5]：
6. ガウス雑音の間隔レベル（dB）[5]：
7. ガウス雑音のレベルの数　　　　[6]：
8. 乱数のパターン番号（1 以上）[1]：
9. NNPS の周波数ビン　　　　　　　[5]：
10. 雑音平均化の回数　　　　　　　[1]：

　投影のガウス雑音のレベルを自動的に変えて，FBP 法で再構成した画像のそれぞれの NPS をまとめて出力するプログラムをプログラム 4-6 に示す．FBP 法で再構成すると，全体の合計が 0 近くになるので，正規化せずに NPS を求めている．雑音レベルを 5 dB から 30 dB まで 5 dB 間隔で 6 個のレベルの NPS を算出してする．算出したデータを Excel に貼り付けてグラフ化したものを**図 4-16** に示す．周波数特性がレベルに応じて変化している．雑音平均化の回数を 100 回としてグラフ化したものを**図 4-17** に示す．周波数特性がより見やすくなっている．

プログラム 4-6（P4-6nps_db_fbp.c）

```
ガウス雑音の雑音レベルを変えて FBP 雑音の NPS を求めるプログラム
 1. x 方向の NPS のファイル名      [n4-6x.txt]：
 2. y 方向の NPS のファイル名      [n4-6y.txt]：
 3. 画像の幅                      [256]：
 4. 画像の高さ                    [256]：
 5. ガウス雑音の開始レベル（dB）  [5]：
 6. ガウス雑音の間隔レベル（dB）  [5]：
 7. ガウス雑音のレベルの数        [6]：
 8. 乱数のパターン番号（1 以上）  [1]：
 9. NPS の周波数ビン              [5]：
10. 雑音平均化の回数              [1]：
```

〔第4節〕 窓関数とノイズパワースペクトル

Ramp フィルタ，Shepp-Logan フィルタはそれぞれ次式で表される．

$$H(u) = |u|, \quad |u| \leq u_m \,(0.5\,\text{cycles}/\text{pixel}) \tag{4-2}$$

$$H(u) = \frac{2u_m}{\pi}\left|\frac{\sin(\pi u)}{2u_m}\right| \tag{4-3}$$

ここで，u は周波数，u_m はナイキスト周波数（0.5 cycles/pixel）を表す．Ramp フィルタは周波数に対し 45°の直線であり，これに窓関数を掛けると Ramp フィルタとは異なる周波数特性の再構成フィルタが得られる．Shepp-Logan フィルタは，低周波数では Ram フィルタに近く高周波数では振幅が Ramp フィルタよりも小さく，雑音を抑制する効果がある．これに窓関数を掛けると Shepp-Logan フィルタとは異なる周波数特性の再構成フィルタが得られる．以下は窓関数の例である．

$$W_4(u) = 0.5 + 0.5\cos(u\pi/4u_m) \tag{4-4}$$

$$W_3(u) = 0.5 + 0.5\cos(u\pi/3u_m) \tag{4-5}$$

$$W_2(u) = 0.5 + 0.5\cos(u\pi/2u_m) \tag{4-6}$$

$$W_1(u) = 0.5 + 0.5\cos(u\pi/u_m) \tag{4-7}$$

図 4-18（a）に各窓関数のグラフを示す．（b）はこれらと Ramp フィルタとの乗算を示す．（c）は Ramp フィルタと Shepp-Logan フィルタの違いを観察するため両者を一緒に表示している．（d）は Shepp-Logan フィルタと窓関数の乗算を示す．図 4-19 は Shepp-Logan ファントムの再構成画像を示す．(4-7) 式の窓関数を用いた（g）になると，原画像に比較し分解能が低下していることを視覚観察で認められ，（h）になると分解能の低下は顕著である．

図 4-20A の 1 行は雑音画像を投影データとみなし，雑音画像の各行に Ramp フィルタと窓関数を掛け再構成した画像の 2 次元ノイズパワースペクトル（2D-NPS）を示す．2 行は鳥瞰図，3 行は 1 列，2 列の 2D-NPS を見やすくするため，画像表示の最大値を 1 にしている．図 4-20B は 1 次元ノイズパワースペクトル（1D-NPS）を示す．図 4-20B は 100 回の乱数実験で求めている．多少の変動はあるが，Ramp フィルタと Ramp フィルタに窓関数を掛けたときの 1D-NPS の傾向が捉えられる．（a）は u 方向

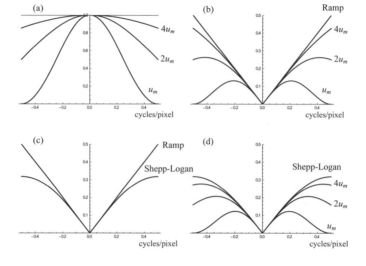

図 4-18　Rampフィルタと窓関数

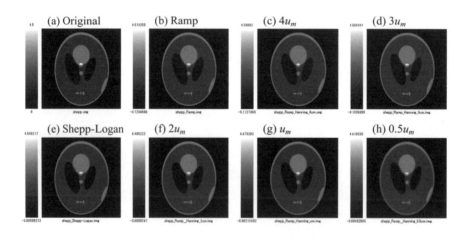

図 4-19　Shepp-Loganファントムの再構成画像

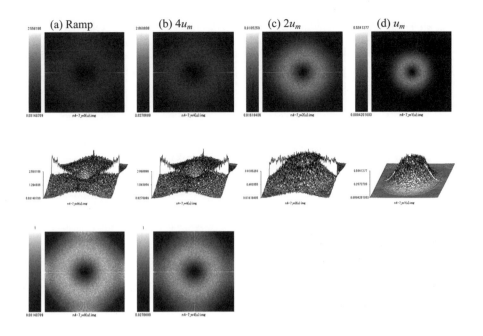

図 4-20A　Ramp フィルタと線形補間を用いた FBP 雑音画像の 2D-NPS

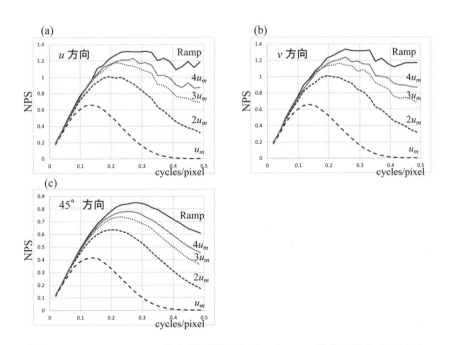

図 4-20B　Ramp フィルタと線形補間を用いた FBP 雑音画像の 1D-NPS

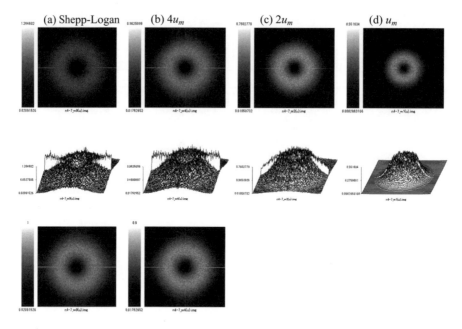

図4-21A Shepp-Loganフィルタと線形補間を用いたFBP雑音画像の2D-NPS

(x 平方向), (b) は v 方向 (y 方向), (c) は $45°$ 方向の1D-NPSである.

図4-21Aの1行は雑音画像を投影データとみなし, 雑音画像の各行にShepp-Loganフィルタと窓関数を掛け再構成した画像の2D-NPSを示す. 3行は1列, 2列の2D-NPSを見やすくするため, 画像表示の最大値を1, 0.9にしている. **図4-21B**は1D-NPSを示す. **図4-22**は雑音レベル20 dBにおける $45°$ 方向の1D-NPSを示す. (a) はRampフィルタ, (b) はShepp-Loganフィルタの場合である.

2次元関数 $f(x,y)$ の2次元フーリエ変換と逆変換は次式で定義される.

$$F(u,v) = \mathcal{F}\{f(x,y)\} = \int_{-\infty}^{\infty}\int_{-\infty}^{\infty} f(x,y) e^{-i2\pi(ux+vy)} \, dxdy \tag{4-8}$$

$$f(x,y) = \mathcal{F}^{-1}\{F(u,v)\} = \int_{-\infty}^{\infty}\int_{-\infty}^{\infty} F(u,v) e^{i2\pi(ux+vy)} \, dudv \tag{4-9}$$

ここで $\mathcal{F}$ はフーリエ変換, $\mathcal{F}^{-1}$ はフーリエ逆変換を表す. フーリエ変換には10程の重要な性質[15]があるが, 本節に関係する性質を記す.

$F(u,v)$ の原点における値は $f(x,y)$ の積分に等しい.

$$F(0,0) = \int_{-\infty}^{\infty}\int_{-\infty}^{\infty} f(x,y) \, dxdy \tag{4-10}$$

$F(u,v)$ の u 軸上の値は $f(x,y)$ を y について積分した1次元関数 $f(x)$ の x に関する1次元フーリエ変換に等しい.

$$F(u,0) = \int_{-\infty}^{\infty}\left[\int_{-\infty}^{\infty} f(x,y) \, dy\right] e^{-i2\pi ux} \, dx \tag{4-11}$$

$F(u,v)$ の v 軸上の値は $f(x,y)$ を x について積分した1次元関数 $f(y)$ の y に関する1次元フーリエ変換に等しい.

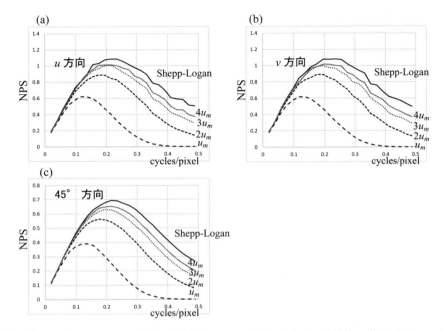

図 4-21B　Shepp-Logan フィルタと線形補間を用いた FBP 雑音画像の 1D-NPS

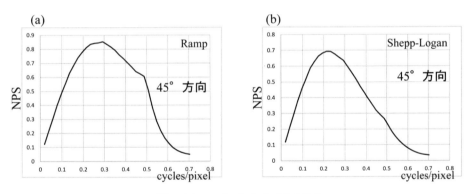

図 4-22　45°方向の 1D-NPS

$$F(0,v) = \int_{-\infty}^{\infty} \left[\int_{-\infty}^{\infty} f(x,y) dx \right] e^{-i2\pi v y} dy \tag{4-12}$$

1D-NPS は u 軸あるいは v 軸を除いた ±7 画素の範囲を加算し計算する．図 4-20A や図 4-21A の u 軸と v 軸で値が高いのは，(4-11) 式，(4-12) 式のように，フーリエ変換を計算する方向と垂直な向きには位相回転因子による変調が雑音の折り返しの影響を含む $f(x,y)$ に行われないためと考えられる．図 4-23 に図 4-20A の 2D-NPS の u 軸上のプロファイルを示す．
　パーセバルの公式

$$\int_{-\infty}^{\infty} \int_{-\infty}^{\infty} f^2(x,y) dxdy = \int_{-\infty}^{\infty} \int_{-\infty}^{\infty} |F(u,v)|^2 dudv \tag{4-13}$$

投影データの雑音はフィルタ係数の 2 乗和で再構成画像に伝搬する．理論的にはフィルタ係数の 2 乗

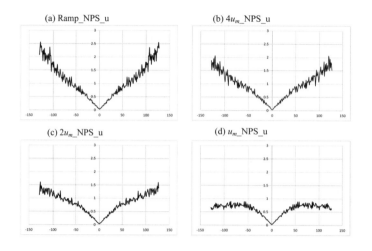

図4-23　u軸上の1D-NPS

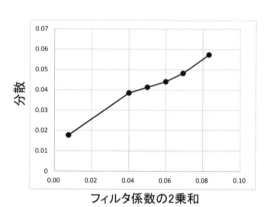

フィルタ	係数の2乗和	標準偏差	分散
Ramp	0.083333	0.239179084	0.057206634
$4u_m$	0.069255	0.219485851	0.048174039
$3u_m$	0.059985	0.209845115	0.044034972
Shepp-Logan	0.050000	0.20326074	0.041314928
$2u_m$	0.039991	0.196149806	0.038474747
u_m	0.007519	0.133064035	0.017706037

図4-24　フィルタ係数の2乗和と2次元ノイズパワースペクトルの分散

和と2D-NPSの分散は比例関係にある．図4-24に図4-20のRampフィルタと窓関数の組み合わせ，図4-21のShepp-Loganフィルタ，それぞれの2D-NPS画像の分散とフィルタ係数の2乗和の関係を示す．直線から少し外れているが，両者は比例関係に近い．したがって，フィルタ係数の2乗和を計算すれば，Rampフィルタを用いたときの再構成画像の雑音からどの程度抑制されるかを推定できる．

〔第5節〕 逆投影の補間関数

FBP法の逆投影の補間に最近傍補間を用いる場合の補間関数は，次式の幅1，高さ1の矩形関数で表される．

$$\Pi(x) = \begin{cases} 1 & |x| < 1/2 \\ 0 & |x| > 1/2 \end{cases} \tag{4-14}$$

この関数のフーリエ変換は

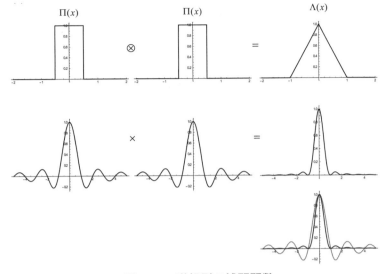

図 4-25 逆投影の補間関数

$$\int_{-\infty}^{\infty} \Pi(x)e^{-i2\pi ux}\,dx = \int_{-1/2}^{1/2} e^{-i2\pi ux}\,dx = \frac{1}{-i2\pi u}\left[e^{-i2\pi ux}\right]_{-1/2}^{1/2}$$

$$= \frac{1}{-i2\pi u}(e^{-i\pi u} - e^{i\pi u}) = \frac{\sin(\pi u)}{\pi u} = \mathrm{sinc}(\pi u) \tag{4-15}$$

となる．スケーリングの性質[15),16)]から

$$A\Pi\left(\frac{x}{a}\right) \quad \longleftrightarrow \quad Aa\,\mathrm{sinc}(\pi au) \tag{4-16}$$

が得られる．両矢印は左辺と右辺がフーリエ変換とフーリエ逆変換の関係（フーリエ変換対）にあることを示す．パーセバルの公式から

$$\int_{-\infty}^{\infty} \Pi^2(x)\,dx = \int_{-\infty}^{\infty} \mathrm{sinc}^2(\pi u)\,du \tag{4-17}$$

が得られる．周波数空間のシンク関数の積分は

$$\int_{-\infty}^{\infty} \mathrm{sinc}(\pi u)\,du = \lim_{x\to 0}\int_{-\infty}^{\infty} \mathrm{sinc}(\pi u)e^{i2\pi ux}\,du = \Pi(0) = 1 \tag{4-18}$$

となる．図 4-25 の 1 列は矩形関数とそのフーリエ変換を示す．記号 ⊗ は畳み込みを表す．

　FBP 法の逆投影の補間に線形補間を用いる場合の補間関数は，次式の底辺 2，高さ 1 の二等辺三角形関数で表される．

$$\Lambda(x) = \begin{cases} 1-|x| & |x|\leq 1 \\ 0 & |x|>1 \end{cases} \tag{4-19}$$

二等辺三角形関数の微分は 2 つの矩形関数の差で表される．

$$\frac{d\Lambda(x)}{dx} = \Pi\left(x+\frac{1}{2}\right) - \Pi\left(x-\frac{1}{2}\right) \tag{4-20}$$

微分と推移の性質から，二等辺三角形関数のフーリエ変換は

$$\int_{-\infty}^{\infty} \Lambda(x) e^{-i2\pi ux} dx = \frac{1}{i2\pi u}\left\{\int_{-\infty}^{\infty} \Pi\left(x+\frac{1}{2}\right)e^{-i2\pi ux} dx - \int_{-\infty}^{\infty} \Pi\left(x-\frac{1}{2}\right)e^{-i2\pi ux} dx\right\}$$

$$= \frac{1}{i2\pi u}\{\mathrm{sinc}(\pi u)e^{i\pi u} - \mathrm{sinc}(\pi u)e^{-i\pi u}\}$$

$$= \frac{1}{i2\pi u}(e^{i\pi u} - e^{-i\pi u})\mathrm{sinc}(\pi u)$$

$$= \mathrm{sinc}^2(\pi u) \tag{4-21}$$

となる．図4-25の3列は二等辺三角形関数とそのフーリエ変換を示す．二等辺三角形関数は矩形関数と矩形関数の畳み込みで得られる．畳み込み定理から二等辺三角形関数のフーリエ変換は矩形関数のフーリエ変換の積となる．3行3列のグラフは二等辺三角形関数のフーリエ変換を黒線，矩形関数のフーリエ変換を灰色線で示している．2つのグラフの比較から逆投影の補間では，分解能は最近傍補間が線形補間よりも優れ，逆に，雑音抑制は線形補間が最近傍補間よりも優れることがわかる．

統計量 g に重み w が掛かった量の分散は次式で表される[7]．

$$\sigma^2(wg) = E[(wg)^2 - \{E(wg)\}^2]$$
$$= w^2[g^2 - \{E(g)\}^2] = w^2\sigma^2(g) \tag{4-22}$$

ここで，$E(\cdot)$，$E[\cdot]$ は期待値を表す．線形補間は次式で表されるので
$$\bar{g} = wg_1 + (1-w)g_2 \tag{4-23}$$
線形補間処理によって雑音の分散は
$$\int_0^1 \{x^2\sigma^2(g_1) + (1-x^2)\sigma^2(g_2)\}dx = \frac{1}{3}\sigma^2(g_1) + \frac{1}{3}\sigma^2(g_2) \tag{4-24}$$

となる．投影間に相関がないと仮定すると，FBP法の逆投影に線形補間を用いた場合，雑音の分散は $2/3$ に減少する．

$$\sigma^2(\bar{g}) = \frac{2}{3}\sigma^2(g) \tag{4-25}$$

〔第6節〕 ノイズパワースペクトルの理論式

本節では，ノイズパワースペクトルについてKakの書籍[3]の数式を引用し述べる．雑音は平均0，投影間に相関はなく投影に加法的に加わると仮定する．第1章第2節の回転座標系を用いると雑音を含む投影 $p_n(s,\theta)$ は次式で表される．

$$p_n(s,\theta) = p(s,\theta) + n(s,\theta) \tag{4-26}$$

ここで，$p(s,\theta)$ は雑音を含まない投影，$n(s,\theta)$ は雑音の投影とする．雑音の投影の1次元フーリエ変換を次式で表す．

$$N(u,\theta) = \int_{-\infty}^{\infty} n(s,\theta)e^{-i2\pi us} ds \tag{4-27}$$

雑音の投影からの再構成画像は窓関数 $W(u)$ を用いる場合，

$$n(x,y) = \int_0^\pi \int_{-\infty}^\infty N(u,\theta)|u|W(u)e^{i2\pi u(x\cos\theta + y\sin\theta)}\,du\,d\theta$$

$$= \int_0^{2\pi} \int_0^\infty N(u,\theta)uW(u)e^{i2\pi u(x\cos\theta + y\sin\theta)}\,du\,d\theta \tag{4-28}$$

となる．雑音の性質は次式の自己相関関数で調べられる．

$$R(\alpha,\beta) = E[n(x+\alpha, y+\beta)n(x,y)] = E[n(x+\alpha, y+\beta)n^*(x,y)]$$

$$= O_0 \int_0^{2\pi} d\theta \int_0^\infty u^2\,|W(u)|^2\,e^{i2\pi u(\alpha\cos\theta + \beta\sin\theta)}\,du \tag{4-29}$$

ここで，O_0 は雑音の投影の分散，$*$ は複素共役を表す．（4-29）式は極座標の面積素分 $u\,du\,d\theta$ を用い次式で表される．

$$R(\alpha,\beta) = O_0 \int_0^{2\pi} \int_0^\infty |W(u)|^2\,u e^{i2\pi u(\alpha\cos\theta + \beta\sin\theta)}\,u\,du\,d\theta \tag{4-30}$$

これから，ノイズパワースペクトルは周波数空間において，Ramp フィルタに窓関数の2乗を掛けた形で原点からの距離のみに依存する．

$$O(u,\theta) = O_0\,|W(u)|^2\,u \qquad (u \geq 0,\ 0 < \theta \leq 2\pi) \tag{4-31}$$

もし，窓関数を用いず，画像再構成に Ramp フィルタあるいは Shepp-Logan フィルタを用いた場合，ノイズパワースペクトルはそれぞれのフィルタの形状になる．

実際には，逆投影の補間が入るのでその2乗が（4-31）式に加わる．補間関数を $g(s)$ としてそのフーリエ変換を $G(u)$ とすると，補間を含めたノイズパワースペクトルは次式で表される．

$$O(u,\theta) = O_0 G^2(u)\,|W(u)|^2\,u \qquad (u \geq 0,\ 0 < \theta \leq 2\pi) \tag{4-32}$$

〔第7節〕 補間関数とノイズパワースペクトル

図 4-26 は雑音レベル 20 dB，直線サンプリング数 256，角度サンプリング数 1024 の雑音のみ含む投影を Ramp フィルタで補正し，逆投影の補間に線形補間を用い，試行回数 10,000 回から求めた（a）2D-NPS の平均，（b）鳥瞰図，（c）2D-NPS の u 軸上のスペクトルを示す．2D-NPS は回転対称ではなく非対称になっている．現在，u 軸および v 軸上のスペクトルが（c）になる理由はわかっていない．本章第8節のシンク補間を用いた場合には（c）のような高い値にはならない．本節はノイズパワースペクトルの形について考察する．

はじめに，本節に関係する事項として，連続関数を離散化するのに用いるデルタ関数列（櫛関数）について述べる．1次元櫛関数はデルタ関数が1次元に並び，2次元櫛関数はデルタ関数が2次元に並んでいる．図 4-27 は実空間で離散化するときの間隔（サンプリング周期）が Δx の1次元櫛関数とそのフーリエ変換を示す．周波数空間のサンプリング周期は $\Delta u = 1/\Delta x$ になる．2次元画像の画素長を a とするとき，2次元櫛関数は実空間では間隔 a で2次元上にデルタ関数が並び，それをフーリエ変換した2次元周波数空間では図 4-28 のように u 方向と v 方向に $1/a$ の間隔でデルタ関数が並ぶ．ここではデルタ関数を黒丸で示している．中央の実線は原点を中心とするナイキスト周波数 $1/2a$ の領域，点線は複製が配置される領域を示す．

以下，CT のノイズパワースペクトルについて Kijewski の論文[2]を引用し解説する．雑音は周波数に無関係に振幅が一定な白色雑音を仮定する．画像の画素幅（画素長）を a とし，投影の幅は画素長

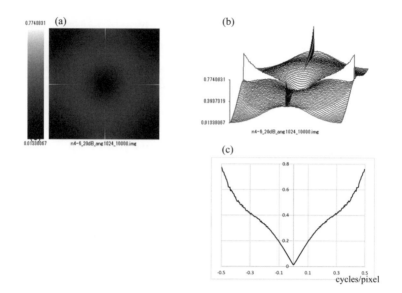

図 4-26　Ramp フィルタと線形補間を用いた FBP 雑音画像の 2D-NPS（角度サンプリング数 1024）

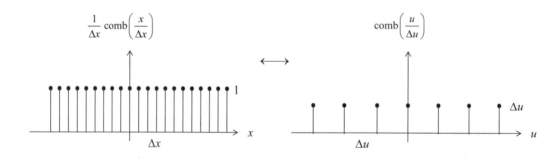

図 4-27　1 次元櫛関数

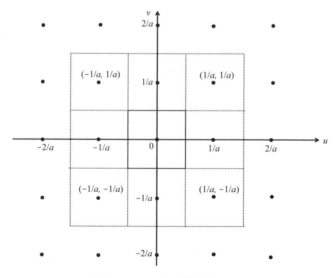

図 4-28　2 次元櫛関数

と同じ大きさの a とする．このときサンプリング周波数 u_s は $1/a$，ナイキスト周波数 u_m は $1/2a$ になる．**図4-29** (a) はナイキスト周波数 u_m 以下の雑音のスペクトルを次式の矩形関数で表す．

$$\Pi(u) = \begin{cases} 1 & |u| < u_m \\ 0 & |u| > u_m \end{cases} \tag{4-33}$$

投影は画素長 a で離散化されるため，矩形の両端に $1/a$ の間隔で複製が生じる．複製は直線で表し複製の一部を真のスペクトルの両隣に端を点線にして (b) に示している．黒丸は真のスペクトルおよび複製のスペクトルの中心位置を示す．雑音の分散を σ^2，直線サンプリング数を N とし，(a) の1次元ノイズパワースペクトルを $O(u)$ とすると次式で表される．

$$O(u) = \frac{\sigma^2}{N} \sum_{k=-\infty}^{\infty} \Pi[a(u - 2ku_m)] = \frac{\sigma^2}{N} \sum_{k=-\infty}^{\infty} \Pi(au - k) \tag{4-34}$$

ここで，k は真のスペクトル（$k = 0$）と複製（$k \neq 0$）を表すための整数である．2番目の式への変形は $u_m = 1/2a$ を用いている．(c) は Ramp フィルタを示す．Ramp フィルタも離散化されるのでサンプリング周波数を中心に複製が続く．(d) は白色雑音の投影を画素長 a で離散化後，それを Ramp フィルタ処理したときの1次元ノイズパワースペクトル（1D-NPS）を示す．フィルタ補正後の投影には補正前の雑音が Ramp フィルタの2乗で伝搬する．そこで，(c) を2乗しサンプリング周波数 $1/a$ の間隔で周波数軸上に配置した補正前の雑音とその複製 (b) に乗算すると (d) の1D-NPS になる．

(a) の1D-NPSに窓関数 W が加わると，雑音はそれぞれの2乗で伝搬するので，Ramp フィルタと窓関数が加わったときの1D-NPSは次式で表される．

$$O(u) = \frac{\sigma^2}{N} \sum_{k=-\infty}^{\infty} \left| W\left(u - \frac{k}{a}\right) \right|^2 \left(u - \frac{k}{a}\right)^2 \Pi(au - k) \tag{4-35}$$

さらに，補間関数 $G(u)$ が加わると

$$O(u) = \frac{\sigma^2}{N} |G(u)|^2 \sum_{k=-\infty}^{\infty} \left| W\left(u - \frac{k}{a}\right) \right|^2 \left(u - \frac{k}{a}\right)^2 \Pi[(au - k) \tag{4-36}$$

となる．2次元ノイズパワースペクトル（2D-NPS）を $O(u, v)$ とすると，180°について角度サンプリング数 L で逆投影したときの2D-NPSは次式で表される．

$$O(u, v) = \frac{L\sigma^2}{\pi N} \left(\frac{\pi}{L}\right)^2 \sum_{l=1}^{L} \delta\left[u \sin\left(\frac{\pi l}{L}\right) - v \cos\left(\frac{\pi l}{L}\right)\right] |G(f)|^2$$

$$\cdot \sum_{k=-\infty}^{\infty} \left| W\left(f - \frac{k}{a}\right) \right|^2 \left(f - \frac{k}{a}\right)^2 \Pi(af - k) \tag{4-37}$$

ここで，周波数 f は以下で定義する．

$$f = (u^2 + v^2)^{1/2} \tag{4-38}$$

（π/L）は正規化因子，$\delta[\cdot]$ はデルタ関数を表し極座標上で放射状に配置された投影を指定する作用がある．(4-38) 式から以下のことがわかる．雑音の投影の周波数は無限に広がっているため，2D-NPSは無限の周波数に広がりをもつ．2D-NPSは半径方向の周波数は連続であるが，角度方向の周波数は離散的，すなわち周波数空間で放射状の線（スポーク）上にのみ値をもち，スポークとスポーク間には

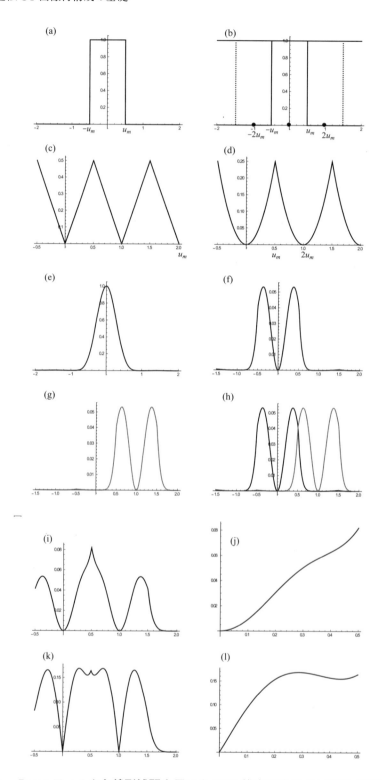

図 4-29 Ramp フィルタと線形補間を用いた FBP 雑音画像の 1D-NPS の形状（u 方向）

ギャップがある．逆投影の補間関数は連続関数なので補間後の 2D-NPS は連続関数になる．(4-38) 式は 2D-NPS に関係するすべてのサンプリング処理を含んでいるが，まだ連続関数になっており画像として表示するには離散化する必要がある．2 次元連続関数の離散化は (4-38) 式の連続スペクトルと次式の櫛関数（comb 関数）の畳み込みで行える．

$$\mathrm{comb}(au, av) = \sum_{m=-\infty}^{\infty} \sum_{n=-\infty}^{\infty} \delta\left(u - \frac{m}{a}, v - \frac{n}{a}\right) \tag{4-39}$$

ここで，a は作成する離散画像の画素長を表し，図 4-19 の原画像の画素長 a に等しいとしている（投影の画素長は原画像と同じ a にしている）．これらデルタ関数列が $O(u,v)$ に畳み込まれる．離散化処理後の 2 次元ノイズパワースペクトルを $O_A(u,v)$ とすると，離散化処理前後の 2D-NPS は次式で表される．

$$O_A(u,v) = \sum_{m=-\infty}^{\infty} \sum_{n=-\infty}^{\infty} O\left(u - \frac{m}{a}, v - \frac{n}{a}\right) \tag{4-40}$$

離散化処理によって周波数空間では $1/a$ の間隔でノイズパワースペクトルの複製が生成する．これは図 4-28 で 2 次元ノイズパワースペクトル画像を原点と黒丸の位置に置いた状況になる．逆投影に最近傍補間を用いると $G(u)$ は (4-15) 式の sinc 関数の 2 乗になり，2D-NPS は次式で表される[2]．

$$O_A(u,v) = \frac{\pi \sigma^2 a^2}{LN} \sum_{m=-\infty}^{\infty} \sum_{n=-\infty}^{\infty} \sum_{l=1}^{L} \delta\left[\left(u - \frac{m}{a}\right)\sin\left(\frac{\pi l}{L}\right) - \left(v - \frac{n}{a}\right)\cos\left(\frac{\pi l}{L}\right)\right]$$

$$\cdot \mathrm{sinc}^2(af) \sum_{k=-\infty}^{\infty} \left(f - \frac{k}{a}\right)^2 \Pi(af - k) \tag{4-41}$$

$$f = [(u - m/a)^2 + (v - n/a)^2]^{1/2} \tag{4-42}$$

逆投影に線形補間を用いるとき，$G(u)$ は sinc 関数の 4 乗になる[2]．

$$O_A(u,v) = \frac{\pi \sigma^2 a^2}{LN} \sum_{m=-\infty}^{\infty} \sum_{n=-\infty}^{\infty} \sum_{l=1}^{L} \delta\left[\left(u - \frac{m}{a}\right)\sin\left(\frac{\pi l}{L}\right) - \left(v - \frac{n}{a}\right)\cos\left(\frac{\pi l}{L}\right)\right]$$

$$\cdot \mathrm{sinc}^4(af) \sum_{k=-\infty}^{\infty} \left(f - \frac{k}{a}\right)^2 \Pi(af - k) \tag{4-43}$$

最近傍補間の矩形関数，線形補間の二等辺三角形関数はナイキスト周波数の $1/2a$ で零ではなく，その後の周波数においてもサンプリング周波数 $1/a$ とその整数倍の周波数を除き値は零とならない．そのため，白色雑音の投影の離散化，Ramp フィルタ処理，逆投影の補間など一連の処理を行って得られる 2D-NPS には折り返しが生じる．図 4-29 (e) は sinc 関数の 4 乗を示す．(4-43) 式の 2 行目は白色雑音に Ramp フィルタの 2 乗を掛けたものが延々と続く様子を表しているが，原点に中心がある Ramp フィルタの 2 乗に sinc 関数の 4 乗を掛け算したグラフを (f) に示す．(g) は原点から $2u_m = 1/a$ の位置に中心がある複製の Ramp フィルタの 2 乗に sinc 関数の 4 乗を掛け算したグラフである．補間後の連続関数の離散化は $1/a$ の間隔で行われるため，原点に中心がある (f) に中心が $2u_m$ にある (g) の複製が生じる結果，(h) になる．(f) と (g) が足し算されると (i) になる．(j) に (i) の右側のみ表示したグラフを示す．以上は，Ramp フィルタが 2 乗される 2D-NPS を想定しているため，(4-32) 式の 1D-NPS に合わせるには，Ramp フィルタの 2 乗を 1 乗にする必要がある．そこで，(i)，(j) に $1/f$ を掛けると (k)，(l) が得られる．これが，図 4-20B (a) の 1D-NPS の形になる理由である．

次に，図 4-22 の 45° 方向の 1D-NPS の形状について考える．画素長が a のとき (4-32) 式の櫛関数

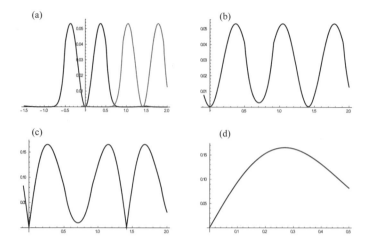

図 4-30 Rampフィルタと線形補間を用いた FBP 雑音画像の 1D-NPS の形状（45°方向）

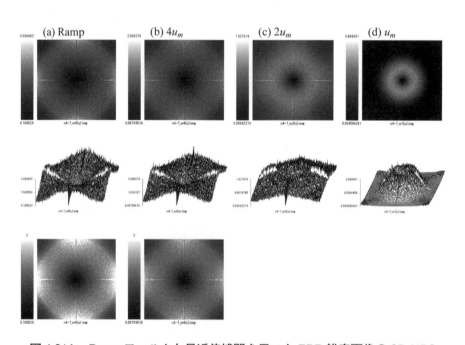

図 4-31A Rampフィルタと最近傍補間を用いた FBP 雑音画像の 2D-NPS

によって離散化される距離は原点から $1.4142a$ になる．この位置を中心とする複製のスペクトルを図 4-30（a）に灰色で示す．投影角度 45°では（b）のように原点に中心があるスペクトルに（a）の複製が足し算されるが，前述の両者の中心間距離は u 軸上の a から $1.4142a$ となるためスペクトルの重なりは少ない．（a），（b）に $1/f$ を掛けると（c），（d）が得られる．（d）はナイキスト周波数での値が図 4-22（a）に比較し小さいが形は似ている．

図 4-31A は Rmap フィルタでフィルタ補正後，逆投影の補間に最近傍補間を用いた 2D-NPS を示す．図 4-31B は 1D-NPS を示す．図 4-32 は最近傍補間を用いたときの x 方向の 1D-NPS を説明している．ノイズパワースペクトルは線形補間でシンク関数は 4 乗され，最近傍補間で 2 乗されるので 1D-NPS の

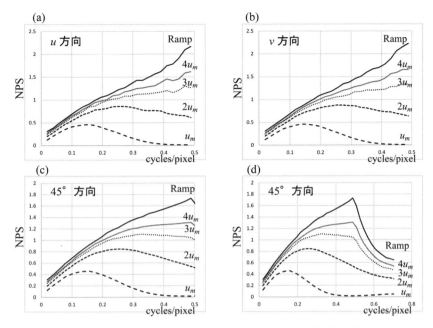

図 4-31B　Ramp フィルタと最近傍補間を用いた FBP 雑音画像の 1D-NPS

形状についてはその違いが現れる．(b) はシンク関数の2乗で他はこれまでの同様な処理を示す．(e), (f) に $1/f$ を掛けると (g), (h) が得られ，(h) は図 4-31B (a) の形に近い．図 4-33A は Shepp-Logan フィルタでフィルタ補正後，逆投影の補間に最近傍補間を用いた 2D-NPS を示す．図 4-33B は 1D-NPS を示す．線形補間を用いた 2D-NPS に比較し，最近傍補間を用いた 2D-NPS は値が大きい．最近傍補間は線形補間よりも雑音を増幅する．Ramp フィルタと線形補間を用いた図 4-20A (a) の画像の分散および Ramp フィルタと最近傍補間を用いた図 4-31A (a) の画像の分散は，それぞれ 0.239, 0.391 であり，線形補間の分散は最近傍補間の分散の約 61% に減少する．この結果は，(4-25) 式の関係に近い．

以上のことから，線形補間や最近傍補間はノイズパワースペクトルには折り返しを生じることが数値実験で確かめられた．Kijewski の論文は 2D-NPS に生じる雑音の折り返しについて理論的に解析した研究であり，(4-41) 式，(4-43) 式の 2D-NPS，45°方向の 1D-NPS や実機 CT との対比データも示されている．

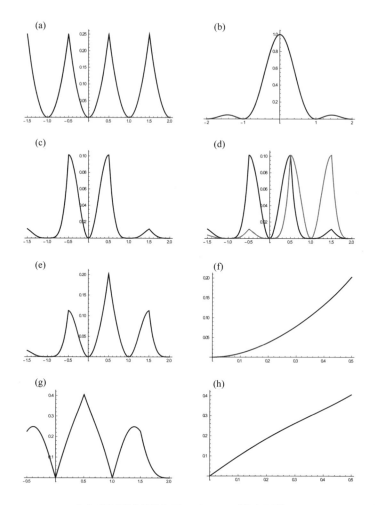

図4-32 Rampフィルタと最近傍補間を用いたFBP雑音画像の1D-NPSの形状（u方向）

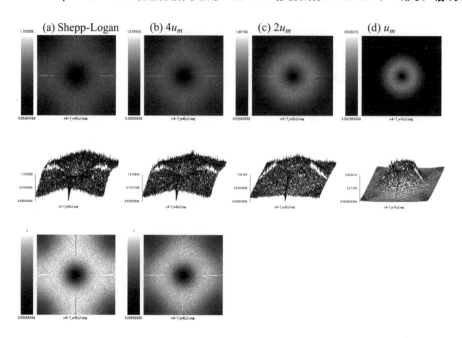

図4-33A Shepp-Loganフィルタと最近傍補間を用いたFBP雑音画像の2D-NPS

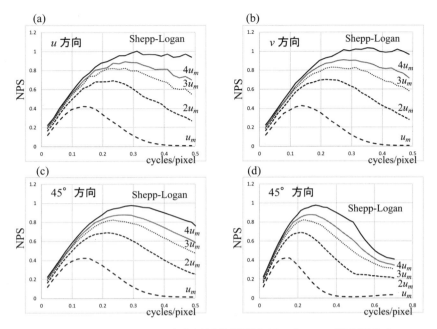

図 4-33B　Shepp-Logan フィルタと最近傍補間を用いた FBP 雑音画像の 1D-NPS

〔第 8 節〕　シンク補間を用いたノイズパワースペクトル

　Kijewski の論文は，逆投影の補間関数がノイズパワースペクトルに及ぼす折り返しの影響を調べた研究であり，折り返しのない正しいノイズパワースペクトルを求める方法は示されていない．正しいノイズパワースペクトルは (4-32) 式であり，これに近いノイズパワースペクトルを求める方法を述べる．折り返しは，補間処理によってナイキスト周波数以上の周波数成分が混入することが原因なので，原理的にはナイキスト周波数で遮断される補間を行えば折り返しを防ぐことができる．折り返しのないノイズパワースペクトルを得るには逆投影にシンク補間[17]を用いればよい．標本化定理は関数 $f(x)$ のフーリエ変換がある周波数 u_c よりも高い周波数で零であれば，連続関数 $f(x)$ はその標本値

$$f_s(x) = f(x) \sum_{n=-\infty}^{\infty} \delta(x - n\Delta x) \tag{4-44}$$

から求められることを意味する．ここで，$f_s(x)$ は $f(x)$ をサンプリング周期 Δx で標本化した関数であり，標本化には櫛関数を用いる．Δx と u_c には以下の関係がある．

$$\Delta x = \frac{1}{2u_c} \tag{4-45}$$

周波数空間で帯域制限されているということは周波数成分に矩形関数を掛けることに相当する．

$$H(u) = \begin{cases} 1 & |u| < u_c \\ 0 & |x| > u_c \end{cases} \tag{4-46}$$

対称性からこの関数のフーリエ逆変換はシンク関数

$$h(x) = \frac{\sin(2\pi u_c x)}{\pi x} \tag{4-47}$$

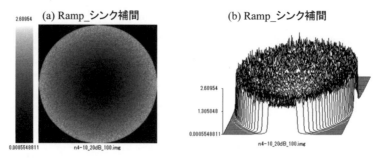

図 4-34A Ramp フィルタとシンク補間を用いた FBP 雑音画像の 2D-NPS

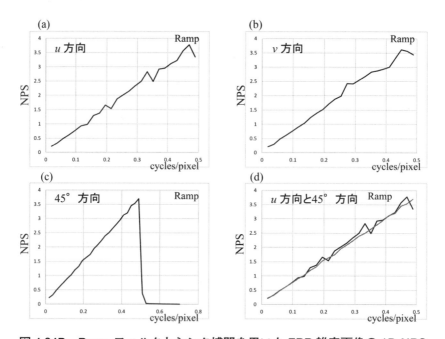

図 4-34B Ramp フィルタとシンク補間を用いた FBP 雑音画像の 1D-NPS

になるので，周波数空間の帯域制限は実空間で標本化された関数とシンク関数 $h(x)$ との畳み込みになる．

$$f(x) = \Delta x \sum_{n=-\infty}^{\infty} f_s(x) \frac{\sin[2\pi u_c(x - n\Delta x)]}{\pi(x - n\Delta x)} \tag{4-48}$$

図 4-34A に 20 dB の雑音画像に Ramp フィルタとシンク補間を用いた 2D-NPS とその鳥瞰図を示す．256×256 画素の画像のナイキスト周波数（0.5 cycles/pixel で半径 128 画素に相当）の外では十分に小さな値に抑制されている．図 4-34B は 1D-NPS を示す．(a) は u 方向，(b) は v 方向，(c) は 45° 方向の 1D-NPS である．(d) は (a) を黒線，(c) を灰色線にして両者を一緒に示している．線形補間や最近傍補間を用いた 2D-NPS は回転対称ではないが，シンク補間は

$$G(u) = \begin{cases} 1 & |u| \leq u_m \\ 0 & |u| > u_m \end{cases} \tag{4-49}$$

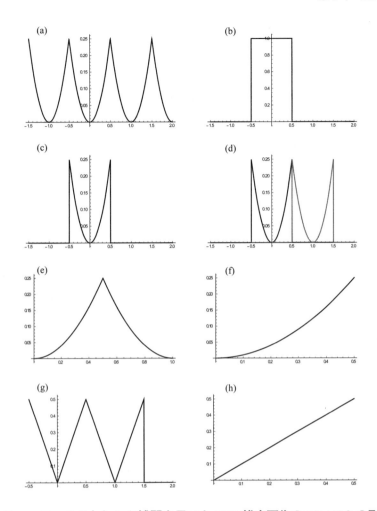

図 4-35 Ramp フィルタとシンク補間を用いた FBP 雑音画像の 1D-NPS の形状（u 方向）

となるので，ノイズパワースペクトルは (4-31) 式で表され原点からの距離にのみに依存する．すなわち，回転対称になる．

図 4-35 はシンク補間を用いた 1D-NPS の形状について説明している．(a) はこれまでと同じく Ramp フィルタの 2 乗，(b) は周波数空間のシンク関数，(c) は (a) と (b) の 2 乗の積，(d) は真のスペクトルと複製を含めたスペクトルで両者に重なりがなく折り返しを生じない．(e)，(f) に $1/f$ を掛けると (g)，(h) が得られる．(h) は**図 4-34**B (c) に形が似ている．**図 4-36** に 45°方向で予測される 1D-NPS の形を示す．(a) は原点のスペクトルと原点から $1.4142a$ だけ離れた 45°方向の複製スペクトルを示す．両者に重なりはなく，(b) は**図 4-34**B (c) の 1D-NPS の形に近い．

図 4-37 に直線サンプリング数 256, 角度サンプリング数 512, 雑音レベル 20 dB の条件で，ランプフィルタと窓関数 (a) $4u_{m'}$, (b) $3u_{m'}$, (c) $2u_m$ を用い 50 回試行の平均 2D-NPS を示す．**図 4-34** の 100 回試行に比較し，試行回数は 1/2 であるが綺麗な 2D-NPS が得られている．その結果，2D-NPS に窓関数が反映されている様子がわかる．**図 4-38** は直線サンプリング数 256, 角度サンプリング数 512, 雑音レベル 20 dB の条件で，Shepp-Logan フィルタを用い 100 回試行の平均 2D-NPS を示す．

図 4-39 の 1 行に 180°について角度サンプリング数 32 の (a) 線形補間を用いた逆投影画像（BP 画

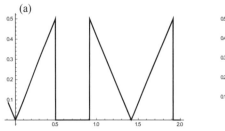 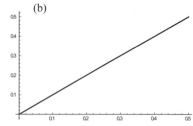

図 4-36　Ramp フィルタとシンク補間を用いた FBP 雑音画像の 1D-NPS の形状（45°方向）

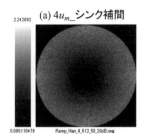 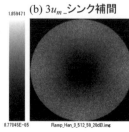 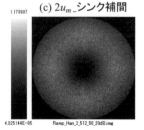

図 4-37　Ramp フィルタ_窓関数にシンク補間を用いた FBP 雑音画像の 2D-NPS

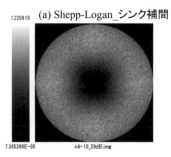 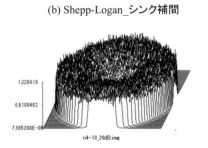

図 4-38　Shepp-Logan フィルタとシンク補間を用いた FBP 雑音画像の 2D-NPS

像），(b) 線形補間を用いた FBP 画像，(c) シンク補間を用いた FBP 画像，2 行にそれらの 2D-NPS を示す．角度サンプリング数を 32 と少なくしたのは，補間の様子をわかりやすく観察するためである．線形補間では折り返しを生じていることが観察される．シンク補間では折り返しがない（ダウンロード用の図 4-39pdf を参照）．このことが，シンク補間によって理論値に近いノイズパワースペクトルが求められる理由である．図 4-40 にノイズパワースペクトルの数値実験のまとめを示す．

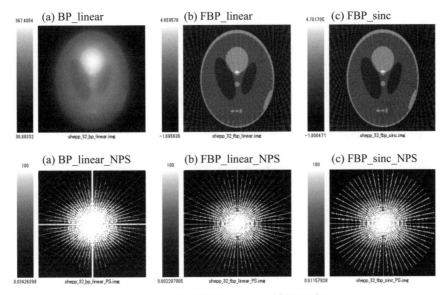

図4-39 線形補間とシンク補間の違い

雑音の投影から逆投影の補間に線形補間，最近傍補間を用い，FBP法で作成した画像のノイズパワースペクトル．

1) 折り返し誤差を生じる．
2) 回転対称でなく角度依存性がある．

逆投影の補間にシンク補間を用い，FBP法で作成した画像のノイズパワースペクトル．

1) 折り返し誤差を生じない（正確なノイズパワースペクトル）．
2) 回転対称になる．

図4-40 ノイズパワースペクトルの数値実験のまとめ

プログラム【4-1】エッジ画像を作成するプログラム (1)

```c
1:  #define _CRT_SECURE_NO_WARNINGS
2:  #include <stdio.h>
3:  #include <stdlib.h>
4:  #include <string.h>
5:  #include <math.h>
6:
7:  /* --- プログラムの説明 --- */
8:  char *filen = "P4-1mkedge.c";
9:  char *title = "エッジ画像を作成するプログラム";
10: /*
11:    シグモイド曲線を利用してエッジ画像を作成する．
12:    エッジには傾斜をつけることができる．
13: */
14:
15: /* 入力 */
16: char *menu[] = {   // 入力の際のコメント（入力変数とリンク）
17: " 1. エッジ画像のファイル名       ",
18: " 2. 画像の幅                     ",
19: " 3. 画像の高さ                   ",
20: " 4. シグモイド曲線のゲイン       ",
21: " 5. エッジの傾斜角度（度）       ",
22: };
23:
24: /* 出力 */
25: /*
26:    エッジ画像のファイル（float 型）
27: */
28:
29: #define  PI   3.14159265358979  // 円周率π
30:
31: // プロトタイプ宣言
32: void init(double *img, int size, double val);
33: void write_data(char *fi, double *img, int size);
34: void edge(double *img, int nx, int ny, int a, double th);
35:
36: // グローバル変数の宣言と初期化
37: char    g_f1[256] = "n4-1.img";  // 画像データのファイル名
38: int     g_nx = 256;     // 画像の幅
39: int     g_ny = 256;     // 画像の高さ
40: int     g_a  = 2;       // シグモイド曲線のゲイン
41: double  g_th = 3.0;     // エッジの傾斜角度
42: double *g_img;          // 画像データ領域
43:
44: // *** プログラムで使用する主要グローバル変数の確認・入力 ***
45: void getparameter()
46: {
47: int   i = 0;
48: char  dat[256];
49:
50: // 変数への値の入力
51: fprintf(stdout, "\n%s\n\n", title);
52:
53: fprintf(stdout, " %s [%s] :", menu[i++], g_f1);
54: if (*fgets(dat, 256, stdin) != '\n') { dat[strlen(dat) - 1] = '\0'; strcpy(g_f1, dat); }
55: fprintf(stdout, " %s [%d] :", menu[i++], g_nx);
56: if (*fgets(dat, 256, stdin) != '\n')  g_nx = atoi(dat);
57: fprintf(stdout, " %s [%d] :", menu[i++], g_ny);
58: if (*fgets(dat, 256, stdin) != '\n')  g_ny = atoi(dat);
59: fprintf(stdout, " %s [%d] :", menu[i++], g_a);
60: if (*fgets(dat, 256, stdin) != '\n')  g_a = atoi(dat);
61: fprintf(stdout, " %s [%f] :", menu[i++], g_th);
62: if (*fgets(dat, 256, stdin) != '\n')  g_th = atof(dat);
63: }
64:
65: // *** メイン関数 ***
66: int main(void)
67: {
68: // プログラムで使用する変数の入力
69: getparameter();
70:
71: // 画像領域のメモリを動的に確保
72: g_img = (double *)malloc((size_t)g_nx*g_ny * sizeof(double));
73:
74: // 画像データ領域の初期化
75: init(g_img, g_nx*g_ny, 0.0);
76:
77: // エッジ画像の作成
78: edge(g_img, g_nx, g_ny, g_a, g_th);
```

プログラム【4-1】エッジ画像を作成するプログラム（2）

```
 79:
 80:    // 画像データの出力
 81:    write_data(g_f1, g_img, g_nx*g_ny);
 82:
 83:    free(g_img);
 84:    return 0;
 85:    }
 86:
 87:    // *** エッジ画像を作成する ***
 88:    // double   *img;  // 作成する画像データ領域
 89:    // int      nx;    // 画像の幅
 90:    // int      ny;    // 画像の高さ
 91:    // int      a;     // シグモイド曲線のゲイン
 92:    // double   th;    // エッジの傾斜角度
 93:    void edge(double *img, int nx, int ny, int a, double th)
 94:    {
 95:    int     i, j;
 96:    double  si, co;
 97:
 98:    // 角度を度からラジアンに変換
 99:    th *= PI / 180.0;
100:
101:    // 角度の正弦と余弦の値
102:    si = sin(th);
103:    co = cos(th);
104:
105:    // 投影データへの変換
106:    for (i = 0; i < ny; i++)
107:    {
108:       double y = ny / 2 - i; // y座標
109:       for (j = 0; j < nx; j++)
110:       {
111:          double x = j - nx / 2;   // x座標
112:          double xx = x*co + y*si; // ずれを考慮したx座標
113:          img[i*nx + j] = 1.0 / (1 + exp(-a*xx)); // シグモイド曲線
114:       }
115:    }
116:    }
117:
118:    // *** 画像領域の初期化 ***
119:    // double   *img;  // 画像領域
120:    // int      size;  // 画像領域のデータ数（画素数）
121:    // double   val;   // 初期化する値
122:    void init(double *img, int size, double val)
123:    {
124:    int  i;
125:    for (i = 0; i < size; i++)
126:       img[i] = val;
127:    }
128:
129:    // *** 2次元画像データの出力（doubleデータをfloat型として出力）***
130:    // char   *fi;     // 出力画像のファイル名
131:    // double *img;    // 出力画像データ
132:    // int    size;    // 出力画像のサイズ（幅×高さpixel）
133:    void write_data(char *fi, double *img, int size)
134:    {
135:    int i;
136:    float buff;
137:    FILE   *fp;
138:
139:    if ((fp = fopen(fi, "wb")) == NULL) {
140:       fprintf(stderr, " エラー：ファイルが開きません [%s].\n", fi);
141:       exit(1);
142:    }
143:    for (i = 0; i < size; i++)
144:    {
145:       buff = (float)img[i];
146:       fwrite(&buff, sizeof(float), 1, fp);
147:    }
148:    fclose(fp);
149:    }
```

```
 1:   #define _CRT_SECURE_NO_WARNINGS
 2:   #include <stdio.h>
 3:   #include <stdlib.h>
 4:   #include <string.h>
 5:   #include <math.h>
 6:
 7:   /* --- プログラムの説明 --- */
 8:   char *filen = "P4-3mkmtf.c";
 9:   char *title = "MTF を求めるプログラム ";
10:   /*
11:     エッジ画像から MTF を作成する.
12:     ESF と LSF を算出後に MTF データを算出し，出力する.
13:   */
14:
15:   /* 入力 */
16:   char *menu[] = {  // 入力の際のコメント（入力変数とリンク）
17:   " 1．エッジ画像のファイル名      ",
18:   " 2．MTF データのファイル名      ",
19:   " 3．画像の幅                    ",
20:   " 4．画像の高さ                  ",
21:   " 5．出力データ数                ",
22:   " 6．出力データのピクセル長      ",
23:   };
24:
25:   /* 出力 */
26:   /*
27:     MTF データのファイル（text 型）
28:   */
29:
30:   #define  PI  3.14159265358979   // 円周率π
31:
32:   // プロトタイプ宣言
33:   void init(double *img, int size, double val);
34:   void read_data(char *fi, double *img, int size);
35:   void write_data_txt(char *fi, double *img, int size);
36:   void mklsf(double *lsf, int mx, double pl, double *img, int nx, int ny);
37:   void mkmtf(double *mtf, double *lsf, int mx);
38:   void fft1d(int ir, double *fr, double *fi, int nx);
39:
40:   // グローバル変数の宣言と初期化
41:   char    g_f1[256] = "n4-1.img";   // 画像データのファイル名
42:   char    g_f2[256] = "n4-3.txt";   // LSF データのファイル名
43:   int     g_nx = 256;      // 画像の幅
44:   int     g_ny = 256;      // 画像の高さ
45:   int     g_mx = 256;      // 出力データ数
46:   double  g_pl = 0.1;      // 出力データのピクセル長（サブピクセル値）
47:   double *g_img;           // 画像データ領域
48:   double *g_lsf;           // LSF データ領域
49:   double *g_mtf;           // MTF データ領域
50:
51:   // *** プログラムで使用する主要グローバル変数の確認・入力 ***
52:   void getparameter()
53:   {
54:   int    i = 0;
55:   char   dat[256];
56:
57:   // 変数への値の入力
58:   fprintf(stdout, "\n%s\n\n", title);
59:
60:   fprintf(stdout, " %s [%s] :", menu[i++], g_f1);
61:   if (*fgets(dat, 256, stdin) != '\n') { dat[strlen(dat) - 1] = '\0'; strcpy(g_f1, dat); }
62:   fprintf(stdout, " %s [%s] :", menu[i++], g_f2);
63:   if (*fgets(dat, 256, stdin) != '\n') { dat[strlen(dat) - 1] = '\0'; strcpy(g_f2, dat); }
64:   fprintf(stdout, " %s [%d] :", menu[i++], g_nx);
65:   if (*fgets(dat, 256, stdin) != '\n')  g_nx = atoi(dat);
66:   fprintf(stdout, " %s [%d] :", menu[i++], g_ny);
67:   if (*fgets(dat, 256, stdin) != '\n')  g_ny = atoi(dat);
68:   fprintf(stdout, " %s [%d] :", menu[i++], g_mx);
69:   if (*fgets(dat, 256, stdin) != '\n')  g_mx = atoi(dat);
70:   fprintf(stdout, " %s [%f] :", menu[i++], g_pl);
71:   if (*fgets(dat, 256, stdin) != '\n')  g_pl = atof(dat);
72:   }
73:
74:   // *** メイン関数 ***
75:   int main(void)
76:   {
77:   // プログラムで使用する変数の入力
```

プログラム【4-3】 MTFを求めるプログラム（2）

```
 78:    getparameter();
 79:
 80:    // 画像領域のメモリを動的に確保
 81:    g_img = (double *)malloc((size_t)g_nx*g_ny * sizeof(double));
 82:    g_lsf = (double *)malloc((size_t)g_mx * 2 * sizeof(double));
 83:    g_mtf = (double *)malloc((size_t)g_mx * sizeof(double));
 84:
 85:    // LSFとMTFデータ領域の初期化
 86:    init(g_lsf, g_mx * 2, 0.0);
 87:    init(g_mtf, g_mx, 0.0);
 88:
 89:    // エッジ画像の入力
 90:    read_data(g_f1, g_img, g_nx*g_ny);
 91:
 92:    // LSFの作成
 93:    mklsf(g_lsf, g_mx*2, g_pl, g_img, g_nx, g_ny);
 94:
 95:    // MTFの作成
 96:    mkmtf(g_mtf, g_lsf, g_mx * 2);
 97:
 98:    // LSFデータの出力
 99:    write_data_txt(g_f2, g_mtf, g_mx);
100:
101:    free(g_img);
102:    free(g_lsf);
103:    free(g_mtf);
104:    return 0;
105: }
106:
107: // *** LSF画像を作成する ***
108: // double   *mtf;  // MTFデータ領域
109: // double   *lsf;  // LSFデータ領域
110: // int      mx;    // LSFのデータ数
111: void mkmtf(double *mtf, double *lsf, int mx)
112: {
113:    int      i;
114:    double   *lsi;  // LSFデータの虚部
115:
116:    // 画像領域のメモリを動的に確保
117:    lsi = (double *)malloc((size_t)mx * sizeof(double));
118:
119:    // lsiの初期化
120:    init(lsi, mx, 0.0);
121:
122:    // lsfをフーリエ変換する（FFT）
123:    fft1d(1, lsf, lsi, mx);
124:
125:    // 実部の半分をMTFとする
126:    // 原点の値で規格化する（最大値を1にする）
127:    for (i = 0; i < mx / 2; i++)
128:    {
129:        mtf[i] = lsf[i + mx / 2] / lsf[mx / 2];
130:    }
131:
132:    free(lsi);
133: }
134:
135: // *** エッジ位値の算出 ***
136: // double   *img;  // エッジ画像データ
137: // int      nx;    // 画像の幅
138: // int      ny;    // 画像の高さ
139: // int      ln;    // エッジ位値を算出するライン番号（縦方向）
140: double edgepoint(double *img, int nx, int ny, int ln)
141: {
142:    int      i, a = 1, b = 0;
143:    double   max;
144:    double   da, db, dc;
145:
146:    // y方向 ln ライン目のエッジ位値算出
147:    //（最大値の1/2以上になった前後から線形補間で求める）
148:    max = img[ln*nx];
149:    for (i = 1; i < nx; i++)
150:    {
151:        if (max < img[ln*nx+i]) max = img[ln*nx + i];
152:    }
153:    for (i = 0; i < nx; i++)
154:    {
155:        if (img[ln*nx + i] > max / 2)
156:        {
```

```
157:            a = i;
158:            break;
159:         }
160:      }
161:      b = a - 1;
162:
163:      // 線形補間から座標を求める
164:      dc = img[ln*nx + a] - img[ln*nx + b];
165:      da = (img[ln*nx + a] - max/2) / dc;
166:      db = 1 - da;
167:
168:      return a*db + b*da;
169: }
170:
171: // *** データの交換 (Swap) ***
172: // double  *dat    // データ
173: // int     i;      // i番目
174: // int     j;      // j番目
175: void swap(double *dat, int i, int j)
176: {
177:      double buff;
178:
179:      buff = dat[i];
180:      dat[i] = dat[j];
181:      dat[j] = buff;
182: }
183:
184: // *** LSF画像を作成する ***
185: // double  *lsf;   // LSFデータ領域
186: // int     mx;     // LSFのデータ数
187: // double  pl;     // LSFのピクセル長 (サブピクセル)
188: // double  *img;   // 画像データ領域
189: // int     nx;     // 画像の幅
190: // int     ny;     // 画像の高さ
191: void mklsf(double *lsf, int mx, double pl, double *img, int nx, int ny)
192: {
193:      int     i, j;
194:      double  a, b, th, si, co, x0;
195:      double  *pox;           // 傾斜を戻したx座標
196:      double  *esf;           // ESFのデータ
197:
198:      pox = (double *)malloc((size_t)nx*ny * sizeof(double));
199:      esf = (double *)malloc((size_t)mx * sizeof(double));
200:
201:      // 0ライン目のエッジ位値
202:      a = edgepoint(img, nx, ny, 0);
203:
204:      // (ny-1)ライン目のエッジ位値
205:      b = edgepoint(img, nx, ny, ny - 1);
206:
207:      // 傾斜角度の計算
208:      th = atan2(b - a, (double)ny);
209:      printf(" 傾斜角度：%f 度 \n", th * 180 / PI);
210:
211:      // 傾斜角度を戻したx座標の算出
212:      si = sin(th);
213:      co = cos(th);
214:      for (i = 0; i < ny; i++)
215:      {
216:         double y = ny / 2 - i; // y座標
217:         for (j = 0; j < nx; j++)
218:         {
219:            double x = j - nx / 2; // 中心をエッジ位値に合わせたx座標
220:            pox[i*nx + j] = x*co + y*si; // 傾斜を戻したx座標
221:         }
222:      }
223:
224:      // x座標に対して画素値を昇順に並べ替える (選択ソート)
225:      for (i = 0; i < nx*ny - 1; i++)
226:      {
227:         double min = pox[i];
228:         int    im = i;
229:         for (j = i + 1; j < nx*ny; j++)
230:         {
231:            if (min > pox[j])
232:            {
233:               min = pox[j];
234:               im = j;
235:            }
```

```
236:        }
237:        swap(pox, i, im);
238:        swap(img, i, im);
239:    }
240:
241:    // 値が半分になる位値の特定
242:    a = edgepoint(img, nx*ny, 1, 0);
243:    x0 = pox[(int)(a + 0.5)];
244:
245:    // x0 を中心に pl 間隔内を平均化する
246:    for (i = 0; i < mx; i++)
247:    {
248:        double x = (i - mx / 2)*pl + x0;
249:        double ave = 0;
250:        int    count = 0;
251:        for (j = 0; j < nx*ny; j++)
252:        {
253:            if (pox[j] >= x - pl && pox[j] < x + pl)
254:            {
255:                ave += img[j];
256:                count++;
257:            }
258:        }
259:        esf[i] = ave / count;
260:    }
261:
262:    // 隣の画素値との差分から LSF を算出
263:    for (i = 0; i < mx-1; i++)
264:    {
265:        lsf[i] = (esf[i + 1] - esf[i]) / pl;
266:    }
267:    lsf[i] = 0; // 最後の画素値を 0 にする
268:
269:    free(pox);
270:    free(esf);
271: }
272:
273: // *** 画像領域の初期化 ***
274: // double *img;    // 画像領域
275: // int    size;    // 画像領域のデータ数（画素数）
276: // double  val;    // 初期化する値
277: void init(double *img, int size, double val)
278: {
279:    int i;
280:    for (i = 0; i < size; i++)
281:        img[i] = val;
282: }
283:
284: // *** 2次元画像データの入力（float 型ファイルを double として入力）***
285: // char   *fi;     // 入力画像のファイル名
286: // double *img;    // 入力画像データ
287: // int    size;    // 入力画像のサイズ（幅×高さ pixel）
288: void read_data(char *fi, double *img, int size)
289: {
290:    int i;
291:    float buff;
292:    FILE    *fp;
293:
294:    if ((fp = fopen(fi, "rb")) == NULL) {
295:        fprintf(stderr, " エラー：ファイルが開きません [%s].\n", fi);
296:        exit(1);
297:    }
298:    for (i = 0; i < size; i++)
299:    {
300:        fread(&buff, sizeof(float), 1, fp);
301:        img[i] = buff;
302:    }
303:    fclose(fp);
304: }
305:
306: // *** 2次元画像データの出力（double データを text 型として出力）***
307: // char   *fi;     // 出力画像のファイル名
308: // double *img;    // 出力画像データ
309: // int    size;    // 出力画像のサイズ（幅×高さ pixel）
310: void write_data_txt(char *fi, double *img, int size)
311: {
312:    int i;
313:    FILE    *fp;
314:
```

```
315:    if ((fp = fopen(fi, "w")) == NULL) {
316:        fprintf(stderr, " エラー：ファイルが開きません [%s].\n", fi);
317:        exit(1);
318:    }
319:    for (i = 0; i < size; i++)
320:    {
321:        fprintf(fp, "%f\n", img[i]);
322:    }
323:    fclose(fp);
324: }
325:
326: /* --- プログラムの説明 ---
327:    高速フーリエ変換（FFT）用の関数
328:
329:    FFT プログラムを使うときは 5 つの配列を用意しておく
330:    double    xr[nx]    : FFT 用の実部データ
331:    double    xi[nx]    : FFT 用の虚部データ
332:    double    si[nx/2]  : FFT で使うサインデータ
333:    double    co[nx/2]  : FFT で使うコサインデータ
334:    int       brv[nx]   : FFT で使うバタフライ演算データ
335:
336:    nx              : 1 次元 FFT のデータ数（2 のベキ乗）
337:
338:    FFT 関数に必要なサインとコサインとバタフライ演算データを作成する関数
339:    void FFTInit(int nx, double *si, double *co, int *brv);
340:
341:    1 次元 FFT を実行する関数（FFT アルゴリズム）
342:    void FFT(int ir, int nx, double *xr, double *xi, double *si, double *co, int *brv);
343:
344:    1 次元 FFT を実行する関数（初期化から実行まで）
345:    void fft1d(int ir, double *fr, double *fi, int nx);
346:
347: */
348:
349: // バタフライ演算の入れ替え
350: // int      nx;     // データ数
351: // double   *xr;    // 実部のデータ    xr[nx]
352: // double   *xi;    // 虚部のデータ    xi[nx]
353: // int      *brv;   // 交換用のデータ  brv[nx]
354: void bitrev(int nx, double *xr, double *xi, int *brv)
355: {
356: int      i, j;
357: double   a, b;
358: for (i = 0; i < nx; i++) {
359:     j = brv[i];
360:     if (i < j) {
361:         a = xr[i];
362:         b = xi[i];
363:         xr[i] = xr[j];
364:         xi[i] = xi[j];
365:         xr[j] = a;
366:         xi[j] = b;
367:     }
368: }
369: }
370:
371: // 1 次元 FFT を実行する関数（FFT アルゴリズム）
372: // int      ir;     // 順変換 (1) と逆変換 (-1)
373: // int      nx;     // 1 次元 FFT のデータ数
374: // double   *xr;    // 実部のデータ              xr[nx]
375: // double   *xi;    // 虚部のデータ              xi[nx]
376: // double   *si;    // FFT 用のサインデータ      si[nx/2]
377: // double   *co;    // FFT 用のコサインデータ    co[nx/2]
378: // int      *brv;   // FFT 用の入れ替えデータ    brv[nx]
379: void FFT(int ir, int nx, double *xr, double *xi, double *si, double *co, int *brv)
380: {
381: int      i, j, n1, n2 = nx, j3, j4, k, l, ll, d = 1, g;
382: double   a, b, c, s;
383:
384: for (l = 1; l <= nx / 2; l *= 2, d += d) {
385:     g = 0;
386:     ll = n2;
387:     n2 /= 2;
388:     for (k = 1; k <= n2; k++) {
389:         n1 = k - ll;
390:         c = co[g];
391:         s = ir*si[g];
```

プログラム【4-3】 MTFを求めるプログラム (6)

```
392:            g += d;
393:            for (j = ll; j <= nx; j += ll) {
394:                j3 = j + n1 - 1;
395:                j4 = j3 + n2;
396:                a = xr[j3] - xr[j4];
397:                b = xi[j3] - xi[j4];
398:                xr[j3] += xr[j4];   xi[j3] += xi[j4];
399:                xr[j4] = c*a + s*b; xi[j4] = c*b - s*a;
400:            }
401:        }
402:    }
403:
404:    bitrev(nx, xr, xi, brv);
405:    if (ir == -1)
406:        for (i = 0; i < nx; i++) {
407:            xr[i] /= nx;
408:            xi[i] /= nx;
409:        }
410: }
411:
412: // 交換データ作成用関数
413: // int   nx;   // データ数
414: // int   nn;   // 交換前のデータ番号
415: int br(int nx, int nn)
416: {
417: int  r, c;
418: r = 0;
419: for (c = 1; c <= nx / 2; c <<= 1) {
420:     r <<= 1;
421:     if ((nn&c) != 0)
422:         r++;
423: }
424: return(r);
425: }
426:
427: // FFT用のデータ作成用の関数
428: // FFT関数を使う前に1度使用して必要なデータを作成する
429: // int      nx;    // FFTのデータ数
430: // double   *si;   // サインデータ用配列   si[nx/2]
431: // double   *co;   // コサインデータ用配列 co[nx/2]
432: // int      *brv;  // 交換データ用配列 brv[nx]
433: void FFTInit(int nx, double *si, double *co, int *brv)
434: {
435: double  d = 2.0*PI / nx;
436: int     i;
437: for (i = 0; i < nx / 4; i++) {
438:     si[i] = sin(d*i);
439:     co[i + nx / 4] = -si[i];
440: }
441: for (i = nx / 4; i < nx / 2; i++) {
442:     si[i] = sin(d*i);
443:     co[i - nx / 4] = si[i];
444: }
445: for (i = 0; i < nx; i++)
446:     brv[i] = br(nx, i);
447: }
448:
449:
450: // 1次元FFTを実行する関数（初期化から実行まで）
451: // int      ir;    // 順変換(1)と逆変換(-1)
452: // double   *fr;   // 1次元FFTの実部のデータ fr[nx]
453: // double   *fi;   // 1次元FFTの虚部のデータ fi[nx]
454: // int      nx;    // 1次元FFTのデータ数
455: void fft1d(int ir, double *fr, double *fi, int nx)
456: {
457: int     i;
458: double  *xr, *xi, *si, *co;
459: int *br;
460:
461: // FFT関数用データ領域のメモリを動的に確保
462: xr = (double *)malloc((size_t)nx * sizeof(double));
463: xi = (double *)malloc((size_t)nx * sizeof(double));
464: si = (double *)malloc((size_t)nx / 2 * sizeof(double));
465: co = (double *)malloc((size_t)nx / 2 * sizeof(double));
466: br = (int *)malloc((size_t)nx * sizeof(int));
467:
468: // FFTの初期化
469: FFTInit(nx, si, co, br);
470:
```

プログラム【4-3】MTFを求めるプログラム（7）

```
471:    // データの入れ替え（原点をずらす）
472:    for (i = 0; i < nx / 2; i++)
473:    {
474:        xr[i] = fr[i + nx / 2];
475:        xr[i + nx / 2] = fr[i];
476:        xi[i] = fi[i + nx / 2];
477:        xi[i + nx / 2] = fi[i];
478:    }
479:
480:    // FFT の実行
481:    FFT(ir, nx, xr, xi, si, co, br);
482:
483:    // データの入れ替え（原点を戻す）
484:    for (i = 0; i < nx / 2; i++)
485:    {
486:        fr[i + nx / 2] = xr[i];
487:        fr[i] = xr[i + nx / 2];
488:        fi[i + nx / 2] = xi[i];
489:        fi[i] = xi[i + nx / 2];
490:    }
491:
492:    // データ領域のメモリを開放
493:    free(xr);
494:    free(xi);
495:    free(si);
496:    free(co);
497:    free(br);
498:    }
```

第 4 章 CT の性能評価 ── 185

プログラム【4-4】NNPS を求めるプログラム (1)

```
 1:  #define _CRT_SECURE_NO_WARNINGS
 2:  #include <stdio.h>
 3:  #include <stdlib.h>
 4:  #include <string.h>
 5:  #include <math.h>
 6:
 7:  /* --- プログラムの説明 --- */
 8:  char *filen = "P4-4nnps.c";
 9:  char *title = "NNPS を求めるプログラム ";
10:  /*
11:      雑音画像から NNPS（WS）を作成する．
12:  */
13:
14:  /* 入力 */
15:  char *menu[] = {  // 入力の際のコメント（入力変数とリンク）
16:  " 1．雑音画像のファイル名           ",
17:  " 2．x 方向の NNPS のファイル名     ",
18:  " 3．y 方向の MNPS のファイル名     ",
19:  " 4．画像の幅                       ",
20:  " 5．画像の高さ                     ",
21:  " 6．NNPS の周波数ビン              ",
22:  };
23:
24:  /* 出力 */
25:  /*
26:      x 方向の NNPS データのファイル（text 型）
27:      y 方向の NNPS データのファイル（text 型）
28:  */
29:
30:  #define  PI  3.14159265358979   // 円周率π
31:
32:  // プロトタイプ宣言
33:  void init(double *img, int size, double val);
34:  void read_data(char *fi, double *img, int size);
35:  void write_data(char *fi, double *img, int size);
36:  void write_data_txt(char *fi, double *img, int size);
37:  void square(double *img, double *imi, int size);
38:  void transpose(double *img, int nx, int ny);
39:  void mknps(double *nps, int mx, double *img, int nx, int ny, int sb);
40:  void fft2d(int ir, double *fr, double *fi, int nx, int ny);
41:
42:  // グローバル変数の宣言と初期化
43:  char    g_f1[256] = "n4-4.img";     // 画像データのファイル名
44:  char    g_f2[256] = "n4-4x.txt";    // x 方向の NNPS のファイル名
45:  char    g_f3[256] = "n4-4y.txt";    // y 方向の NNPS のファイル名
46:  int     g_nx = 256;        // 画像の幅
47:  int     g_ny = 256;        // 画像の高さ
48:  int     g_sb = 5;          // 周波数ビン
49:  int     g_mx = 256 / 10;   // NNPS のデータ数
50:  double  *g_img;            // 画像データ領域（実部）
51:  double  *g_imi;            // 画像データ領域（虚部）
52:  double  *g_npx;            // NNPS データ領域（x 方向）
53:  double  *g_npy;            // NNPS データ領域（y 方向）
54:
55:  // *** プログラムで使用する主要グローバル変数の確認・入力 ***
56:  void getparameter()
57:  {
58:      int   i = 0;
59:      char  dat[256];
60:
61:      // 変数への値の入力
62:      fprintf(stdout, "\n%s\n\n", title);
63:
64:      fprintf(stdout, " %s [%s] :", menu[i++], g_f1);
65:      if (*fgets(dat, 256, stdin) != '\n') { dat[strlen(dat) - 1] = '\0'; strcpy(g_
     f1, dat); }
66:      fprintf(stdout, " %s [%s] :", menu[i++], g_f2);
67:      if (*fgets(dat, 256, stdin) != '\n') { dat[strlen(dat) - 1] = '\0'; strcpy(g_
     f2, dat); }
68:      fprintf(stdout, " %s [%s] :", menu[i++], g_f3);
69:      if (*fgets(dat, 256, stdin) != '\n') { dat[strlen(dat) - 1] = '\0'; strcpy(g_
     f3, dat); }
70:      fprintf(stdout, " %s [%d] :", menu[i++], g_nx);
71:      if (*fgets(dat, 256, stdin) != '\n')  g_nx = atoi(dat);
72:      fprintf(stdout, " %s [%d] :", menu[i++], g_ny);
73:      if (*fgets(dat, 256, stdin) != '\n')  g_ny = atoi(dat);
74:      fprintf(stdout, " %s [%d] :", menu[i++], g_sb);
75:      if (*fgets(dat, 256, stdin) != '\n')  g_sb = atoi(dat);
76:
```

プログラム【4-4】 NNPS を求めるプログラム (2)

```
 77:    // NPS データ数の算出
 78:    g_mx = g_nx / (g_sb * 2);
 79:    }
 80:
 81:    // *** メイン関数 ***
 82:    int main(void)
 83:    {
 84:    // プログラムで使用する変数の入力
 85:    getparameter();
 86:
 87:    // 画像領域のメモリを動的に確保
 88:    g_img = (double *)malloc((size_t)g_nx*g_ny * sizeof(double));
 89:    g_imi = (double *)malloc((size_t)g_nx*g_ny * sizeof(double));
 90:    g_npx = (double *)malloc((size_t)g_mx * sizeof(double));
 91:    g_npy = (double *)malloc((size_t)g_mx * sizeof(double));
 92:
 93:    // 画像データの初期化
 94:    init(g_imi, g_nx*g_ny, 0.0);
 95:    init(g_npx, g_mx, 0.0);
 96:    init(g_npy, g_mx, 0.0);
 97:
 98:    // 雑音画像の入力
 99:    read_data(g_f1, g_img, g_nx*g_ny);
100:
101:    // 2 次元フーリエ変換
102:    fft2d(1, g_img, g_imi, g_nx, g_ny);
103:
104:    // 2 乗と規格化処理
105:    square(g_img, g_imi, g_nx*g_ny);
106:
107:    write_data("n4-4_nnps.img", g_img, g_nx*g_ny);
108:
109:    // NPS の作成 (x 方向)
110:    mknps(g_npx, g_mx, g_img, g_nx, g_ny, g_sb);
111:
112:    // 転置画像の作成
113:    transpose(g_img, g_nx, g_ny);
114:
115:    // NPS の作成 (y 方向)
116:    mknps(g_npy, g_mx, g_img, g_nx, g_ny, g_sb);
117:
118:    // NPS の出力
119:    write_data_txt(g_f2, g_npx, g_mx);
120:    write_data_txt(g_f3, g_npy, g_mx);
121:
122:    free(g_img);
123:    free(g_imi);
124:    free(g_npx);
125:    free(g_npy);
126:    return 0;
127:    }
128:
129:    // *** 2 乗処理 (複素数) ***
130:    // double *img;  // 画像領域 (実部)
131:    // double *imi;  // 画像領域 (虚部)
132:    // int    size;  // 画像サイズ
133:    void square(double *img, double *imi, int size)
134:    {
135:    int  i;
136:    double max;
137:    // 複素数の 2 乗
138:    for (i = 0; i < size; i++)
139:    {
140:        img[i] = img[i] * img[i] + imi[i] * imi[i];
141:    }
142:    // 規格化 (最大値で割る)
143:    max = img[0];
144:    for (i = 0; i < size; i++)
145:    {
146:        if (max < img[i]) max = img[i];
147:    }
148:    for (i = 0; i < size; i++)
149:    {
150:        img[i] /= max;
151:    }
152:    }
153:
154:    // *** 転置画像の作成 ***
155:    // double *img;  // 画像領域
```

プログラム【4-4】 NNPS を求めるプログラム（3）

```
156:    // int      nx;      // 画像の幅
157:    // int      ny;      // 画像の高さ
158:    void transpose(double *img, int nx, int ny)
159:    {
160:    int   i, j;
161:    double *im1;
162:
163:    // 画像領域のメモリを動的に確保
164:    im1 = (double *)malloc((size_t)nx*ny * sizeof(double));
165:
166:    // 転置処理
167:    for (i = 0; i < ny; i++)
168:    {
169:        for (j = 0; j < nx; j++)
170:        {
171:            im1[i*nx + j] = img[j*ny + i];
172:        }
173:    }
174:
175:    // 元画像に転置画像を代入
176:    for (i = 0; i < nx*ny; i++)
177:    {
178:        img[i] = im1[i];
179:    }
180:
181:    free(im1);
182:    }
183:
184:    // *** NNPS を作成する ***
185:    // double   *nps;    // 1次元 NPS データ領域
186:    // int      mx;      // 1次元 NPS のデータ数
187:    // double   *img;    // 2次元 NPS 画像
188:    // int      nx;      // 画像の幅
189:    // int      ny;      // 画像の高さ
190:    // int      sb;      // 周波数ビン
191:    void mknps(double *nps, int mx, double *img, int nx, int ny, int sb)
192:    {
193:    int    i, j, k;
194:
195:    for (i = 1; i <= mx; i++)
196:    {
197:        double sum = 0;
198:        int    count = 0;
199:        for (j = 0; j < ny; j++)
200:        {
201:            int y = ny / 2 - j;
202:            if (y == 0 || abs(y) > 7) continue;  // 7ラインの範囲
203:            for (k = 0; k < nx; k++)
204:            {
205:                int x = k - nx / 2;
206:                double r = sqrt((double)(x*x + y*y));  // 原点からの距離
207:                double a0 = i*sb - sb / 2.0;  // 周波数ビン範囲の開始位置
208:                double a1 = i*sb + sb / 2.0;  // 周波数ビン範囲の終了位置
209:                if (x != 0 && r >= a0 && r < a1)  // 周波数ビンの範囲内
210:                {
211:                    sum += img[j*nx + k];
212:                    count++;
213:                }
214:            }
215:        }
216:        nps[i-1] = sum / count;  // 周波数ビン範囲の平均値
217:    }
218:    }
219:
220:    // *** 画像領域の初期化 ***
221:    // double   *img;    // 画像領域
222:    // int      size;    // 画像領域のデータ数（画素数）
223:    // double   val;     // 初期化する値
224:    void init(double *img, int size, double val)
225:    {
226:    int  i;
227:    for (i = 0; i < size; i++)
228:        img[i] = val;
229:    }
230:
231:    // *** 2次元画像データの入力（float 型ファイルを double として入力）***
232:    // char     *fi;     // 入力画像のファイル名
233:    // double   *img;    // 入力画像データ
234:    // int      size;    // 入力画像のサイズ（幅×高さ pixel）
```

プログラム【4-4】NNPSを求めるプログラム (4)

```
235:    void read_data(char *fi, double *img, int size)
236:    {
237:    int i;
238:    float buff;
239:    FILE    *fp;
240:
241:    if ((fp = fopen(fi, "rb")) == NULL) {
242:        fprintf(stderr, " エラー：ファイルが開きません [%s].\n", fi);
243:        exit(1);
244:    }
245:    for (i = 0; i < size; i++)
246:    {
247:        fread(&buff, sizeof(float), 1, fp);
248:        img[i] = buff;
249:    }
250:    fclose(fp);
251:    }
252:
253:    // *** 2次元画像データの出力（doubleデータをfloat型として出力）***
254:    // char *fi;     // 出力画像のファイル名
255:    // double *img;  // 出力画像データ
256:    // int   size;   // 出力画像のサイズ（幅×高さ pixel）
257:    void write_data(char *fi, double *img, int size)
258:    {
259:    int i;
260:    float buff;
261:    FILE    *fp;
262:
263:    if ((fp = fopen(fi, "wb")) == NULL) {
264:        fprintf(stderr, " エラー：ファイルが開きません [%s].\n", fi);
265:        exit(1);
266:    }
267:    for (i = 0; i < size; i++)
268:    {
269:        buff = (float)img[i];
270:        fwrite(&buff, sizeof(float), 1, fp);
271:    }
272:    fclose(fp);
273:    }
274:
275:    // *** NNPSデータの出力（doubleデータをtext型として出力）***
276:    // char *fi;     // 出力データのファイル名
277:    // double *img;  // 出力データ
278:    // int   size;   // 出力データのサイズ
279:    void write_data_txt(char *fi, double *nps, int size)
280:    {
281:    int i;
282:    FILE    *fp;
283:
284:    if ((fp = fopen(fi, "w")) == NULL) {
285:        fprintf(stderr, " エラー：ファイルが開きません [%s].\n", fi);
286:        exit(1);
287:    }
288:    for (i = 0; i < size; i++)
289:    {
290:        fprintf(fp, "%e\n", nps[i]);
291:    }
292:    fclose(fp);
293:    }
294:
295:    /* --- プログラムの説明 ---
296:       高速フーリエ変換（FFT）用の関数
297:
298:
```

プログラム【4-7】再構成フィルタの窓関数を変えて FBP 雑音の NPS を求めるプログラム（1）

```c
  1:  #define _CRT_SECURE_NO_WARNINGS
  2:  #include <stdio.h>
  3:  #include <stdlib.h>
  4:  #include <string.h>
  5:  #include <math.h>
  6:
  7:  /* --- プログラムの説明 --- */
  8:  char *filen = "P4-7nps_db_fbp_win.c";
  9:  char *title = " 再構成フィルタの窓関数を変えて FBP 雑音の NPS を求めるプログラム ";
 10:  /*
 11:      雑音レベルは一定にしてガウス雑音画像を作成し，NPS（WS）を作成する．
 12:      再構成フィルタの窓関数を変えて NPS を求める．
 13:      雑音のパターンを変えて平均化が行える．
 14:  */
 15:
 16:  /* 入力 */
 17:  char *menu[] = {   // 入力の際のコメント（入力変数とリンク）
 18:  " 1. x 方向の NPS のファイル名            ",
 19:  " 2. y 方向の NPS のファイル名            ",
 20:  " 3. 画像の幅                             ",
 21:  " 4. 画像の高さ                           ",
 22:  " 5. ガウス雑音のレベル（dB）             ",
 23:  " 6. 乱数のパターン番号（1 以上）         ",
 24:  " 7. NPS の周波数ビン                     ",
 25:  " 8. 雑音平均化の回数                     ",
 26:  };
 27:
 28:  /* 出力 */
 29:  /*
 30:      x 方向の NPS データのファイル（text 型）
 31:      y 方向の NPS データのファイル（text 型）
 32:      NPS の画像「n4-7_w*(u).img」（float 型）
 33:  */
 34:
 35:  #define  PI  3.14159265358979   // 円周率π
 36:
 37:  // プロトタイプ宣言
 38:  void init(double *img, int size, double val);
 39:  void write_data(char *fi, double *img, int size);
 40:  void write_data_nps(char *fi, double *nps, int mx, int nx, int sb, int db, int dn);
 41:  void mkgauss_noise_image(double *img, int nx, int ny, int db, int *idum);
 42:  void square(double *img, double *imi, int size);
 43:  void transpose(double *img, int nx, int ny);
 44:  void mknps(double *nps, int mx, double *img, int nx, int ny, int sb);
 45:  void fft2d(int ir, double *fr, double *fi, int nx, int ny);
 46:  void recon_fbp(double *img, int nx, int ny, double *prj, int px, int pa, int dn);
 47:
 48:  // グローバル変数の宣言と初期化
 49:  char    g_f1[256] = "n4-7x.txt";   // x 方向の NPS のファイル名
 50:  char    g_f2[256] = "n4-7y.txt";   // y 方向の NPS のファイル名
 51:  int     g_nx = 256;        // 画像の幅
 52:  int     g_ny = 256;        // 画像の高さ
 53:  int     g_px = 512;        // 投影の幅
 54:  int     g_pa = 256;        // 投影数
 55:  int     g_db = 20;         // ガウス雑音のレベル（db）
 56:  int     g_nr = 1;          // 乱数の番号（1 以上の整数）
 57:  int     g_sb = 5;          // 周波数ビン
 58:  int     g_mx = 256 / 10;   // NPS のデータ数
 59:  int     g_dn = 5;          // 窓関数のパターン数
 60:  int     g_p2 = 1;          // 投影の全角度 [2]π or [1]π
 61:  int     g_nn = 1;          // 雑音平均化の回数
 62:  double  *g_prj;            // 投影データ領域（実部）
 63:  double  *g_img;            // 画像データ領域（実部）
 64:  double  *g_imi;            // 画像データ領域（虚部）
 65:  double  *g_npx;            // NPS データ領域（x 方向）
 66:  double  *g_npy;            // NPS データ領域（y 方向）
 67:  double  *g_nps;            // NPS 画像（全種類）
 68:
 69:  // *** プログラムで使用する主要グローバル変数の確認・入力 ***
 70:  void getparameter()
 71:  {
 72:      int   i = 0;
 73:      char  dat[256];
 74:
 75:      // 変数への値の入力
 76:      fprintf(stdout, "\n%s\n\n", title);
 77:
```

プログラム【4-7】 再構成フィルタの窓関数を変えてFBP雑音のNPSを求めるプログラム (2)

```
78:     fprintf(stdout, " %s [%s] :", menu[i++], g_f1);
79:     if (*fgets(dat, 256, stdin) != '\n') { dat[strlen(dat) - 1] = '\0'; strcpy(g_
        f1, dat); }
80:     fprintf(stdout, " %s [%s] :", menu[i++], g_f2);
81:     if (*fgets(dat, 256, stdin) != '\n') { dat[strlen(dat) - 1] = '\0'; strcpy(g_
        f2, dat); }
82:     fprintf(stdout, " %s [%d] :", menu[i++], g_nx);
83:     if (*fgets(dat, 256, stdin) != '\n')  g_nx = atoi(dat);
84:     fprintf(stdout, " %s [%d] :", menu[i++], g_ny);
85:     if (*fgets(dat, 256, stdin) != '\n')  g_ny = atoi(dat);
86:     fprintf(stdout, " %s [%d] :", menu[i++], g_db);
87:     if (*fgets(dat, 256, stdin) != '\n')  g_db = atoi(dat);
88:     fprintf(stdout, " %s [%d] :", menu[i++], g_nr);
89:     if (*fgets(dat, 256, stdin) != '\n')  g_nr = atoi(dat);
90:     fprintf(stdout, " %s [%d] :", menu[i++], g_sb);
91:     if (*fgets(dat, 256, stdin) != '\n')  g_sb = atoi(dat);
92:     fprintf(stdout, " %s [%d] :", menu[i++], g_nn);
93:     if (*fgets(dat, 256, stdin) != '\n')  g_nn = atoi(dat);
94:
95:     // NNPSデータ数の算出
96:     g_mx = g_nx / (g_sb * 2);
97:
98:     // 乱数番号を負値にする (乱数パターンを変更するため)
99:     g_nr *= -1;
100:    }
101:
102:    // *** メイン関数 ***
103:    int main(void)
104:    {
105:    int  i, j, n;
106:    char fi[50];
107:
108:    // プログラムで使用する変数の入力
109:    getparameter();
110:
111:    // 画像領域のメモリを動的に確保
112:    g_prj = (double *)malloc((size_t)g_px*g_pa * sizeof(double));
113:    g_img = (double *)malloc((size_t)g_nx*g_ny * sizeof(double));
114:    g_imi = (double *)malloc((size_t)g_nx*g_ny * sizeof(double));
115:    g_npx = (double *)malloc((size_t)g_dn*g_mx * sizeof(double));
116:    g_npy = (double *)malloc((size_t)g_dn*g_mx * sizeof(double));
117:    g_nps = (double *)malloc((size_t)g_dn*g_nx*g_ny * sizeof(double));
118:
119:    // NPSデータの初期化
120:    init(g_npx, g_dn*g_mx, 0.0);
121:    init(g_npy, g_dn*g_mx, 0.0);
122:    init(g_nps, g_dn*g_nx*g_ny, 0.0);
123:
124:    for (n = 0; n < g_nn; n++)
125:    {
126:        fprintf(stderr, "\r noise average [%d/%d]", n + 1, g_nn);
127:        for (i = 0; i < g_dn; i++) // 窓関数を変える
128:        {
129:            // 雑音画像の作成
130:            mkgauss_noise_image(g_prj, g_px, g_pa, g_db, &g_nr);
131:
132:            // FBP法での再構成
133:            recon_fbp(g_img, g_nx, g_ny, g_prj, g_px, g_pa, i);
134:
135:            // 虚部画像の初期化
136:            init(g_imi, g_nx*g_ny, 0.0);
137:
138:            // 2次元フーリエ変換
139:            fft2d(1, g_img, g_imi, g_nx, g_ny);
140:
141:            // 2乗と規格化処理
142:            square(g_img, g_imi, g_nx*g_ny);
143:
144:            // NPS画像の加算
145:            for (j = 0; j < g_nx*g_ny; j++)
146:                g_nps[i*g_nx*g_ny + j] += g_img[j];
147:
148:            // NPSの作成 (x方向)
149:            mknps(g_npx + i*g_mx, g_mx, g_img, g_nx, g_ny, g_sb);
150:
151:            // 転置画像の作成
152:            transpose(g_img, g_nx, g_ny);
153:
154:            // NPSの作成 (y方向)
```

プログラム【4-7】再構成フィルタの窓関数を変えてFBP雑音のNPSを求めるプログラム（3）

```
155:            mknps(g_npy + i*g_mx, g_mx, g_img, g_nx, g_ny, g_sb);
156:        }
157:    }
158:    fprintf(stderr, "\n");
159:
160:    // NPSの平均値算出
161:    for (i = 0; i < g_dn*g_mx; i++)
162:    {
163:        g_npx[i] /= g_nn;
164:        g_npy[i] /= g_nn;
165:    }
166:
167:    // NPSの出力（パターンと平均をまとめて出力）
168:    write_data_nps(g_f1, g_npx, g_mx, g_nx, g_sb, g_db, g_dn);
169:    write_data_nps(g_f2, g_npy, g_mx, g_ny, g_sb, g_db, g_dn);
170:
171:    // NPS画像の平均値算出
172:    for (i = 0; i < g_dn*g_nx*g_ny; i++)
173:        g_nps[i] /= g_nn;
174:
175:    // NPS画像の出力
176:    for (i = 0; i < g_dn; i++)
177:    {
178:        sprintf(fi, "n4-7_w%d(u).img", i);
179:        write_data(fi, g_nps + i * g_nx*g_ny, g_nx*g_ny);
180:    }
181:
182:    free(g_img);
183:    free(g_imi);
184:    free(g_npx);
185:    free(g_npy);
186:    free(g_nps);
187:    return 0;
188: }
189:
190: // *** 雑音画像の作成（パターンを変える）***
191: // double *img; // 画像領域
192: // int    nx;   // 画像の幅
193: // int    ny;   // 画像の高さ
194: // int    db;   // ガウス雑音のレベル（dB）
195: // int    idum; // 雑音のパターン
196: void mkgauss_noise_image(double *img, int nx, int ny, int db, int *idum)
197: {
198: int     i;
199: double  sd; // ガウス雑音の標準偏差（SD）
200: double  gasdev(int *idum); // ポアソン雑音を印加する関数
201:
202:    // ガウス雑音の標準偏差の算出
203:    sd = pow(10.0, -db / 20.0);
204:
205:    // ガウス雑音画像の加算（画素値を1と仮定）
206:    for (i = 0; i < nx*ny; i++)
207:    {
208:        img[i] = 1 + sd * gasdev(idum);
209:    }
210: }
211:
212: // *** 2乗処理（複素数）***
213: // double *img; // 画像領域（実部）
214: // double *imi; // 画像領域（虚部）
215: // int    size; // 画像サイズ
216: void square(double *img, double *imi, int size)
217: {
218: int    i;
219: //double max;
220:
221:    // 複素数の2乗
222:    for (i = 0; i < size; i++)
223:    {
224:        img[i] = img[i] * img[i] + imi[i] * imi[i];
225:    }
226:    // 規格化（最大値で割る）
227:    //max = img[0];
228:    //for (i = 0; i < size; i++)
229:    //{
230:    //  if (max < img[i]) max = img[i];
231:    //}
232:    //for (i = 0; i < size; i++)
233:    //{
```

```
234:    //    img[i] /= max;
235:    //}
236:    }
237:
238:    // *** 転置画像の作成 ***
239:    // double *img;   // 画像領域
240:    // int    nx;     // 画像の幅
241:    // int    ny;     // 画像の高さ
242:    void transpose(double *img, int nx, int ny)
243:    {
244:    int  i, j;
245:    double *im1;
246:
247:    // 画像領域のメモリを動的に確保
248:    im1 = (double *)malloc((size_t)nx*ny * sizeof(double));
249:
250:    // 転置処理
251:    for (i = 0; i < ny; i++)
252:    {
253:       for (j = 0; j < nx; j++)
254:       {
255:          im1[i*nx + j] = img[j*ny + i];
256:       }
257:    }
258:
259:    // 元画像に転置画像を代入
260:    for (i = 0; i < nx*ny; i++)
261:    {
262:       img[i] = im1[i];
263:    }
264:
265:    free(im1);
266:    }
267:
268:    // *** NNPS を作成する ***
269:    // double   *nps;   // 1次元 NPS データ領域
270:    // int      mx;     // 1次元 NPS のデータ数
271:    // double   *img;   // 2次元 NPS 画像
272:    // int      nx;     // 画像の幅
273:    // int      ny;     // 画像の高さ
274:    // int      sb;     // 周波数ビン
275:    void mknps(double *nps, int mx, double *img, int nx, int ny, int sb)
276:    {
277:    int    i, j, k;
278:
279:    for (i = 1; i <= mx; i++)
280:    {
281:       double sum = 0;
282:       int    count = 0;
283:       for (j = 0; j < ny; j++)
284:       {
285:          int y = ny / 2 - j;
286:          if (y == 0 || abs(y) > 7) continue; // 7 ラインの範囲
287:          for (k = 0; k < nx; k++)
288:          {
289:             int x = k - nx / 2;
290:             double r = sqrt((double)(x*x + y*y)); // 原点からの距離
291:             double a0 = i*sb - sb / 2.0; // 周波数ビン範囲の開始位置
292:             double a1 = i*sb + sb / 2.0; // 周波数ビン範囲の終了位置
293:             if (x != 0 && r >= a0 && r < a1) // 周波数ビンの範囲内
294:             {
295:                sum += img[j*nx + k];
296:                count++;
297:             }
298:          }
299:       }
300:       nps[i-1] += sum / count; // 周波数ビン範囲の平均値
301:    }
302:    }
303:
304:    // *** 画像領域の初期化 ***
305:    // double  *img;    // 画像領域
306:    // int     size;    // 画像領域のデータ数（画素数）
307:    // double  val;     // 初期化する値
308:    void init(double *img, int size, double val)
309:    {
310:    int  i;
311:    for (i = 0; i < size; i++)
312:       img[i] = val;
```

プログラム【4-7】再構成フィルタの窓関数を変えてFBP雑音のNPSを求めるプログラム（5）

```
313:    }
314:
315:    // *** 2次元画像データの出力（doubleデータをfloat型として出力）***
316:    // char   *fi;     // 出力画像のファイル名
317:    // double *img;    // 出力画像データ
318:    // int    size;    // 出力画像のサイズ（幅×高さ pixel）
319:    void write_data(char *fi, double *img, int size)
320:    {
321:    int   i;
322:    float buff;
323:    FILE  *fp;
324:
325:    if ((fp = fopen(fi, "wb")) == NULL) {
326:        fprintf(stderr, " エラー：ファイルが開きません [%s].\n", fi);
327:        exit(1);
328:    }
329:    for (i = 0; i < size; i++)
330:    {
331:        buff = (float)img[i];
332:        fwrite(&buff, sizeof(float), 1, fp);
333:    }
334:    fclose(fp);
335:    }
336:
337:    // *** NPSデータの出力（doubleデータをtext型として出力）***
338:    // char   *fi;     // 出力データのファイル名
339:    // double *nps;    // 出力データ
340:    // int    mx;      // 1次元NPSのデータ数
341:    // int    nx;      // 画像の幅
342:    // int    sb;      // 周波数ビン
343:    // int    db;      // 雑音のレベル
344:    // int    dn;      // 窓関数の数
345:    void write_data_nps(char *fi, double *nps, int mx, int nx, int sb, int db, int dn)
346:    {
347:    int   i, n;
348:    FILE  *fp;
349:
350:    if ((fp = fopen(fi, "w")) == NULL) {
351:        fprintf(stderr, " エラー：ファイルが開きません [%s].\n", fi);
352:        exit(1);
353:    }
354:
355:    // 周波数行の出力
356:    fprintf(fp, " 周波数 ");
357:    for (i = 0; i < mx; i++)
358:    {
359:        fprintf(fp, "\t%f", (i + 1)*sb / (double)nx);
360:    }
361:    fprintf(fp, "\n");
362:
363:    // NPSパターンの出力
364:    for (n = 0; n < dn; n++)
365:    {
366:        fprintf(fp, "W%d(u)", n);
367:        for (i = 0; i < mx; i++)
368:        {
369:            fprintf(fp, "\t%e", nps[n*mx + i]);
370:        }
371:        fprintf(fp, "\n");
372:    }
373:
374:    fclose(fp);
375:    }
376:
377:    // *** Rampフィルタを掛ける関数 ***
378:    // double *xr;     フィルタを掛けるデータ配列 xr[nx]
379:    // int    nx;      フィルタを掛けるデータ数
380:    // int    ny;      投影数
381:    // double pl;      データの1ピクセルの長さ (cm)
382:    // int    dn;      窓関数の種類
383:    void filtering(double *xr, int px, int pa, double pl, int dn)
384:    {
385:    int     i, j;
386:    double  h = 1.0 / px / pl;
387:
388:    if (dn == 0)
389:    {
390:        // Ramp filter
```

プログラム【4-7】 再構成フィルタの窓関数を変えて FBP 雑音の NPS を求めるプログラム (6)

```
391:        for (i = 0; i < pa; i++)
392:        {
393:            for (j = 0; j < px; j++)
394:            {
395:                double u = j - px / 2;
396:                xr[i*px + j] *= fabs(u)*h;
397:            }
398:        }
399:    }
400:    else
401:    {
402:        // Ramp + Hanning filter
403:        for (i = 0; i < pa; i++)
404:        {
405:            for (j = 0; j < px; j++)
406:            {
407:                double u = j - px / 2;
408:                xr[i*px + j] *= fabs(u)*h*(0.5 + 0.5*cos(u*PI / (dn*px / 2)));
409:            }
410:        }
411:    }
412:
413:    // Shepp-Logan
414:    //for (i = 0; i < pa; i++)
415:    //{
416:    //    for (j = 0; j < px; j++)
417:    //    {
418:    //        double u = j - px / 2;
419:    //        xr[i*px + j] *= px / PI * fabs(sin(PI*u / px))*h;
420:    //    }
421:    //}
422:
423:    // Shepp-Logan + Hanning
424:    //for (i = 0; i < pa; i++)
425:    //{
426:    //    for (j = 0; j < px; j++)
427:    //    {
428:    //        double u = j - px / 2;
429:    //        xr[i*px + j] *= px / PI * fabs(sin(PI*u / px))*h*(0.5 + 0.5*cos(u*PI / (px / 2)));
430:    //    }
431:    //}
432:
433: }
434:
435: // *** 逆投影を行う関数 ***
436: // int      pp;      逆投影を PI で行うか 2*PI で行うか (1 or 2)
437: // float    *img;    再構成した画像データ
438: // int      nx;      画像のマトリクスサイズ (x 方向)
439: // int      ny;      画像のマトリクスサイズ (y 方向)
440: // double   plx;     画像のピクセル実長 (x 方向：cm)
441: // double   ply;     画像のピクセル実長 (y 方向：cm)
442: // float    *prj;    投影データ
443: // int      px;      投影データの動径方向のデータ数
444: // int      pa;      投影データの角度方向のデータ数
445: // double   pl      投影データの動径方向のピクセル実長 (cm)
446: void BackProjection(int pp, double *img, int nx, int ny, double plx, double ply, double *prj, int px, int pa, double pl)
447: {
448: int      i, j, k, ix;
449: double   x0, cx, cy, th, tx, ty, t1, t2;
450: double   *bp2;
451:
452: for (i = 0; i < nx*ny; i++)
453:     img[i] = 0;
454:
455: for (k = 0; k < pa; k++) {
456:     th = pp * k*PI / pa;
457:     cx = cos(th)*plx / pl;
458:     cy = -sin(th)*ply / pl;
459:     x0 = -cx * nx / 2 - cy * ny / 2 + px / 2;
460:     bp2 = prj + k * px;
461:     for (i = 0, ty = x0; i < ny; i++, ty += cy) {
462:         for (j = 0, tx = ty; j < nx; j++, tx += cx) {
463:             ix = (int)tx;
464:             if (ix < 0 || ix > px - 2)      continue;
465:             t1 = tx - ix;
466:             t2 = 1 - t1;
467:             img[i*nx + j] += t1*bp2[ix + 1] + t2 * bp2[ix];
```

```
468:            }
469:        }
470:    }
471:
472:    for (i = 0; i < nx*ny; i++)
473:        img[i] *= PI / pa;
474: }
475:
476: // **************************
477: // ***  FBP法 投影再構成  ***
478: // **************************
479: // double    *img;   // 作成する画像データ
480: // int       nx;     // 画像の幅
481: // int       ny;     // 画像の高さ
482: // double    *prj;   // 投影データ
483: // int       px;     // 投影の幅
484: // int       pa;     // 投影数
485: // int       dn;     // 窓関数の種類
486: void recon_fbp(double *img, int nx, int ny, double *prj, int px, int pa, int dn)
487: {
488:    double *pri;
489:    void fft1dx(int ir, double *fr, double *fi, int nx, int ny);
490:
491:    pri = (double *)malloc((size_t)px*pa * sizeof(double));
492:
493:    // 初期化
494:    init(pri, px*pa, 0.0);
495:
496:    // 投影の1次元フーリエ変換
497:    fft1dx(1, prj, pri, px, pa);
498:
499:    // 投影のフィルタリング R y
500:    filtering(prj, px, pa, 1.0, dn);
501:    filtering(pri, px, pa, 1.0, dn);
502:
503:    // 投影の1次元逆フーリエ変換
504:    fft1dx(-1, prj, pri, px, pa);
505:
506:    // 逆投影 AT R y
507:    BackProjection(g_p2, img, nx, ny, 1.0, 1.0, prj, px, pa, 1.0);
508:
509:    free(pri);
510: }
511:
512: /* --- プログラムの説明 ---
513:    高速フーリエ変換（FFT）用の関数
514:
```

〈第5章〉
線形フィルタ処理と非線形フィルタ処理

FBP法の主要な要素は，1）投影データと再構成フィルタとの畳み込み，2）フィルタ補正後の投影データの逆投影である．再構成フィルタのRam-LakフィルタやShepp-Loganフィルタは，処理の投影データの値に無関係にそれぞれ決まった重み係数からなり，投影データの値が2倍になればフィルタ処理後の投影データの値も2倍になる．逆投影の線形補間などの補間関数も投影データの値が2倍になれば逆投影画像の値も2倍になる．フィルタ処理前を入力，フィルタ処理後を出力とすれば，入力と出力間に比例関係が成り立つとき線形フィルタという．フィルタ処理前後の入力と出力間に比例関係が成り立たないときのフィルタを非線形フィルタという．線形フィルタ処理からなるFBP法は線形な画像再構成法であるが，CTでは入力となる投影データを作成する際に対数変換を行う．対数変換は入力と出力間に比例関係が成り立たない非線形処理になる．正則化を用いた逐次近似CT画像再構成法は非線形な画像再構成法である．

CTの画像処理には線形フィルタおよび非線形フィルタが用いられる．線形フィルタには移動平均フィルタ，荷重平均フィルタ，ガウスフィルタなどの低域通過フィルタの他，高周波数領域を強調する高域通過フィルタなどがある．線形フィルタ処理は対象画像と位置に依存しないフィルタの重み係数との畳み込みで表される．

非線形フィルタにはMedian（メディアン），Min（最小値），Max（最大値），Bilateral（バイラテラル）[1]，Nonlocal meansフィルタ[2]などがある．メディアンフィルタは画像処理対象の画素（対象画素）を参照領域の中央値で置換する．ここで参照領域とは対象画素の周辺領域をいう．最小値フィルタは対象画素を参照領域の最小値で置き換える．最大値フィルタは対象画素を参照領域の最大値で置き換える．

バイラテラルフィルタは2つのガウス関数の積で表され，1番目のガウス関数の変数は対象画素と参照画素間の距離であり，これは通常のガウスフィルタと同じである．2番目のガウス関数の変数は対象画素と参照領域内の画素間の強度差である．これは通常のガウス関数と異なり位置に不変ではなく位置に依存して変化する．

Nonlocal meansフィルタは1つのガウス関数からなり，変数は対象画素を含む領域と参照領域との類似度である．ここで参照領域とは対象画素の周辺領域（例えば，3×3などの大きさの矩形領域）だけでなく，画像全体を推移する矩形領域とする．線形フィルタやメディアンフィルタの参照領域は対象画素の近傍にある画素のみを利用するが，Nonlocal meansフィルタは画像の中に対象領域と類似した領域があるとの考えに基づき，近傍の画素だけでなく距離に関係なく画像全体を利用する．本章では，線形フィルタ処理と非線形フィルタ処理について述べる．

〔第1節〕 線形フィルタと非線形フィルタ

本節では，はじめに，線形フィルタの定義式を示し，移動平均フィルタが線形フィルタであることを

確認する．一方，メディアンフィルタは定義式に合致しないことから非線形フィルタであることを確認する．次に，雑音を含まない画像にガウスフィルタ処理とメディアンフィルタ処理を行い，線形フィルタと非線型フィルタの違いを視覚化する．画像処理の対象とする入力画像を $f(x, y)$，出力画像を $g(x, y)$ とする．L はあるフィルタ処理に関する演算を表し，これを以下のように書くことにする．

$$g(x,y) = L\{f(x,y)\} \tag{5-1}$$

(5-1) 式は $f(x, y)$ にあるフィルタ処理をして $g(x, y)$ が得られることを示す．L が次の性質を有するとき L は線形フィルタであるという．

$$L\{a f_1(x,y) + b f_2(x,y)\} = aL\{f_1(x,y)\} + bL\{f_2(x,y)\} \tag{5-2}$$

ここで，a，b は定数である．(5-2) 式は入力の線形和（個々の入力を定数倍し加算すること）に対する出力は個々の入力に対する出力の線形和に等しいことを示す．

入力画像を 2 つ用意し

$$f_1(x,y) = \begin{pmatrix} 12 & 16 & 47 \\ 41 & 17 & 29 \\ 8 & 46 & 6 \end{pmatrix} \qquad f_2(x,y) = \begin{pmatrix} 25 & 23 & 20 \\ 1 & 5 & 29 \\ 8 & 0 & 28 \end{pmatrix} \tag{5-3}$$

3×3 画素の移動平均フィルタ

$$h(x,y) = \frac{1}{9}\begin{pmatrix} 1 & 1 & 1 \\ 1 & 1 & 1 \\ 1 & 1 & 1 \end{pmatrix} \tag{5-4}$$

と畳み込みを行う．このフィルタは対象画素の値と周囲 8 画素の値の総和を計算し，その平均値で対象画素の値を置き換える．はじめにそれぞれの入力画像を移動平均フィルタ処理する．次に入力画像を足し算した後に移動平均フィルタ処理を行い，両者が等しくなることから移動平均フィルタが線形フィルタであることを確かめる．$f_1(x, y)$ の中心画素 ($x = 0, y = 0$) に移動平均フィルタを作用させると出力画像 $g_1(x, y)$ の $g_1(0, 0)$ は

$$g_1(0,0) = \frac{1 \times 12 + 1 \times 16 + 1 \times 47 \cdots 1 \times 46 + 1 \times 6}{9} = 24.67 \tag{5-5}$$

となる．$f_2(x, y)$ の中心画素に作用させると出力画像の $g_2(0, 0)$ は

$$g_2(0,0) = \frac{1 \times 25 + 1 \times 23 + 1 \times 20 \cdots 1 \times 0 + 1 \times 28}{9} = 15.44 \tag{5-6}$$

となる．$f_1(x, y)$ と $f_2(x, y)$ を足した画像 $f_3(x, y)$ を作り

$$f_3(x,y) = f_1(x,y) + f_2(x,y) = \begin{pmatrix} 37 & 39 & 67 \\ 42 & 22 & 58 \\ 16 & 46 & 34 \end{pmatrix} \tag{5-7}$$

これを移動平均フィルタで処理した出力画像の $g_3(0, 0)$ は

$$g_3(0,0) = \frac{1 \times 37 + 1 \times 39 + 1 \times 67 \cdots 1 \times 46 + 1 \times 34}{9} = 40.11 \tag{5-8}$$

となって，$g_1(0, 0) + g_2(0, 0)$ と等しくなるので線形性が成り立つ．

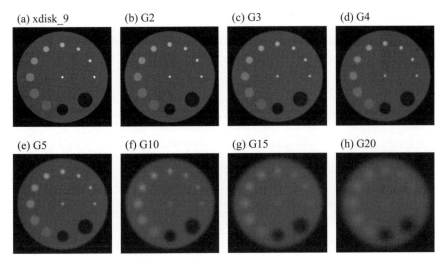

図 5-1　ガウスフィルタ処理画像

　メディアンフィルタは平滑化の程度を低く抑える性質がありごま塩雑音などを除去できる．メディアンフィルタは非線形フィルタであり，(5-2) 式が成り立たないことを確かめる．$f_1(x, y)$ を小さい順に並べると

　　　{6　8　12　16　17　29　41　46　47}

中央値は 17．$f_2(x, y)$ を小さい順に並べると

　　　{0　1　5　8　20　23　25　28　29}

中央値は 20．$f_3(x, y)$ を小さい順に並べると

　　　{16　22　34　37　39　42　46　58　67}

中央値は 39 となり，前の 2 つの和 37 と一致しない．このようにメディアンフィルタは線形フィルタと異なり (5-2) 式が成り立たず非線形フィルタである．

　図 5-1 は (a) の xdisk_9 を次式のガウスフィルタの半値幅 (FWHM) を (b) 2，(c) 3，(d) 4，(e) 5，(f) 10，(g) 15，(h) 20 画素と変化させた処理画像 $g(x, y)$ を示す．

$$h(x,y) = \frac{1}{2\pi\sigma^2} \exp\left(-\frac{x^2+y^2}{2\sigma^2}\right) \tag{5-9}$$

$$\sigma = \text{FWHM}/(2\sqrt{2\ln 2}) \tag{5-10}$$

$$g(x,y) = \sum_{j=-r}^{r}\sum_{i=-r}^{r} f(x+j, y+i)h(j,i) \tag{5-11}$$

　ガウスフィルタの半値幅が大きくなるにつれ画像はぼけてくるが，特定の領域のぼけが大きく他の領域のぼけが小さいということはなく，画像全体が同様な程度にぼけていく．線形フィルタにはこのような特徴がある．図 5-2 はメディアンフィルタのサイズを (b) 3×3，(c) 5×5，(d) 9×9，(e) 7×7，(f) 11×11，(g) 15×15，(h) 19×19 画素と変化させた処理画像を示す．全体的にガウスフィルタと異なりぼけが少ない．一方，フィルタサイズが (d) 7×7 画素までは最小円を観察できるが，サイズが大きくなるにつれ観察できる円が次第に消失する．線形フィルタのように画像全体がぼけるのではなく，フィルタのサイズが大きくなると信号の消失が起こる．すなわち，ガウスフィルタは画像全体を一様にぼか

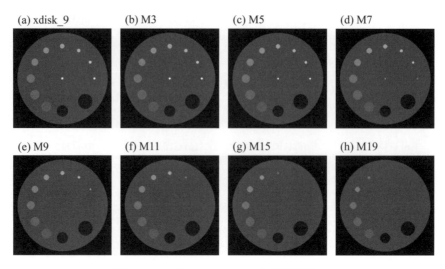

図 5-2　メディアンフィルタ処理画像

す線形性のぼけを与えるのに対し，メディアンフィルタは位置に依存してぼかす非線形なぼけを与える．ただし，非線形フィルタのサイズを大きくしたときの処理画像がすべてメディアンフィルタのように信号を消失するとは限らず，後述のバイラテラルフィルタや Nonlocal means フィルタの処理画像はメディアンフィルタの処理画像と異なる結果を示す．

〔第2節〕　移動平均フィルタ

入力を $f(x, y)$，フィルタを $h(x, y)$，出力を $g(x, y)$ とすると線形フィルタ処理は次式の畳み込みで表される．

$$g(x,y) = \int_{-\infty}^{\infty}\int_{-\infty}^{\infty} f(x',y')h(x-x',y-y')dx'dy' \tag{5-12}$$

畳み込みは図 5-3 のようにフィルタを推移させ対応する画素と乗算し，それらの総和を対象画素の値にする．

実空間フィルタ処理で単純に雑音を軽減させるにはデータの平均をとればよい．画像でそれを行う最も簡単な方法は，対象画素の近接8点を用いて平均をとる方法である．対象点 (x, y) に対して9点平均の計算は次式で表される．

$$g(x,y) = \frac{1}{9}\sum_{i=-1}^{1}\sum_{j=-1}^{1} f(x+j, y+i) \tag{5-13}$$

入力画像の総和と処理画像の総和が同一になるようにフィルタ係数の総和で正規化（割り算）する．このときのフィルタは

$$h(x,y) = \frac{1}{9}\begin{pmatrix} 1 & 1 & 1 \\ 1 & 1 & 1 \\ 1 & 1 & 1 \end{pmatrix} \tag{5-14}$$

となる．図 5-3 で対象点に対し (5-13) 式を用い平均の計算をし，対象点を順にずらしながらフィルタ

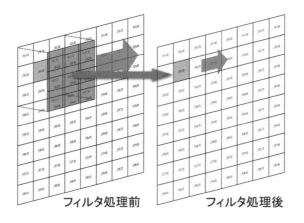

図 5-3　対象画素とフィルタ処理の手順

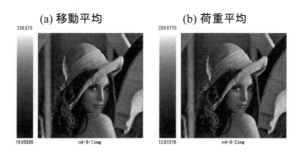

図 5-4　移動平均フィルタ処理画像と荷重平均フィルタ処理画像

処理後の画像を作成する．図 5-4（a）は Lena 画像（最大値 242，最小値 14）について移動平均フィルタ処理の画像を示す．プログラム 5-1 に移動平均フィルタのプログラムを示す．

プログラム 5-1（P5-1smafilter.c）

移動平均フィルタのプログラム
1. 入力画像のファイル名　　　[n4-3-3.img]：
2. 出力画像のファイル名　　　[n4-8-1.img]：
3. 画像の幅　　　　　　　　[256]：
4. 画像の高さ　　　　　　　[256]：

移動平均フィルタは大きさを $r \times r$ 画素とすると次式で表される．

$$h(x,y) = \frac{1}{r^2} \mathrm{rect}\left(\frac{x}{r}, \frac{y}{r}\right) \tag{5-15}$$

ここで

$$\mathrm{rect}(x,y) = \begin{cases} 1 & |x| \leq 1/2, |y| \leq 1/2 \\ 0 & \text{otherwise} \end{cases} \tag{5-16}$$

1 行のカンマは「かつ」を表し，2 行の otherwise は変数の領域が 1 行以外を表すものとする．周波数空間では

$$H(u,v) = \frac{\sin(\pi ru)}{\pi ru} \frac{\sin(\pi rv)}{\pi rv} \tag{5-17}$$

となる．フィルタ処理は，畳み込み定理から，入力のフーリエ変換 $F(u,v)$ と (5-17) 式との周波数空間における乗算でも行える．移動平均フィルタによって雑音は抑制されるが画像はぼける．その原因は (5-17) 式で表される移動平均フィルタは高周波数成分を抑制するためである．9 点平均フィルタに代表される空間フィルタの計算は積和演算と呼ばれる．この計算は，(5-12) 式の畳み込みを離散的に行う次式で表される．

$$g(x,y) = \sum_{i=-1}^{1} \sum_{j=-1}^{1} f(x-j, y-i) h(j,i) \tag{5-18}$$

〔第 3 節〕 荷重平均フィルタ

移動平均フィルタは，すべての画素に同じ重み係数を使用している．それに対して，対象画素に近いほど重み係数を大きくすると，平滑化の程度を変化させるフィルタを作成することができる．このフィルタを加重平均フィルタと呼ぶ．中央の値が大きいほど平滑化の程度は小さくなる．入力画像の総和と処理画像の総和が同一になるよう，フィルタ係数の総和で正規化（割り算）する．荷重平均フィルタには

$$h(x,y) = \frac{1}{10} \begin{pmatrix} 1 & 1 & 1 \\ 1 & 2 & 1 \\ 1 & 1 & 1 \end{pmatrix} \tag{5-19}$$

$$h(x,y) = \frac{1}{16} \begin{pmatrix} 1 & 2 & 1 \\ 2 & 4 & 2 \\ 1 & 2 & 1 \end{pmatrix} \tag{5-20}$$

などがある．図 5-4（b）は荷重平均フィルタ処理の画像を示す．プログラム 5-2 に加重平均フィルタのプログラムを示す．図 5-4 では移動平均フィルタと荷重平均フィルタの違いがわかりにくいが，荷重平均フィルタの中央の値をさらに大きくしていくと違いを確認できる．

プログラム 5-2（P5-2wmafilter.c）

```
加重平均フィルタのプログラム
  1. 入力画像のファイル名      [n4-3-3.img]：
  2. 出力画像のファイル名      [n4-8-2.img]：
  3. 画像の幅              [256]：
  4. 画像の高さ            [256]：
  5. フィルタ関数（中央）     [1]：
  6. フィルタ関数（上下左右） [2]：
  7. フィルタ関数（斜め方向） [4]：
            1    2    1
  h (x,y) = 1/16( 2    4    2 )
            1    2    1
```

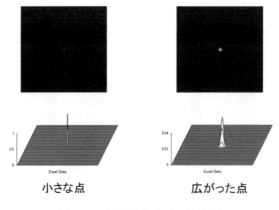

図 5-5　点画像と点広がり画像

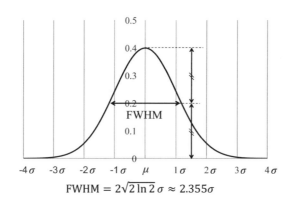

$$\text{FWHM} = 2\sqrt{2\ln 2}\,\sigma \approx 2.355\sigma$$

図 5-6　ガウス関数の標準偏差 σ と半値幅 FWHM の関係

〔第4節〕 ガウスフィルタ

　畳み込み演算は重畳積分（コンボリューション）とも呼ばれ，2次元画像では写真のピンぼけに対応する演算になる．小さな点をピンぼけで撮った場合，その点は回りに広がる．画像と鳥瞰図で表すと**図5-5**のようになる．小さな点がピンぼけで広がったものを点広がり関数（point spread function：PSF）という．写真をたくさんの点の集合と考えるとそれぞれの点が同じように広がる．$f(x, y)$ を原画像，$h(x, y)$ を点広がり関数，$g(x, y)$ をぼけた画像とすると（5-12）式になる．ガウスフィルタは点広がり関数 $h(x, y)$ にガウス関数を用いたもので，（5-10）式のガウス関数の標準偏差または半値幅によって平滑化の程度が変化する．（5-10）式の標準偏差と半値幅の関係を**図5-6**に示す．**図5-7**はLena画像についてガウスフィルタの半値幅を（a）2画素，（b）4画素，（c）8画素としたときの処理画像を示す．移動平均フィルタに比べて多少平滑化の強い画像となる．プログラム5-3に重畳型のガウスフィルタのプログラムを示す．

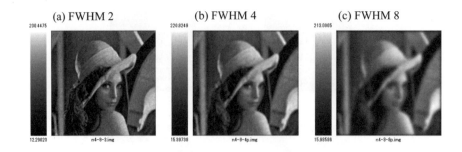

図 5-7　ガウスフィルタ処理画像

プログラム 5-3（P5-3gaussfilter.c）

重畳型ガウスフィルタのプログラム
1. 入力画像のファイル名　　　[n4-3-3.img]：
2. 出力画像のファイル名　　　[n4-8-3.img]：
3. 画像の幅　　　　　　　　　[256]：
4. 画像の高さ　　　　　　　　[256]：
5. ガウス関数の半値幅（画素）[2]：

〔第 5 節〕　メディアンフィルタ

図 5-2 のメディアンフィルタ処理をプログラム 5-4 に示す．

プログラム 5-1（P5-4medianfilter.c）

メディアンフィルタのプログラム
1. 入力画像のファイル名　　　[n4-3-3.img]：
2. 出力画像のファイル名　　　[n4-9-1.img]：
3. 画像の幅　　　　　　　　　[256]：
4. 画像の高さ　　　　　　　　[256]：
5. フィルタの大きさ（画素）[3]：

〔第 6 節〕　バイラテラルフィルタ

　バイラテラルフィルタは白色雑音の除去とエッジ保存を行う．対象画素の周囲に参照領域を設定し，対象画素からの空間距離に応じた重みをガウス関数で求める．また，対象画素との強度差に応じた重みをガウス関数で求める．対象画素に対する参照領域内のそれぞれの画素の重みは 2 つのガウス関数の積で表される．この重みを参照領域内の各画素に乗算しそれらの荷重平均を対象画素の処理値とする．バイラテラルフィルタは次式で表される．

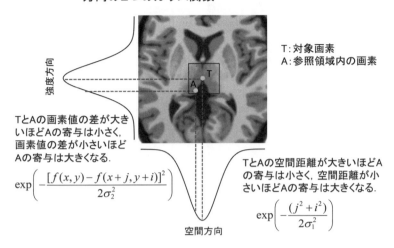

図 5-8　バイラテラルフィルタ

$$g(x,y) = \frac{\sum_{j=-a}^{a}\sum_{i=-a}^{a} f(x+j,y+i)h(x+j,y+i)}{\sum_{j=-a}^{a}\sum_{i=-a}^{a} h(x+j,y+i)} \tag{5-21}$$

$$h(x+j,y+i) = h_r(j,i)h_d(x+j,y+i) \tag{5-22}$$

$$h_r(j,i) = \exp\left(-\frac{(j^2+i^2)}{2\sigma_1^2}\right) \tag{5-23}$$

$$h_d(x+i,y+i) = \exp\left(-\frac{[f(x,y)-f(x+j,y+i)]^2}{2\sigma_2^2}\right) \tag{5-24}$$

ここで，h_r は通常の空間方向についてのガウス関数，h_d は強度方向についてのガウス関数，σ_1^2，σ_2^2 はそれぞれの分散を表す．図 5-8 はバイラテラルフィルタの概念図を示す．対象画素を T，参照領域を四角形で表し，参照領域内の画素を A としている．(5-21) 式は 2 つのガウス関数の積で正規化されているのでそれぞれのガウス関数は近似的な確率を表すと考える．横方向のガウス関数は，対象画素の処理に対し参照領域内の画素が寄与する確率を表し，距離が近いほど寄与は大きく距離が離れると寄与が小さくなる．縦方向のガウス関数は，対象画素の処理に対し参照領域内の画素の値が寄与する確率を表し，値が近いほど寄与が大きく値が離れるほど寄与が小さくなる．対象画像にフィルタを畳み込むので雑音の除去の他にぼけを与えるが，対象画素の値に近い画素は対象画素と同じ領域（例えば Shepp-Logan ファントムでは同じ楕円内），対象画素の値に近くない画素は別の領域（Shepp-Logan ファントムでは別の楕円内）に属すると考えると，信号強度に関するガウス関数が導入されていることで線形フィルタに比較しエッジを保存する．図では同じガウス関数を用いているが，その広がりは σ_1^2，σ_2^2 によって異なるのでこれらを調節すると A に異なった重みを与える．

バイラテラルフィルタは前述のように 2 つのガウス関数の積が参照領域内の画素の重みになる．そこ

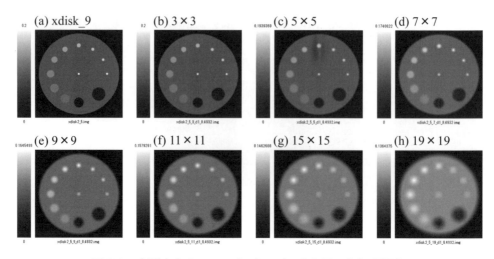

図 5-9 空間方向のフィルタ（5-25）式を用いた処理画像

で，これらの重みによる処理画像を別々に作成すれば，バイラテラルフィルタを理解しやすくなると思われる．図 5-9 は空間方向のガウス関数の寄与を表す次式による処理画像を示す．

$$g_r(x,y) = \frac{\sum_{j=-a}^{a}\sum_{i=-a}^{a}f(x+j,y+i)h_r(j,i)}{\sum_{j=-a}^{a}\sum_{i=-a}^{a}h_j(j,i)} \tag{5-25}$$

図 5-1 のガウスフィルタと異なるのは，バイラテラルフィルタでは参照領域を設定するパラメータがあり，これによって参照領域を例えば 3×3 〜 19×19 画素のようにできる．図 5-1（h）のガウスフィルタの半値幅は 20 画素なので（5-10）式の半値幅と標準偏差の関係を用い，半値幅が 20 画素になる標準偏差を求めると $\sigma_1 = 8.49342$ になる．図 5-9 はこの標準偏差を用い（a）の xdisk_9 の参照領域を（b）3×3，（c）5×5，（d）7×7，（e）9×9，（f）11×11，（g）15×15，（h）19×19 画素と変化させている．参照領域が（e）9×9 画素になると最小円の周囲に四角形の領域がかすかに観察され，（h）19×19 画素になると明瞭に観察される．このように参照領域を限定することで，同じ半値幅のガウス関数の図 5-1（h）に比較し，図 5-9（h）の平滑化は抑制されコントラストが高い．

図 5-10 は $\sigma_2 = 0.07$ とし強度方向のガウス関数の寄与を表す次式による処理画像を示す．

$$g_d(x,y) = \frac{\sum_{j=-a}^{a}\sum_{i=-a}^{a}f(x+j,y+i)h_d(x+i,y+i)}{\sum_{j=-a}^{a}\sum_{i=-a}^{a}h_d(x+i,y+i)} \tag{5-26}$$

図 5-10 はこの標準偏差を用い，（a）の原画像について参照領域を（b）3×3，（c）5×5，（d）7×7，（e）9×9，（f）11×11，（g）15×15，（h）19×19 画素と変化させている．参照領域を大きくすると画像はぼけるが，（h）19×19 画素においても最小円は観察される．

図 5-11 は $\sigma_1 = 8.49342$，$\sigma_2 = 0.07$ とし 2 つにガウス関数の積で参照領域内の画素の重みを求める（5-21）式による処理画像を示す．空間方向のガウス関数と強度方向のガウス関数が乗算されるため，空間方向だけの重みではぼけてしまう（h）の画像は，強度方向の重みによって最小円のぼけが回避されている．

第 5 章 線形フィルタ処理と非線形フィルタ処理 —— 207

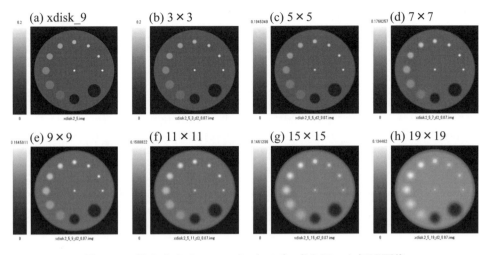

図 5-10　強度方向のフィルタ（5-26）式を用いた処理画像

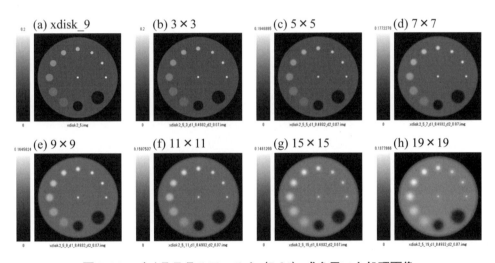

図 5-11　バイラテラルフィルタ（5-21）式を用いた処理画像

　バイラテラルフィルタには 2 種類のガウス関数の分散，参照領域などを設定すべきパラメータが 3 つある．これらのパラメータの設定法に関する研究が報告されているが，それら方法論については本書の範囲を超えるため，実験では試行錯誤的に決めている．図 5-12，図 5-13 は xdisk_1 ファントムで，入射光子数を 2000，標準偏差 20 のガウス雑音を加えた投影データの FBP 画像（a）xdisk_1_I0_2000_sd20_fbp.img を用いた例を示す．図 5-12 は参照領域を 7×7 画素，$\sigma_1 = 0$ に固定し，(b) $\sigma_2 = 0.01$，(c) $\sigma_2 = 0.05$，(d) $\sigma_2 = 0.07$，(e) $\sigma_2 = 0.1$，(f) $\sigma_2 = 0.5$，(g) $\sigma_2 = 1$，(h) $\sigma_2 = 2$ と変化させている．σ_2 が小さいとぼけが少なく σ_2 を大きくするとぼけが大きくなるが，(d) $\sigma_2 = 0.07$ の画像は（a）FBP 画像の雑音が抑制され，空間方向のガウスフィルタ処理に比較し，エッジの劣化は少ない．図 5-13 は xdisk_1_I0_2000_sd20_fbp.img について，参照領域を 7×7 画素に固定し，σ_1，σ_2 を変えた処理画像を示す．各画像上の 1 番目の数値は σ_1，2 番目の数値は σ_2 を示す．この例では，$\sigma_1 = 2$，$\sigma_2 = 0.1$ がよさそうであるが，σ_1，σ_2 は対象画像に依存する．バイラテラルフィルタ処理をプログラム 5-5 に示す．

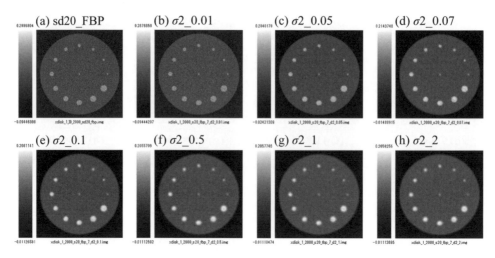

図 5-12 強度方向のフィルタ（5-26）式を用いた処理画像

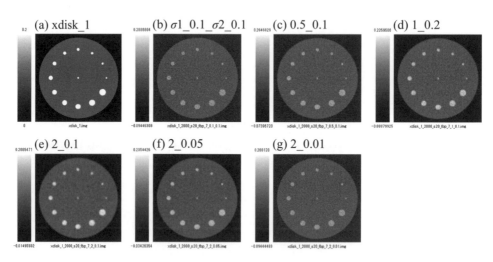

図 5-13 バイラテラルフィルタ（5-21）式を用いた処理画像

プログラム 5-5（P5-5bilateralfilter.c）

Bilateral フィルタのプログラム
1. 入力画像のファイル名　　[n4-3-3.img] :
2. 出力画像のファイル名　　[n4-9-2.img] :
3. 画像の幅　　　　　　　　[256] :
4. 画像の高さ　　　　　　　[256] :
5. 参照領域（画素）　　　　　[5] :
6. 重み係数 $\delta 1$　　　　[10000] :
7. 重み係数 $\delta 2$　　　　[120] :

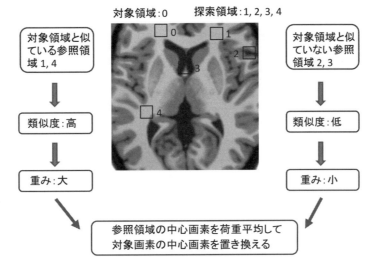

領域間の類似度を計算し，類似度を重みとして参照領域の中心画素の荷重平均をとる

図 5-14 Nonlocal means フィルタ

〔第 7 節〕 Nonlocal means フィルタ

Nonlocal means フィルタは図 5-14 のように対象画素を中心とする四角形の領域（対象領域）と別の四角形の領域（参照領域）間で類似度を計算し，それを重みとして処理を行う．Nonlocal means フィルタは次式で表される．

$$g(x,y) = \frac{\sum_{j=-a}^{a}\sum_{i=-a}^{a} f(x+j, y+i) h(x+j, y+i)}{\sum_{j=-a}^{a}\sum_{i=-a}^{a} h(x+j, y+i)} \quad (5\text{-}27)$$

$$h(x+j, y+i) = \exp\left(-\frac{\left(\|p_a(x,y) - p_a(x+j, y+i)\|_2^2 - \delta^2\right)}{2\sigma^2}\right) \quad (5\text{-}28)$$

$p_a(x, y)$ は対象画素の座標 (x, y) を中心とする対象領域，$p_a(x+j, y+i)$ は参照領域を表す．δ は雑音の大きさに関係するパラメータである．それぞれの四角形の領域内で画素の中心からの位置を同じにして，対象領域と参照領域間の画素値のユークリッド距離を求めそれを 2 乗したものが (5-28) 式の分子である．これは領域間の類似度を表す．その類似度を参照領域の中心画素に対する重みにする．参照領域を画像の左上から右下に推移させ，それぞれの参照領域の中心画素に重みを掛け画像全体で荷重平均したものを対象画素の値にする．

図 5-14 では対象領域を 0 とし，参照領域を 1，2，3，4 としている．この例では対象領域は白質上にあるので同じ白質上にある参照領域 1，4 は対象領域との類似度が大きい．参照領域 2 は白質の他，灰白質，脳脊髄液を含み，参照領域 3 は脳脊髄液を含むので対象領域との類似度は 1，4 に比較し小さくなる．類似度の大きな領域の中心画素には大きな重み，類似度の小さな領域の中心画素には小さな重み

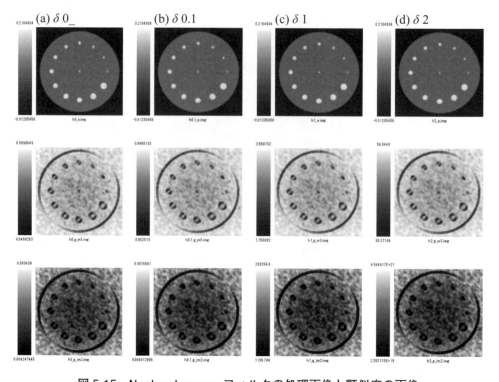

図 5-15　Nonlocal means フィルタの処理画像と類似度の画像
1 行：Nonlocal means フィルタの処理画像，2 行：(5-29) 式の画像，3 行：(5-30) 式の画像．

を付け荷重平均をとる．

図 5-15 は Nonlocal means フィルタの構成要素を画像化して示す．この図の各列は，(a) $\delta = 0$，(b) $\delta = 0.1$，(c) $\delta = 1$，(d) $\delta = 2$ と変化させている．1 行は Nonlocal means フィルタの処理画像，2 行は

$$\exp\left(-\|p_a(x,y) - p_a(x+j, y+i)\|_2^2 + \delta^2\right) \tag{5-29}$$

の画像，3 行は $\sigma = 0.2$ にした

$$\exp\left(-\frac{\left(\|p_a(x,y) - p_a(x+j, y+i)\|_2^2 - \delta^2\right)}{2\sigma^2}\right) \tag{5-30}$$

の画像をそれぞれ示す．2 行は σ を除いた対象領域と参照領域の類似度を示す画像，3 行は σ を含めた対象領域と参照領域の類似度を示す画像である．この実験は σ を固定したとき δ によって値がどの程度変化するかを知るために行っている．**図 5-15** の画像以外に対数をとる前の画像も作成するとわかりやすいと思われる．1 行の処理画像から $\delta = 0 \sim 2$ の範囲では処理画像への影響はなく，画像の最小値，最大値はすべて同じである．一方，(c), (d) の 3 行では σ の影響が現れ最大値，最小値が大きく異なる．Nonlocal means フィルタ処理をプログラム 5-6 に示す．プログラムでは本文の σ を $\delta 2$, δ を h としている．

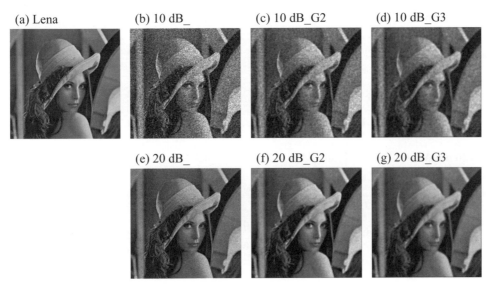

図 5-16 ガウスフィルタ処理画像

プログラム 5-6（P5-6nlmeansfilter.c）

Non local means フィルタのプログラム
1. 入力画像のファイル名　　　[n4-3-3.img]：
2. 出力画像のファイル名　　　[n4-9-3.img]：
3. 画像の幅　　　　　　　　　[256]：
4. 画像の高さ　　　　　　　　[256]：
5. 対象領域（画素）　　　　　[5]：
6. 参照領域（画素）　　　　　[5]：
7. 重み係数 $\delta 2$　　　　　　[90]：
8. 雑音に関する係数 h　　　　[400]：

　図 5-16 は（a）Lena 画像（最大値 1，最小値 0.0785）にガウス雑音を加え，ガウスフィルタで処理した画像を示す．（b）10 dB の雑音を含む画像，（c）半値幅 2 画素のガウスフィルタ処理画像，（d）半値幅 3 画素のガウスフィルタ処理画像．2 行は 20 dB の雑音の場合を示す．

　図 5-17 は図 5-16（b）の雑音を含む画像について，3×3，5×5，7×7，9×9 画素のメディアンフィルタで処理した画像を示す．

　図 5-18 の 1 行は 10 dB，2 行は 20 dB の雑音を含む Lena 画像をバイラテラルフィルタで処理した画像を示す．参照領域（w）の大きさを 3×3，5×5，7×7，9×9 画素に変化させている．w3_σ1_3_σ2_0.3 は参照領域の大きさが 3×3 画素，$\sigma_1 = 3$，$\sigma_2 = 0.3$ であることを示す．w4〜w9 などについても記号の意味は同じである．

　図 5-19 は雑音を含む Lena 画像を Nonlocal means フィルタで処理した画像を示す．1 行は雑音の大きさ 10 dB に対しパラメータ σ，δ を $\sigma = 1$，$\delta = 0.3$，参照領域（pa）を 3×3，5×5，7×7，9×9 画素に変化させている．2 行は雑音の大きさ 20 dB に対し $\sigma = 0.2$，$\delta = 0.3$ の条件を用いた．Lena 画像の最大値を他の数値ファントムのように 0.2 にする場合には，付属の画像処理・表示ソフトウエア Display の画像演算を利用すれば行える．

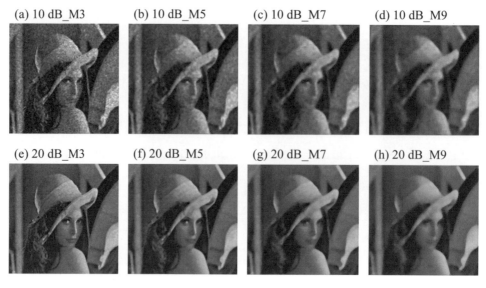

図 5-17　メディアンフィルタ処理画像

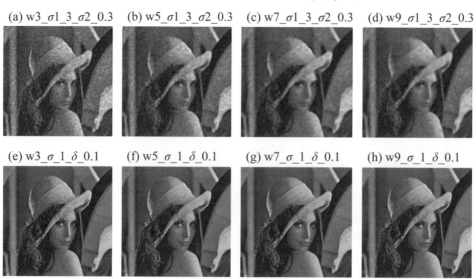

図 5-18　バイラテラル処理画像

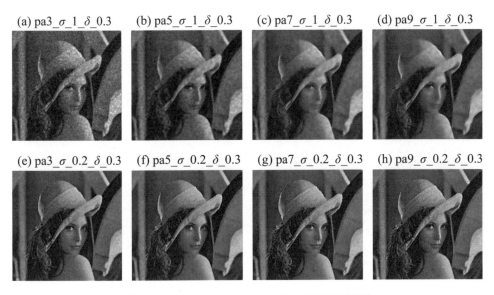

図 5-19　Nonlocal means フィルタ処理画像

```
1:   #define _CRT_SECURE_NO_WARNINGS
2:   #include <stdio.h>
3:   #include <stdlib.h>
4:   #include <string.h>
5:   #include <math.h>
6:
7:   /* --- プログラムの説明 --- */
8:   char *filen = "P5-4medianfilter.c";
9:   char *title = " メディアンフィルタのプログラム ";
10:  /*
11:     メディアンフィルタのフィルタ幅を指定できる
12:  */
13:
14:  /* 入力 */
15:  char *menu[] = {  // 入力の際のコメント（入力変数とリンク）
16:  " 1. 入力画像のファイル名          ",
17:  " 2. 出力画像のファイル名          ",
18:  " 3. 画像の幅                     ",
19:  " 4. 画像の高さ                   ",
20:  " 5. 参照領域の幅（画素）",
21:  };
22:
23:  /* 出力 */
24:  /*
25:     フィルタ後の画像ファイル（float 型）
26:  */
27:
28:  #define   PI   3.14159265358979   // 円周率π
29:
30:  // プロトタイプ宣言
31:  void init(double *img, int size, double val);
32:  void read_data(char *fi, double *img, int size);
33:  void write_data(char *fi, double *img, int size);
34:  void medianfilter(double *im1, double *im0, int px, int pa, int fw);
35:
36:  // グローバル変数の宣言と初期化
37:  char    g_f1[256] = "lena.img";   // 入力画像のファイル名
38:  char    g_f2[256] = "n5-4.img";   // 出力画像のファイル名
39:  int     g_nx = 256;     // 画像の幅
40:  int     g_ny = 256;     // 画像の高さ
41:  int     g_fw = 3;       // 参照領域の幅（画素）
42:  double *g_im0;          // 処理前の画像データ領域
43:  double *g_im1;          // 処理後の画像データ領域
44:
45:  // *** プログラムで使用する主要グローバル変数の確認・入力 ***
46:  void getparameter()
47:  {
48:  int    i = 0;
49:  char   dat[256];
50:
51:  // 変数への値の入力
52:  fprintf(stdout, "\n%s\n\n", title);
53:
54:  fprintf(stdout, " %s [%s] :", menu[i++], g_f1);
55:  if (*fgets(dat, 256, stdin) != '\n') { dat[strlen(dat) - 1] = '\0'; strcpy(g_
     f1, dat); }
56:  fprintf(stdout, " %s [%s] :", menu[i++], g_f2);
57:  if (*fgets(dat, 256, stdin) != '\n') { dat[strlen(dat) - 1] = '\0'; strcpy(g_
     f2, dat); }
58:  fprintf(stdout, " %s [%d] :", menu[i++], g_nx);
59:  if (*fgets(dat, 256, stdin) != '\n')  g_nx = atoi(dat);
60:  fprintf(stdout, " %s [%d] :", menu[i++], g_ny);
61:  if (*fgets(dat, 256, stdin) != '\n')  g_ny = atoi(dat);
62:  fprintf(stdout, " %s [%d] :", menu[i++], g_fw);
63:  if (*fgets(dat, 256, stdin) != '\n')  g_fw = atoi(dat);
64:  }
65:
66:  // *** メイン関数 ***
67:  int main(void)
68:  {
69:  // プログラムで使用する変数の入力
70:  getparameter();
71:
72:  // 画像領域のメモリを動的に確保
73:  g_im0 = (double *)malloc((size_t)g_nx*g_ny * sizeof(double));
74:  g_im1 = (double *)malloc((size_t)g_nx*g_ny * sizeof(double));
75:
76:  // 処理前画像データの入力
77:  read_data(g_f1, g_im0, g_nx*g_ny);
```

プログラム【5-4】 メディアンフィルタのプログラム（1）

プログラム【5-4】メディアンフィルタのプログラム (2)

```
 78:
 79:     // メディアンフィルタ
 80:     medianfilter(g_im1, g_im0, g_nx, g_ny, g_fw);
 81:
 82:     // 処理後画像データの出力
 83:     write_data(g_f2, g_im1, g_nx*g_ny);
 84:
 85:     free(g_im0);
 86:     free(g_im1);
 87:     return 0;
 88: }
 89:
 90: // *** qsort 用の比較関数 ***
 91: // （昇順への並べ替え）
 92: // const void *a; // 比較対象の1つ目の値
 93: // const void *b; // 比較対象の2つ目の値
 94: int func(const void *a, const void *b)
 95: {
 96:     if (*(double *)a > *(double *)b) return 1;
 97:     else if (*(double*)a < *(double *)b) return -1;
 98:     else return 0;
 99: }
100:
101: // *** メディアンフィルタ ***
102: // double   *im1;  // 処理後画像データ領域
103: // double   *im0;  // 処理前画像データ領域
104: // int      nx;    // 画像の幅
105: // int      ny;    // 画像の高さ
106: // int      fw;    // 参照領域の幅
107: void medianfilter(double *im1, double *im0, int nx, int ny, int fw)
108: {
109:     int     i, j, k;
110:     double *h; // 参照領域
111:
112:     // 参照領域のメモリの確保
113:     h = (double *)malloc((size_t)fw*fw * sizeof(double));
114:
115:     for (i = 0; i < ny; i++)
116:     {
117:         for (j = 0; j < nx; j++)
118:         {
119:             // fw*fw 領域の値を抜き出す
120:             for (k = 0; k < fw*fw; k++)
121:             {
122:                 int ii = (i + k / fw - fw / 2 + ny) % ny; // フィルタのy座標
123:                 int jj = (j + k % fw - fw / 2 + nx) % nx; // フィルタのx座標
124:                 h[k] = im0[ii*nx + jj];
125:             }
126:             // h[] を小さい順に並べ替える
127:             qsort((void *)h, fw*fw, sizeof(double), func);
128:
129:             if (fw % 2 == 1) // 参照領域が奇数の場合（中央の値）
130:             {
131:                 im1[i*nx + j] = h[fw*fw / 2];
132:             }
133:             else              // 参照領域が偶数の場合（中央前後の平均）
134:             {
135:                 im1[i*nx + j] = (h[fw*fw / 2 - 1] + h[fw*fw / 2]) / 2;
136:             }
137:         }
138:     }
139:
140:     free(h);
141: }
142:
143: // *** 画像領域の初期化 ***
144: // double  *img;    // 画像領域
145: // int     size;    // 画像領域のデータ数（画素数）
146: // double   val;    // 初期化する値
147: void init(double *img, int size, double val)
148: {
149:     int i;
150:     for (i = 0; i < size; i++)
151:         img[i] = val;
152: }
153:
154: // *** 2次元画像データの入力（float 型ファイルを double として入力）***
155: // char    *fi;     // 入力画像のファイル名
156: // double  *img;    // 入力画像データ
```

プログラム【5-4】メディアンフィルタのプログラム (3)

```
157:    // int   size;    // 入力画像のサイズ（幅×高さ pixel）
158:    void read_data(char *fi, double *img, int size)
159:    {
160:    int i;
161:    float buff;
162:    FILE    *fp;
163:
164:    if ((fp = fopen(fi, "rb")) == NULL) {
165:        fprintf(stderr, " エラー：ファイルが開きません [%s].\n", fi);
166:        exit(1);
167:    }
168:    for (i = 0; i < size; i++)
169:    {
170:        fread(&buff, sizeof(float), 1, fp);
171:        img[i] = buff;
172:    }
173:    fclose(fp);
174:    }
175:
176:    // *** 2次元画像データの出力（doubleデータをfloat型として出力）***
177:    // char *fi;      // 出力画像のファイル名
178:    // double *img;   // 出力画像データ
179:    // int   size;    // 出力画像のサイズ（幅×高さ pixel）
180:    void write_data(char *fi, double *img, int size)
181:    {
182:    int i;
183:    float buff;
184:    FILE    *fp;
185:
186:    if ((fp = fopen(fi, "wb")) == NULL) {
187:        fprintf(stderr, " エラー：ファイルが開きません [%s].\n", fi);
188:        exit(1);
189:    }
190:    for (i = 0; i < size; i++)
191:    {
192:        buff = (float)img[i];
193:        fwrite(&buff, sizeof(float), 1, fp);
194:    }
195:    fclose(fp);
196:    }
```

```c
1:   #define _CRT_SECURE_NO_WARNINGS
2:   #include <stdio.h>
3:   #include <stdlib.h>
4:   #include <string.h>
5:   #include <math.h>
6:
7:   /* --- プログラムの説明 --- */
8:   char *filen = "P5-5bilateralfilter.c";
9:   char *title = "Bilateral フィルタのプログラム ";
10:  /*
11:     Bilateral フィルタを行う
12:  */
13:
14:  /* 入力 */
15:  char *menu[] = {   // 入力の際のコメント（入力変数とリンク）
16:  " 1. 入力画像のファイル名        ",
17:  " 2. 出力画像のファイル名        ",
18:  " 3. 画像の幅                    ",
19:  " 4. 画像の高さ                  ",
20:  " 5. 参照領域の幅（画素）",
21:  " 6. 重みづけ係数  δ1            ",
22:  " 7. 重みづけ係数  δ2            ",
23:  };
24:
25:  /* 出力 */
26:  /*
27:     フィルタ後の画像ファイル（float 型）
28:  */
29:
30:  #define  PI   3.14159265358979   // 円周率π
31:
32:  // プロトタイプ宣言
33:  void init(double *img, int size, double val);
34:  void read_data(char *fi, double *img, int size);
35:  void write_data(char *fi, double *img, int size);
36:  void bilateralfilter(double *im1, double *im0, int px, int pa, int fw, int d1, int d2);
37:
38:  // グローバル変数の宣言と初期化
39:  char      g_f1[256] = "lena.img";    // 入力画像のファイル名
40:  char      g_f2[256] = "n5-5.img";    // 出力画像のファイル名
41:  int       g_nx = 256;       // 画像の幅
42:  int       g_ny = 256;       // 画像の高さ
43:  int       g_fw = 3;         // 参照領域の幅（画素）
44:  int       g_d1 = 10000;     // 重みづけ係数 δ1
45:  int       g_d2 = 120;       // 重みづけ係数 δ2
46:  double    *g_im0;           // 処理前の画像データ領域
47:  double    *g_im1;           // 処理後の画像データ領域
48:
49:  // *** プログラムで使用する主要グローバル変数の確認・入力 ***
50:  void getparameter()
51:  {
52:  int   i = 0;
53:  char  dat[256];
54:
55:  // 変数への値の入力
56:  fprintf(stdout, "\n%s\n\n", title);
57:
58:  fprintf(stdout, " %s [%s] :", menu[i++], g_f1);
59:  if (*fgets(dat, 256, stdin) != '\n') { dat[strlen(dat) - 1] = '\0'; strcpy(g_f1, dat); }
60:  fprintf(stdout, " %s [%s] :", menu[i++], g_f2);
61:  if (*fgets(dat, 256, stdin) != '\n') { dat[strlen(dat) - 1] = '\0'; strcpy(g_f2, dat); }
62:  fprintf(stdout, " %s [%d] :", menu[i++], g_nx);
63:  if (*fgets(dat, 256, stdin) != '\n')  g_nx = atoi(dat);
64:  fprintf(stdout, " %s [%d] :", menu[i++], g_ny);
65:  if (*fgets(dat, 256, stdin) != '\n')  g_ny = atoi(dat);
66:  fprintf(stdout, " %s [%d] :", menu[i++], g_fw);
67:  if (*fgets(dat, 256, stdin) != '\n')  g_fw = atoi(dat);
68:  fprintf(stdout, " %s [%d] :", menu[i++], g_d1);
69:  if (*fgets(dat, 256, stdin) != '\n')  g_d1 = atoi(dat);
70:  fprintf(stdout, " %s [%d] :", menu[i++], g_d2);
71:  if (*fgets(dat, 256, stdin) != '\n')  g_d2 = atoi(dat);
72:  }
73:
74:  // *** メイン関数 ***
75:  int main(void)
76:  {
```

プログラム【5-5】 Bilateral フィルタのプログラム (2)

```
77:     // プログラムで使用する変数の入力
78:     getparameter();
79:
80:     // 画像領域のメモリを動的に確保
81:     g_im0 = (double *)malloc((size_t)g_nx*g_ny * sizeof(double));
82:     g_im1 = (double *)malloc((size_t)g_nx*g_ny * sizeof(double));
83:
84:     // 処理前画像データの入力
85:     read_data(g_f1, g_im0, g_nx*g_ny);
86:
87:     // Bilateral フィルタ
88:     bilateralfilter(g_im1, g_im0, g_nx, g_ny, g_fw, g_d1, g_d2);
89:
90:     // 処理後画像データの出力
91:     write_data(g_f2, g_im1, g_nx*g_ny);
92:
93:     free(g_im0);
94:     free(g_im1);
95:     return 0;
96: }
97:
98: // *** Bilateral フィルタ ***
99: // double   *im1;    // 処理後画像データ領域
100: // double  *im0;    // 処理前画像データ領域
101: // int     nx;      // 画像の幅
102: // int     ny;      // 画像の高さ
103: // int     fw;      // 参照領域の幅
104: // int     d1;      // 重みづけ係数 δ1
105: // int     d2;      // 重みづけ係数 δ2
106: void bilateralfilter(double *im1, double *im0, int nx, int ny, int fw, int d1,
         int d2)
107: {
108:    int      i, j, k, m, n;
109:    int      *x, *y;
110:    double   *h;
111:    double   sum, sa, w;
112:
113:    x = (int *)malloc((size_t)fw * sizeof(int));
114:    y = (int *)malloc((size_t)fw * sizeof(int));
115:    h = (double *)malloc((size_t)fw*fw * sizeof(double));
116:
117:    // exp(-(m^2+n^2)/(2*d1^2)) の作成
118:    // 計算結果を事前に配列に入れておく
119:    for (i = 0; i < fw; i++)
120:    {
121:       m = i - fw / 2;
122:       for (j = 0; j < fw; j++)
123:       {
124:          n = j - fw / 2;
125:          h[i*fw + j] = exp(-(m*m + n*n) / (double)(2 * d1*d1));
126:       }
127:    }
128:
129:    for (i = 0; i < ny; i++)
130:    {
131:       // y方向のずれ位置を計算
132:       for (k = 0; k < fw; k++)
133:          y[k] = (i + ny + k - fw / 2) % ny;
134:
135:       for (j = 0; j < nx; j++)
136:       {
137:          // x方向のずれ位置を計算
138:          for (k = 0; k < fw; k++)
139:             x[k] = (j + nx + k - fw / 2) % nx;
140:
141:          // フィルタの実行
142:          im1[i*nx + j] = 0;
143:          sum = 0;
144:          for (m = 0; m < fw; m++)
145:          {
146:             for (n = 0; n < fw; n++)
147:             {
148:                sa = im0[i*nx + j] - im0[y[m] * nx + x[n]];   // 輝度差
149:                w = h[m*fw + n] * exp(-sa*sa / (2 * d2*d2));  // フィルタの重み
150:                im1[i*nx + j] += w*im0[y[m] * nx + x[n]];
151:                sum += w;
152:             }
153:          }
154:
```

```
155:            // 要素の規格化
156:            im1[i*nx + j] /= sum;
157:        }
158: }
159:
160:    free(x);
161:    free(y);
162:    free(h);
163: }
164:
165: // *** 画像領域の初期化 ***
166: // double *img;    // 画像領域
167: // int     size;   // 画像領域のデータ数（画素数）
168: // double  val;    // 初期化する値
169: void init(double *img, int size, double val)
170: {
171:    int  i;
172:    for (i = 0; i < size; i++)
173:        img[i] = val;
174: }
175:
176: // *** 2次元画像データの入力（float型ファイルをdoubleとして入力）***
177: // char *fi;       // 入力画像のファイル名
178: // double *img;    // 入力画像データ
179: // int    size;    // 入力画像のサイズ（幅×高さ pixel）
180: void read_data(char *fi, double *img, int size)
181: {
182:    int i;
183:    float buff;
184:    FILE    *fp;
185:
186:    if ((fp = fopen(fi, "rb")) == NULL) {
187:        fprintf(stderr, " エラー：ファイルが開きません [%s].\n", fi);
188:        exit(1);
189:    }
190:    for (i = 0; i < size; i++)
191:    {
192:        fread(&buff, sizeof(float), 1, fp);
193:        img[i] = buff;
194:    }
195:    fclose(fp);
196: }
197:
198: // *** 2次元画像データの出力（doubleデータをfloat型として出力）***
199: // char *fi;       // 出力画像のファイル名
200: // double *img;    // 出力画像データ
201: // int    size;    // 出力画像のサイズ（幅×高さ pixel）
202: void write_data(char *fi, double *img, int size)
203: {
204:    int i;
205:    float buff;
206:    FILE    *fp;
207:
208:    if ((fp = fopen(fi, "wb")) == NULL) {
209:        fprintf(stderr, " エラー：ファイルが開きません [%s].\n", fi);
210:        exit(1);
211:    }
212:    for (i = 0; i < size; i++)
213:    {
214:        buff = (float)img[i];
215:        fwrite(&buff, sizeof(float), 1, fp);
216:    }
217:    fclose(fp);
218: }
```

プログラム【5-6】 Non local means フィルタのプログラム（1）

```
1:    #define _CRT_SECURE_NO_WARNINGS
2:    #include <stdio.h>
3:    #include <stdlib.h>
4:    #include <string.h>
5:    #include <math.h>
6:
7:    /* --- プログラムの説明 --- */
8:    char *filen = "P5-6nlmeansfilter.c";
9:    char *title = "Non local means フィルタのプログラム ";
10:   /*
11:      Non local means フィルタを行う
12:   */
13:
14:   /* 入力 */
15:   char *menu[] = {  // 入力の際のコメント（入力変数とリンク）
16:   " 1．入力画像のファイル名            ",
17:   " 2．出力画像のファイル名            ",
18:   " 3．画像の幅                        ",
19:   " 4．画像の高さ                      ",
20:   " 5．対象領域の幅（画素）",
21:   " 6．参照領域の幅（画素）",
22:   " 7．重みづけ係数 δ2                ",
23:   " 8．雑音に関する係数 h              ",
24:   };
25:
26:   /* 出力 */
27:   /*
28:      フィルタ後の画像ファイル（float 型）
29:   */
30:
31:   #define  PI  3.14159265358979   // 円周率π
32:
33:   // プロトタイプ宣言
34:   void init(double *img, int size, double val);
35:   void read_data(char *fi, double *img, int size);
36:   void write_data(char *fi, double *img, int size);
37:   void nlmeansfilter(double *im1, double *im0, int px, int pa, int fw, int pw,
        int d2, int h);
38:
39:   // グローバル変数の宣言と初期化
40:   char    g_f1[256] = "lena.img";   // 入力画像のファイル名
41:   char    g_f2[256] = "n5-6.img";   // 出力画像のファイル名
42:   int     g_nx = 256;      // 画像の幅
43:   int     g_ny = 256;      // 画像の高さ
44:   int     g_fw = 3;        // 対象領域の幅（画素）
45:   int     g_pw = 3;        // 参照領域の幅（画素）
46:   int     g_d2 = 90;       // 重みづけ係数 δ2
47:   int     g_h  = 400;      // 雑音に関する係数 h
48:   double *g_im0;           // 処理前の画像データ領域
49:   double *g_im1;           // 処理後の画像データ領域
50:
51:   // *** プログラムで使用する主要グローバル変数の確認・入力 ***
52:   void getparameter()
53:   {
54:   int    i = 0;
55:   char   dat[256];
56:
57:   // 変数への値の入力
58:   fprintf(stdout, "\n%s\n\n", title);
59:
60:   fprintf(stdout, " %s [%s] :", menu[i++], g_f1);
61:   if (*fgets(dat, 256, stdin) != '\n') { dat[strlen(dat) - 1] = '\0'; strcpy(g_
      f1, dat); }
62:   fprintf(stdout, " %s [%s] :", menu[i++], g_f2);
63:   if (*fgets(dat, 256, stdin) != '\n') { dat[strlen(dat) - 1] = '\0'; strcpy(g_
      f2, dat); }
64:   fprintf(stdout, " %s [%d] :", menu[i++], g_nx);
65:   if (*fgets(dat, 256, stdin) != '\n')  g_nx = atoi(dat);
66:   fprintf(stdout, " %s [%d] :", menu[i++], g_ny);
67:   if (*fgets(dat, 256, stdin) != '\n')  g_ny = atoi(dat);
68:   fprintf(stdout, " %s [%d] :", menu[i++], g_fw);
69:   if (*fgets(dat, 256, stdin) != '\n')  g_fw = atoi(dat);
70:   fprintf(stdout, " %s [%d] :", menu[i++], g_pw);
71:   if (*fgets(dat, 256, stdin) != '\n')  g_pw = atoi(dat);
72:   fprintf(stdout, " %s [%d] :", menu[i++], g_d2);
73:   if (*fgets(dat, 256, stdin) != '\n')  g_d2 = atoi(dat);
74:   fprintf(stdout, " %s [%d] :", menu[i++], g_h);
75:   if (*fgets(dat, 256, stdin) != '\n')  g_h  = atoi(dat);
76:   }
```

プログラム【5-6】Non local means フィルタのプログラム (2)

```
77:
78:    // *** メイン関数 ***
79:    int main(void)
80:    {
81:        // プログラムで使用する変数の入力
82:        getparameter();
83:
84:        // 画像領域のメモリを動的に確保
85:        g_im0 = (double *)malloc((size_t)g_nx*g_ny * sizeof(double));
86:        g_im1 = (double *)malloc((size_t)g_nx*g_ny * sizeof(double));
87:
88:        // 処理前画像データの入力
89:        read_data(g_f1, g_im0, g_nx*g_ny);
90:
91:        // Non local means フィルタ
92:        nlmeansfilter(g_im1, g_im0, g_nx, g_ny, g_fw, g_pw, g_d2, g_h);
93:
94:        // 処理後画像データの出力
95:        write_data(g_f2, g_im1, g_nx*g_ny);
96:
97:        free(g_im0);
98:        free(g_im1);
99:        return 0;
100:   }
101:
102:   // *** Non local means フィルタ ***
103:   // double   *im1;   // 処理後画像データ領域
104:   // double   *im0;   // 処理前画像データ領域
105:   // int      nx;     // 画像の幅
106:   // int      ny;     // 画像の高さ
107:   // int      fw;     // 対象領域の幅
108:   // int      pw;     // 参照領域の幅
109:   // int      d2;     // 重みづけ係数 δ2
110:   // int      h;      // 雑音に関する係数 h
111:   void nlmeansfilter(double *im1, double *im0, int nx, int ny, int fw, int pw,
       int d2, int h)
112:   {
113:       int     i, j, k, m, n, ii, jj;
114:       int     *x, *y, *x0, *y0, *x1, *y1;
115:       double  sum, sa, L2, w;
116:
117:       x = (int *)malloc((size_t)fw * sizeof(int));
118:       y = (int *)malloc((size_t)fw * sizeof(int));
119:       x0 = (int *)malloc((size_t)pw * sizeof(int));
120:       y0 = (int *)malloc((size_t)pw * sizeof(int));
121:       x1 = (int *)malloc((size_t)pw * sizeof(int));
122:       y1 = (int *)malloc((size_t)pw * sizeof(int));
123:
124:       for (i = 0; i < ny; i++)
125:       {
126:           // y方向のずれ位置を計算
127:           for (k = 0; k < fw; k++) // 対象領域の幅
128:               y[k] = (i + ny + k - fw / 2) % ny;
129:           for (k = 0; k < pw; k++) // 参照領域の幅
130:               y0[k] = (i + ny + k - pw / 2) % ny;
131:
132:           for (j = 0; j < nx; j++)
133:           {
134:               // x方向のずれ位置を計算
135:               for (k = 0; k < fw; k++) // 対象領域の幅
136:                   x[k] = (j + nx + k - fw / 2) % nx;
137:               for (k = 0; k < pw; k++) // 参照領域の幅
138:                   x0[k] = (j + nx + k - pw / 2) % nx;
139:
140:               // フィルタの実行
141:               im1[i*nx + j] = 0;
142:               sum = 0;
143:               for (m = 0; m < fw; m++)
144:               {
145:                   // y方向のずれ位置を計算
146:                   for (k = 0; k < pw; k++) // 参照領域の幅
147:                       y1[k] = (y[m] + ny + k - pw / 2) % ny;
148:                   for (n = 0; n < fw; n++)
149:                   {
150:                       // x方向のずれ位置を計算
151:                       for (k = 0; k < pw; k++) // 参照領域の幅
152:                           x1[k] = (x[n] + nx + k - pw / 2) % nx;
153:                       // L2 ノルムの2乗の計算
154:                       L2 = 0;
```

```
155:                    for (ii = 0; ii < pw; ii++)
156:                    {
157:                        for (jj = 0; jj < pw; jj++)
158:                        {
159:                            sa = im0[y0[ii] * nx + x0[jj]] - im0[y1[ii] * nx + x1[jj]];
160:                            L2 += sa*sa;
161:                        }
162:                    }
163:                    w = exp(-(L2 - h*h) / (2 * d2*d2));  // フィルタの重み
164:                    im1[i*nx + j] += w*im0[y[m] * nx + x[n]];
165:                    sum += w;
166:                }
167:            }
168:
169:            // 要素の規格化
170:            im1[i*nx + j] /= sum;
171:        }
172: }
173:
174: free(x);
175: free(y);
176: free(x0);
177: free(y0);
178: free(x1);
179: free(y1);
180: }
181:
182: // *** 画像領域の初期化 ***
183: // double *img;    // 画像領域
184: // int     size;   // 画像領域のデータ数（画素数）
185: // double  val;    // 初期化する値
186: void init(double *img, int size, double val)
187: {
188: int  i;
189: for (i = 0; i < size; i++)
190:     img[i] = val;
191: }
192:
193: // *** 2次元画像データの入力（float型ファイルをdoubleとして入力） ***
194: // char *fi;       // 入力画像のファイル名
195: // double *img;    // 入力画像データ
196: // int    size;    // 入力画像のサイズ（幅×高さ pixel）
197: void read_data(char *fi, double *img, int size)
198: {
199: int i;
200: float buff;
201: FILE   *fp;
202:
203: if ((fp = fopen(fi, "rb")) == NULL) {
204:     fprintf(stderr, " エラー：ファイルが開きません [%s].\n", fi);
205:     exit(1);
206: }
207: for (i = 0; i < size; i++)
208: {
209:     fread(&buff, sizeof(float), 1, fp);
210:     img[i] = buff;
211: }
212: fclose(fp);
213: }
214:
215: // *** 2次元画像データの出力（doubleデータをfloat型として出力） ***
216: // char *fi;       // 出力画像のファイル名
217: // double *img;    // 出力画像データ
218: // int    size;    // 出力画像のサイズ（幅×高さ pixel）
219: void write_data(char *fi, double *img, int size)
220: {
221: int i;
222: float buff;
223: FILE   *fp;
224:
225: if ((fp = fopen(fi, "wb")) == NULL) {
226:     fprintf(stderr, " エラー：ファイルが開きません [%s].\n", fi);
227:     exit(1);
228: }
229: for (i = 0; i < size; i++)
230: {
231:     buff = (float)img[i];
232:     fwrite(&buff, sizeof(float), 1, fp);
233: }
```

```
234:    fclose(fp);
235: }
```

プログラム【5-6】 Non local means フィルタのプログラム（4）

〈第6章〉
非線形フィルタを用いた逐次近似CT画像再構成

第1章で紹介した正則化を用いた雑音除去は原画像 x と実測画像 u との距離を評価する尤度,および原画像に関する先見情報を表す正則化項からなる.

$$\min_x \left[\frac{1}{2}\|x-u\|_2^2 + \beta U(x)\right] \tag{6-1}$$

正則化画像再構成は再構成画像からの予測投影データ Ax と実測投影データ y との距離を評価する尤度,および原画像に関する先見情報を表す正則化項からなる.

$$\min_x \left[\frac{1}{2}\|Ax-y\|_2^2 + \beta U(x)\right] \tag{6-2}$$

エネルギー関数には2次関数,絶対値関数,あるいは2次関数と絶対値関数の混合形が用いられている.これまで (6-1) 式や (6-2) 式は勾配法を用い解いてきたが,本章では,正則化に絶対値関数を用いた場合のより一般的な解法であるメジャライザー最小化(Majorizer Minimization)法について述べる.そして,非線形フィルタを用いた逐次近似CT画像再構成について紹介する.

〔第1節〕 近接作用素

凸関数 $f(x)$ の近接作用素は次式で定義される.

$$\text{Prox}_\alpha^f(y) = \min_x \left[\frac{1}{2\alpha}\|x-y\|_2^2 + f(x)\right] \tag{6-3}$$

ここで α は実数で $\alpha > 0$ とする.また,本節での変数 y は (6-2) 式の y とは関係なく v あるいは w と書いても同じである.α が無限大のとき右辺第1項は零になる.

$$\text{Prox}_\alpha^f(y) = \min_x \{f(x)\} = x^* \tag{6-4}$$

これは $f(x)$ の最小化と同じであり,x^* は x の最小値を表す.α が適当な大きさのときには第1項と第2項のバランスの中で $f(x)$ の最小化が行われる.L2ノルムの2乗は各信号成分の2乗の総和に等しいことを示す,次式の分離性の性質がある.

$$\|x\|_2^2 = x_1^2 + x_2^2 + \cdots x_J^2 \tag{6-5}$$

L1ノルムは各信号成分の総和に等しいことを示す,次式の分離性の性質がある.

$$\|x\|_1 = |x_1| + |x_2| + \cdots |x_J| \tag{6-6}$$

分離性の性質を用いると絶対値関数

$$f(x) = \|x\|_1 = \sum_{j=1}^{J} |x_j| \tag{6-7}$$

を正則化に用いた近接作用素は次式で表される.

$$\mathrm{Prox}_\alpha^f(\boldsymbol{y}) = \min_x \left[\frac{1}{2\alpha} \|\boldsymbol{x}-\boldsymbol{y}\|_2^2 + \|\boldsymbol{x}\|_1 \right]$$

$$= \min_x \sum_{j=1}^J \left[\frac{1}{2\alpha}(x_j - y_j)^2 + |x_j| \right] \tag{6-8}$$

$$\left[\mathrm{Prox}_\alpha^f(\boldsymbol{y})\right]_j = \begin{cases} y_j - \alpha & y_j > \alpha \\ 0 & -\alpha \le y_j \le \alpha \\ y_j + \alpha & y_j < -\alpha \end{cases} \quad (j=1,\cdots J) \tag{6-9}$$

左辺は j 番目の信号の近接作用素を表す．以下，(6-9) 式を導出する．関数の最小化は

$$\min_x \left[\frac{1}{2\alpha}(x-y)^2 + |x| \right] \tag{6-10}$$

1) $x \ge 0$ のとき $|x|=x$ なので次式で表される．

$$\min_x \left[\frac{1}{2\alpha}(x-y)^2 + |x| \right] = \min_x \left[\frac{1}{2\alpha}(x-y)^2 + x \right] \tag{6-11}$$

2 次関数の最小値は x について平方完成をすれば求められる．

$$\frac{1}{2\alpha}(x-y)^2 + x = \frac{1}{2\alpha}(x^2 - 2xy + y^2 + 2\alpha x)$$

$$= \frac{1}{2\alpha}\{x^2 - 2(y-\alpha)x + (y-\alpha)^2 + 2\alpha y - \alpha^2\}$$

$$= \frac{1}{2\alpha}\{x-(y-\alpha)\}^2 + y - \frac{\alpha}{2} \tag{6-12}$$

図 6-1 (a) は $y=1$, $\alpha=0.1$ とした (6-12) 式の 2 次関数を示す．黒の線は関数が取り得る範囲を示し，薄灰色の線は関数が取り得ない範囲を示す．$x \ge 0$ の条件があるので $y-\alpha \ge 0$ のとき $x=y-\alpha$ で最小値 $y-\alpha/2$ をとる．(b) は $y=0.4$, $\alpha=0.7$ とした場合を示す．$y-\alpha<0$ のときのグラフは $x=y-\alpha$ で最小値 $y-\alpha/2$ になるが，$x \ge 0$ の条件があるため $x=0$ で最小値 $y^2/2\alpha$ をとる．

$$\begin{cases} y-\dfrac{\alpha}{2} & x=y-\alpha \\ \dfrac{y^2}{2\alpha} & x=0 \end{cases} \tag{6-13}$$

2) $x<0$ のとき $|x|=-x$ なので最小化は次式で表される．

$$\min_x \left[\frac{1}{2\alpha}(x-y)^2 + |x| \right] = \min_x \left[\frac{1}{2\alpha}(x-y)^2 - x \right] \tag{6-14}$$

平方完成すると次式が得られる．

$$\frac{1}{2\alpha}(x-y)^2 - x = \frac{1}{2\alpha}(x^2 - 2xy + y^2 - 2\alpha x)$$

$$= \frac{1}{2\alpha}\{x^2 - 2(y+\alpha)x + (y+\alpha)^2 - 2\alpha y - \alpha^2\}$$

$$= \frac{1}{2\alpha}\{x-(y+\alpha)\}^2 - y - \frac{\alpha}{2} \tag{6-15}$$

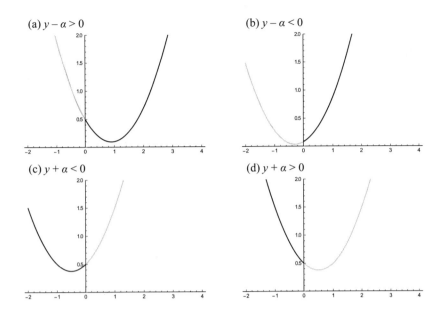

図 6-1 (6-10) 式の 2 次関数が取り得る値の範囲

図 6-1 (c) は $y = -1$, $\alpha = 0.5$ とした (6-15) 式の 2 次関数を示す．$x < 0$ の条件があるので $y + \alpha < 0$ のとき最小値 $-y - \alpha/2$ をとる．(d) は $y = -1$, $\alpha = 1.5$ とした場合を示す．$y + \alpha > 0$ のときは $x = y + \alpha$ で最小値 $-y - \alpha/2$ になるが，$x < 0$ の条件があるため最小値は $x = 0$ における値 $y^2/2\alpha$ になる．

$$\begin{cases} -y - \dfrac{\alpha}{2} & x = y + \alpha \\ \dfrac{y^2}{2\alpha} & x = 0 \end{cases} \tag{6-16}$$

1) の $y - \alpha < 0$ と 2) の $y + \alpha > 0$ は $-\alpha < y < \alpha$ を意味する．この範囲に y があるとき最小値を与える x は 0 になる．L2 ノルム，L1 ノルムはベクトルの成分ごとに計算することが許されるので (6-9) 式が得られる．なお，第 1 節本文および図 6-1 は文献 1) を参考にさせていただいた．

〔第 2 節〕 メジャライザー最小化（Majorizer Minimization）法

関数 f は連続的に微分可能な滑らかな凸関数とする．正の実数を L とし次式が成り立つたつときリプシッツ連続，定数 L をリプシッツ定数という．

$$\|f(\boldsymbol{x}) - f(\boldsymbol{y})\|_2 \leq L \|\boldsymbol{x} - \boldsymbol{y}\|_2 \tag{6-17}$$

また，勾配 ∇f がリプシッツ連続性

$$\|\nabla f(\boldsymbol{x}) - \nabla f(\boldsymbol{y})\|_2 \leq \gamma \|\boldsymbol{x} - \boldsymbol{y}\|_2 \tag{6-18}$$

を満たすとき，f を γ-平滑関数という．上記のような凸関数 f に対し次式の関数を定義する．

$$Q(\boldsymbol{x}, \boldsymbol{y}) = f(\boldsymbol{y}) + \nabla f(\boldsymbol{y})^T (\boldsymbol{x} - \boldsymbol{y}) + \frac{L}{2} \|\boldsymbol{x} - \boldsymbol{y}\|_2^2 \tag{6-19}$$

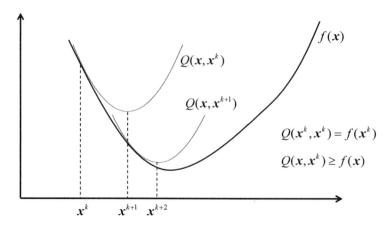

図 6-2　最小化の代理関数

(6-19) 式の第 3 項は (6-8) 式の近接作用素の第 1 項の α を $\alpha = 1/L$ としたものと等価であるが，リプシッツ連続，リプシッツ定数の用語を用いメジャライザー最小化法[2),3)] を説明する．(6-19) 式において

$$f(x) \leq Q(x, y) \tag{6-20}$$

が成り立ち，$Q(x, y)$ は $f(x)$ の最小化において $f(x)$ の代理関数の役割を果たしメジャライザーという．メジャライザー最小化とは，$f(x)$ を最小化する代わりに，メジャライザー $Q(x, y)$ の最小化を反復して行う方法である．(6-19) 式で $y = x^k$ としたときメジャライザーには図 6-2 に示す以下の性質がある．

$$\nabla f(x^k) = \nabla Q(x^k, x^k) \tag{6-21a}$$

$$f(x) - f(x^k) \leq Q(x, x^k) - Q(x^k, x^k) \tag{6-21b}$$

$x = y$ のとき

$$Q(y, y) = f(y) - \frac{1}{2L}\|\nabla f(y)\|_2^2 + \frac{L}{2}\left\|y - \left(y - \frac{1}{L}\nabla f(y)\right)\right\|_2^2$$

$$= f(y) \tag{6-22}$$

このような関係からメジャライザー $Q(x, y)$ を最小化することで $f(x)$ の最小化が可能になる．(6-19) 式は次式で表される．

$$Q(x, y) = f(y) - \frac{1}{2L}\|\nabla f(y)\|_2^2 + \frac{L}{2}\left\|x - \left(y - \frac{1}{L}\nabla f(y)\right)\right\|_2^2 \tag{6-23}$$

これを確認する．右辺第 3 項を t とすると

$$t = \frac{L}{2}\left\|x - \left(y - \frac{1}{L}\nabla f(y)\right)\right\|_2^2$$

$$= \frac{L}{2}\left[x^2 - 2x\left(y - \frac{1}{L}\nabla f(y)\right) + y^2 - \frac{2y}{L}\nabla f(y) + \frac{1}{L^2}\nabla f(y)^2\right]$$

$$= \frac{L}{2}x^2 - Lxy + x\nabla f(y) + \frac{L}{2}y^2 - y\nabla f(y) + \frac{1}{2L}\nabla f(y)^2 \tag{6-24}$$

これに右辺第 1 項，第 2 項を加えると

$$f(\boldsymbol{y}) - \frac{1}{2L}\|\nabla f(\boldsymbol{y})\|_2^2 + t = f(\boldsymbol{y}) + \frac{L}{2}\boldsymbol{x}^2 - L\boldsymbol{x}\boldsymbol{y} + \boldsymbol{x}\nabla f(\boldsymbol{y}) + \frac{L}{2}\boldsymbol{y}^2 - \boldsymbol{y}\nabla f(\boldsymbol{y})$$

$$= f(\boldsymbol{y}) + \nabla f(\boldsymbol{y})^T(\boldsymbol{x} - \boldsymbol{y}) + \frac{L}{2}\|\boldsymbol{x} - \boldsymbol{y}\|_2^2$$

$$= Q(\boldsymbol{x}, \boldsymbol{y}) \tag{6-25}$$

が得られるので，(6-19) 式と (6-21) 式は等しい．

メジャライザーを用いると絶対値関数を正則化項とする目的関数

$$J(\boldsymbol{x}) = f(\boldsymbol{x}) + \|\boldsymbol{x}\|_1 \tag{6-26}$$

$$f(\boldsymbol{x}) = \frac{1}{2}\|A\boldsymbol{x} - \boldsymbol{y}\|_2^2, \quad \nabla f(\boldsymbol{x}) = A^T(A\boldsymbol{x} - \boldsymbol{y}) \tag{6-27}$$

の最小化は次式の反復計算で表される．

$$\boldsymbol{x}^{k+1} = \min_{\boldsymbol{x}}\left[Q(\boldsymbol{x}, \boldsymbol{x}^k) + \|\boldsymbol{x}\|_1\right] \tag{6-28}$$

$$Q(\boldsymbol{x}, \boldsymbol{x}^k) = \frac{L}{2}\left[\boldsymbol{x} - \left(\boldsymbol{x}^k - \frac{1}{L}A^T(A\boldsymbol{x}^k - \boldsymbol{y})\right)\right]^2 \tag{6-29}$$

これは (6-9) 式の Proxy 作用素において

$$\boldsymbol{y} \equiv \left(\boldsymbol{x}^k - \frac{1}{L}A^T(A\boldsymbol{x}^k - \boldsymbol{y})\right)$$

$$f = \|\boldsymbol{x}\|_1$$

$$\alpha = 1/L$$

$$\boldsymbol{x}^{k+1} = \left[\operatorname{Prox}_\alpha^f(\boldsymbol{y})\right] \tag{6-30}$$

と置き次式で表される．

$$\boldsymbol{x}^{k+1} = \begin{cases} \left(\boldsymbol{x}^k - \frac{1}{L}A^T(A\boldsymbol{x}^k - \boldsymbol{y})\right) - 1/L & \left(\boldsymbol{x}^k - \frac{1}{L}A^T(A\boldsymbol{x}^k - \boldsymbol{y})\right) > 1/L \\ 0 & -1/L \leq \left(\boldsymbol{x}^k - \frac{1}{L}A^T(A\boldsymbol{x}^k - \boldsymbol{y})\right)_j \leq 1/L \\ \left(\boldsymbol{x}^k - \frac{1}{L}A^T(A\boldsymbol{x}^k - \boldsymbol{y})\right) + 1/L & \left(\boldsymbol{x}^k - \frac{1}{L}A^T(A\boldsymbol{x}^k - \boldsymbol{y})\right) < -1/L \end{cases} \tag{6-31}$$

リプシッツ定数 L について確認する．2 変数 $\boldsymbol{x}_1$, $\boldsymbol{x}_2$ について

$$\nabla f(\boldsymbol{x}_1) = A^T(A\boldsymbol{x}_1 - \boldsymbol{y}), \quad \nabla f(\boldsymbol{x}_2) = A^T(A\boldsymbol{x}_2 - \boldsymbol{y}) \tag{6-32}$$

これらを (6-18) 式に代入すると

$$\|\nabla f(\boldsymbol{x}_1) - \nabla f(\boldsymbol{x}_2)\|_2 = \|A^T(A\boldsymbol{x}_1 - \boldsymbol{y}) - A^T(A\boldsymbol{x}_2 - \boldsymbol{y})\|_2$$

$$= \|A^T A(\boldsymbol{x}_1 - \boldsymbol{x}_2)\|_2$$

$$= \|A^T A\|_2 \|\boldsymbol{x}_1 - \boldsymbol{x}_2\|_2 \tag{6-33}$$

$$\|A^T A\|_2 \|x_1 - x_2\|_2 \leq \gamma \|x_1 - x_2\|_2 \tag{6-34}$$

ここで，$\gamma = L$ と置くと

$$L = \|A^T A\|_2 \tag{6-35}$$

になる．

〔第3節〕 勾配法とメジャライザー最小化法の関係

目的関数は尤度を $f(x)$，正則化項を $g(x)$ と置くと次式で表される．

$$\min_x \{f(x) + g(x) : x \in \mathbf{R}^N\} \tag{6-36}$$

ここで，$x \in \mathbf{R}^N$ は x が N 次元実空間ベクトルであることを示す．$f(x)$ は (6-1) 式や (6-2) 式の第1項のような微分可能な凸関数，$g(x)$ は凸関数とするが微分不可能であってもよい．$g(x)$ が2次関数のときには微分可能であるが $g(x)$ が絶対値関数のときには原点において微分不可能になる．画像と観測データの整合性を表す項 $f(x)$ と L1 ノルムの項 $g(x)$ を1つ含む凸関数に関する最小化問題は，本章第2節のようにメジャライザー最小化法で解ける．正則化項がない場合の最小化

$$\min_x \{f(x) : x \in \mathbf{R}^n\} \tag{6-37}$$

は次式の勾配法で解ける．

$$x^0 \in \mathbf{R}^n, \quad x^{k+1} = x^k - \alpha \nabla f(x^k) \tag{6-38}$$

ここで $\nabla f(x^k)$ は k 回目の反復解から計算される $f(x^k)$ の勾配，α は探索の更新幅（ステップサイズ）を決めるパラメータである．α をリプシッツ定数 L の逆数とし

$$\alpha = 1/L = 1/\|A^T A\|_2 \tag{6-39}$$

メジャライザー最小化法を用いると $k+1$ 回目の反復解は次式で表される．

$$x^{k+1} = \min_x \left[f(x^k) + \nabla f(x^k)(x - x^k) + \frac{1}{2\alpha} \|x - x^k\|_2^2 \right] \tag{6-40}$$

x で微分し零と置くと

$$\frac{\partial}{\partial x} \left[f(x^k) + \nabla f(x^k)(x - x^k) + \frac{1}{2\alpha} \|x - x^k\|_2^2 \right] = 0 \tag{6-41}$$

$$\alpha \nabla f(x^k) + x - x^k = 0 \tag{6-42}$$

これから，x を x^k と置くと (6-38) 式が得られる．このことから勾配法は目的関数を x^k の近傍で2次関数によって近似するジャライザー最小化法であることがわかる．

$$Q(x, x^k) = f(x^k) + \nabla f(x^k)(x - x^k) + \frac{1}{2\alpha} \|x - x^k\|_2^2 \tag{6-43}$$

(6-37) 式に絶対値関数の正則化項を加えた場合

$$\min_x \{f(x) + \beta \|x\|_1 : x \in \mathbf{R}^n\} \tag{6-44}$$

(6-40) 式は

$$x^{k+1} = \min_x \left[f(x^k) + \nabla f(x^k)(x - x^k) + \frac{1}{2\alpha} \|x - x^k\|_2^2 + \beta \|x\|_1 \right] \tag{6-45}$$

となる．x の最小化に関係のない定数項を省くと (6-45) 式は

$$x^{k+1} = \min_{x}\left[\frac{1}{2\alpha}\left\|x-(x^k-\nabla f(x^k)\right\|_2^2 + \beta\|x\|_1\right] \tag{6-46}$$

と書ける．(6-46) 式を x について微分すると次式が得られる．

$$x-(x^k-\nabla f(x^k))+\alpha\beta\,\partial|x|=0 \tag{6-47}$$

ここで ∂ は劣微分を表す．絶対値関数の劣勾配は次式で表される．

$$\partial|x| = \begin{cases} -1 & x<0 \\ [-1,1] & x=0 \\ 1 & x>0 \end{cases} \tag{6-48}$$

以上の関係から $x = x^{k+1}$ と置くと次式が得られる．

$$x^{k+1} = \begin{cases} x^k-\nabla f(x^k)-\alpha\beta & x^k-\nabla f(x^k)>\alpha\beta \\ 0 & |x^k-\nabla f(x^k)|\leq\alpha\beta \\ x^k-\nabla f(x^k)+\alpha\beta & x^k-\nabla f(x^k)<\alpha\beta \end{cases} \tag{6-49}$$

これは (6-9) 式の Proxy 作用素を表す．メジャライザー最小化法は信号と観測データとの整合性をとるために，勾配法で信号を更新しそれを Proxy 作用素処理をしている．Proxy 作用素処理はソフト閾値処理とも呼ばれる．

〔第4節〕 非線形フィルタを用いた逐次近似 CT 画像再構成

これまで正則化項が絶対値関数の場合を扱ってきた．正則化項が単純な絶対値関数でなく変換行列 W が施されているときの最小化は次式で表される．

$$\min_{x}\left[\frac{1}{2}\|Ax-y\|_2^2 + \beta\|Wx\|_1\right] \tag{6-50}$$

原画像を信号値が 0 の多い疎な画像に変換することをスパース変換という．スパース変換は圧縮センシングの理論[4),5)]を構成する要素であり，圧縮センシング MRI[6)〜20)] に用いられている．画像の勾配を計算すると原画像に比較し零成分の多い画像になる．その結果，信号が疎になるので勾配をとるのはスパース変換の 1 つの方法である[6),15)]．スパース変換するには信号の値を主に構成している低周波数成分を減らし，輪郭を構成する高周波数成分のみにすればよい．圧縮センシングの CT への応用では，スパース変換に単位行列 I から線形の低域通過フィルタ S を減算し作成した高域通過フィルタが用いられた[21)]．

$$W = I - S \tag{6-51}$$

$$J(x) = \frac{1}{2}\|Ax-y\|_2^2 + \beta\|(I-S)x\|_2^2 \tag{6-52}$$

第2項は L2 ノルムの 2 乗である．スパース変換には L1 ノルムの方が L2 ノルムよりも優れる．線形フィルタに比較し非線形フィルタは雑音除去に優れることから，Dong らは非線形フィルタを用いた L1 ノルムによるスパース変換を提案した[22),23)]．本節では Dong らの非線形フィルタ M を正則化に用いた逐次近似 CT 画像再構成を紹介する．

$$W = I - M \tag{6-53}$$

$$J(x) = \frac{1}{2}\|Ax-y\|_2^2 + \beta\|(I-M)x\|_1 \tag{6-54}$$

メジャライザー最小化法は次式で表される．

$$Q(\boldsymbol{x},\boldsymbol{x}^k) = \min_{\boldsymbol{x}} \left\{ \frac{1}{2\alpha}\left[\boldsymbol{x} - \left(\boldsymbol{x}^k - \alpha A^T(A\boldsymbol{x}^k - \boldsymbol{y})\right)\right]^2 + \beta \|I\boldsymbol{x} - M\boldsymbol{x}\|_1 \right\}$$

$$= \min_{\boldsymbol{x}} \left\{ \frac{1}{2\alpha}\left[\boldsymbol{x} - \left(\boldsymbol{x}^k - \alpha A^T(A\boldsymbol{x}^k - \boldsymbol{y})\right)\right]^2 + \beta \sum_{j=1}^{J} |x_j - (M\boldsymbol{x})_j| \right\} \quad (6\text{-}55)$$

ここで，$\boldsymbol{x}^k$ は既知であるが $M\boldsymbol{x}$ は $\boldsymbol{x}$ に依存するので未知である．$(M\boldsymbol{x})_j$ は未知画像について非線形フィルタ処理した j 番目の画素値を示す．そこで，（ ）内を $a(\boldsymbol{x}^k)$ と置き

$$a(\boldsymbol{x}^k) = \boldsymbol{x}^k - \alpha A^T(A\boldsymbol{x}^k - \boldsymbol{y}) \quad (6\text{-}56)$$

α を小さくとると（$1/2\alpha$ は大きくなるので，$\boldsymbol{x}$ を最小化するためには [ ] 内が小さくなる必要がある）

$$Q(\boldsymbol{x},\boldsymbol{x}^k) = \min_{\boldsymbol{x}} \left\{ \frac{1}{2\alpha}\left[\boldsymbol{x} - a(\boldsymbol{x}^k)\right]^2 + \beta \sum_{j=1}^{J} |x_j - (M\boldsymbol{x})_j| \right\} \quad (6\text{-}57)$$

$Q(\boldsymbol{x},\boldsymbol{x}^k)$ を最小化する過程で $\boldsymbol{x}$ と $a(\boldsymbol{x}^k)$ の差は小さくなり未知数 $\boldsymbol{x}$ は $a(\boldsymbol{x}^k)$ で近似される．

$$\boldsymbol{x} = a(\boldsymbol{x}^k) \quad (6\text{-}58)$$

$$Q(\boldsymbol{x},\boldsymbol{x}^k) = \min_{\boldsymbol{x}} \left\{ \frac{1}{2\alpha}\left[\boldsymbol{x} - a(\boldsymbol{x}^k)\right]^2 + \beta \sum_{j=1}^{J} |x_j - M_j(a(\boldsymbol{x}^k))| \right\} \quad (6\text{-}59)$$

ここで，$M_j(a(\boldsymbol{x}^k))$ は $Ma(\boldsymbol{x}^k)$ の j 番目の画素値を表す．第2項は定数を c として $|x_j|$ を平行移動 $|x_j - c|$ したものなので近接作用素の適用が可能になる．

$$x_j^{k+1} = \begin{cases} a_j(\boldsymbol{x}^k) - \alpha\beta & a_j(\boldsymbol{x}^k) - M_j(a(\boldsymbol{x}^k)) > \alpha\beta \\ 0 & |a_j(\boldsymbol{x}^k) - M_j(a(\boldsymbol{x}^k))| \leq \alpha\beta \\ a_j(\boldsymbol{x}^k) + \alpha\beta & a_j(\boldsymbol{x}^k) - M_j(a(\boldsymbol{x}^k)) < -\alpha\beta \end{cases} \quad (6\text{-}60)$$

$a_j(\boldsymbol{x}^k)$ は $a(\boldsymbol{x}^k)$ の j 番目の画素値を表す．

（6-60）式の導出は Dong らの文献を参考にし，（6-8）式の近接作用素の定義式をもとに行っている．この式では α は分母にある．一方，Dong らは（6-55）式の α を分子に置いている．この場合の画像の更新は次式で表される．

$$x_j^{k+1} = \begin{cases} a_j(\boldsymbol{x}^k) - \beta/\alpha & a_j(\boldsymbol{x}^k) - M_j(a(\boldsymbol{x}^k)) > \beta/\alpha \\ 0 & |a_j(\boldsymbol{x}^k) - M_j(a(\boldsymbol{x}^k))| \leq \beta/\alpha \\ a_j(\boldsymbol{x}^k) + \beta/\alpha & a_j(\boldsymbol{x}^k) - M_j(a(\boldsymbol{x}^k)) < -\beta/\alpha \end{cases} \quad (6\text{-}61)$$

プログラムは（6-61）式を用いている．Dong らは非線形フィルタ処理にさらに離れた点での雑音除去に TV の処理を追加している．

$$a(\boldsymbol{x}^k) = a(\boldsymbol{x}^k) - \frac{1}{\alpha}\eta \nabla_{TV}(\boldsymbol{x}^k) \quad (6\text{-}62)$$

ここで η は TV の重み係数である．プログラムでは TV も入れられるように作成しているが，TV の重み係数の既定値は0にしている．理由は，本書で準備した数値ファントムに限定すると，両者を入れた

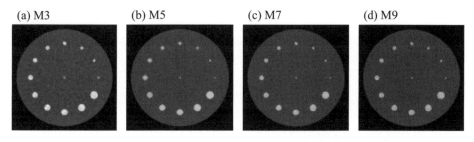

図6-3 メディアンフィルタを用いた逐次近似CT画像再構成

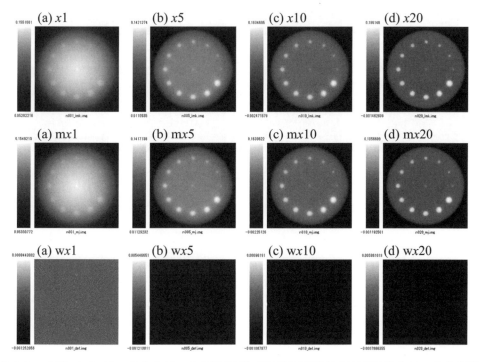

図6-4-1 メディアンフィルタを用いた逐次近似CT画像再構成の反復画像とフィルタ処理画像

場合に本節の目的である非線形フィルタ処理による逐次近似CT画像再構成の様子がわかりにくくなるためである.

上記再構成アルゴリズムでの演算をメディアンフィルタ処理するプログラムをP6-1に示す. xdisk_1 ファントムに入射光子数を2000とし作成した投影データに平均0, 標準偏差20のガウス雑音を加えた xdisk_1_I0_2000_sd20.prjを用い, 参照領域を3画素 (3×3画素), αを1000, βを1, ηを0とした再構成画像を図6-3 (a) に示す. (b) ～ (d) は参照領域5, 7, 9の画像を示す. 図6-4の1行はk回目の反復画像 (x), 2行は反復画像をメディアンフィルタで処理した画像 (mx), 3行は両者の差分画像 (wx) を示す. 各画像のxに続く数値は反復回数を示す.

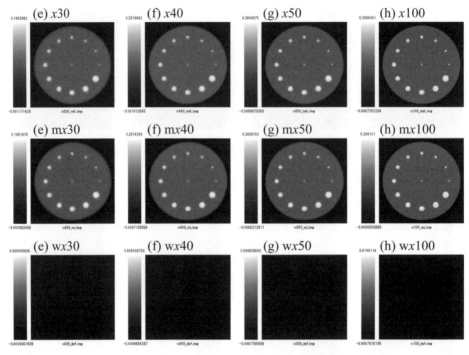

図 6-4-2　メディアンフィルタを用いた逐次近似 CT 画像再構成の反復画像とフィルタ処理画像

プログラム P6-1trueIR_median.c

trueIR 法 +Median フィルタの画像再構成プログラム
1. 入力投影のファイル名　　　[xdisk_1_I0_2000_sd20.prj] :
2. 投影の幅　　　　　　　　　[256] :
3. 投影数　　　　　　　　　　[256] :
4. 原画像のファイル名　　　　[xdisk_1.img] :
5. 画像の幅　　　　　　　　　[256] :
6. 画像の高さ　　　　　　　　[256] :
7. 画素長（cm/pixel）　　　　[0.078125] :
8. 参照領域（画素）　　　　　[3] :
9. TV の重み係数　　　　　　 [0.00000] :
10. 繰り返し回数　　　　　　 [100] :

　プログラム P6-2 に $M_j(\cdot)$ の演算をバイラテラルフィルタ処理にしたプログラムを示す．プログラムでは，σ_1 を $\delta 1$，σ_2 を $\delta 2$ としている．xdisk_1 の投影データを用い，フィルタ幅を 3 画素，重み付け係数 σ_1 を 0.3，σ_2 を 0.02，α を 1000，β を 1，η を 0 とした再構成画像を**図 6-5**（a）に示す．（b）〜（d）は参照領域を 3 画素（3×3 画素），σ_2 を 0.02 に固定し，σ_1 = 0.4，0.5，0.6 の画像を示す．**図 6-6** の 1 行は k 回目の反復画像（x），2 行は反復画像をバイラテラルフィルタで処理した画像（mx），3 行は両者の差分画像（wx）を示す．各画像の x に続く数値は反復回数を示す．

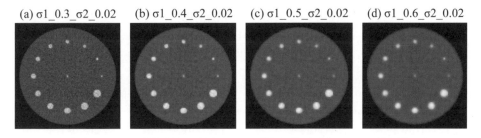

図 6-5　バイラテラルフィルタを用いた逐次近似 CT 画像再構成

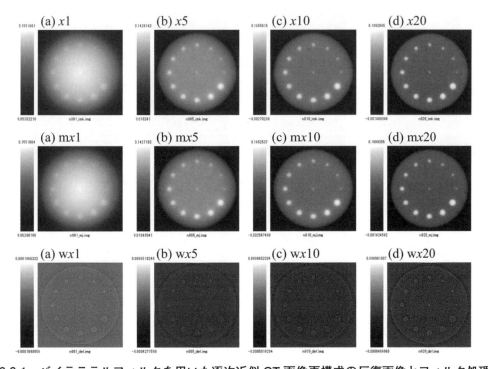

図 6-6-1　バイラテラルフィルタを用いた逐次近似 CT 画像再構成の反復画像とフィルタ処理画像

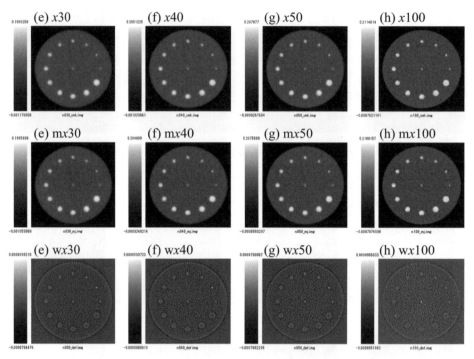

図 6-6-2 バイラテラルフィルタを用いた逐次近似 CT 画像再構成の反復画像とフィルタ処理画像

プログラム P6-2trueIR_bilateral.c

trueIR 法 +Bilateral フィルタの画像再構成プログラム
1. 入力投影のファイル名　　[xdisk_1_I0_2000_sd20.prj]:
2. 投影の幅　　　　　　　　[256]:
3. 投影数　　　　　　　　　[256]:
4. 原画像のファイル名　　　[xdisk_1.img]:
5. 画像の幅　　　　　　　　[256]:
6. 画像の高さ　　　　　　　[256]:
7. 画素長（cm/pixel）　　　[0.078125]:
8. 参照領域の幅（画素）　　[3]:
9. 重み係数 $\delta 1$　　　　　[10000]:
10. 重み係数 $\delta 2$　　　　　[120]:
11. TV の重み係数　　　　　[0.00000]:
12. 繰り返し回数　　　　　　[100]:

　プログラム P6-3 に $M_j(\cdot)$ の演算を Non Local Means フィルタ処理にしたプログラムを示す．プログラムでは，σ を $\delta 2$，η を h としている．xdisk_1 ファントムの投影データを用い，対象領域を 3 画素（3×3 画素），参照領域を 3 画素（3×3 画素），重み係数 σ を 0.01，雑音に関する係数 η を 0.1，α を 1000，β を 500 とした再構成画像を図 6-7 に示す．図 6-8 の 1 行は k 回目の反復画像（x），2 行は反復画像を Nonlocal means フィルタで処理した画像（mx），3 行は両者の差分画像（wx）を示す．各画像の x に続く数値は反復回数を示す．

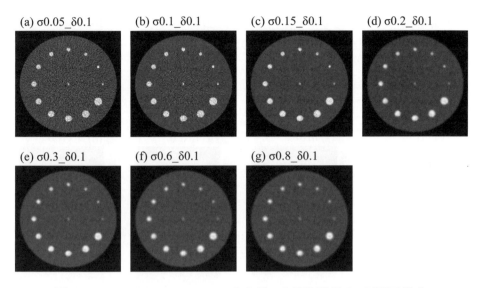

図 6-7 Nonlocal means フィルタを用いた逐次近似 CT 画像再構成

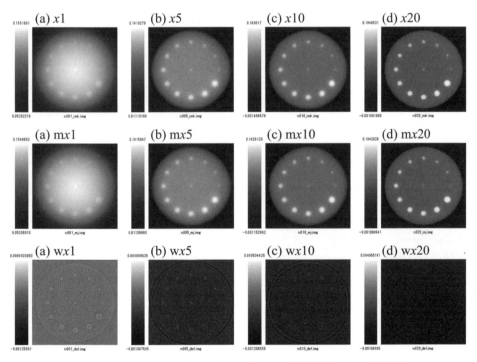

図 6-8-1 Nonlocal means フィルタを用いた逐次近似 CT 画像再構成の反復画像とフィルタ処理画像

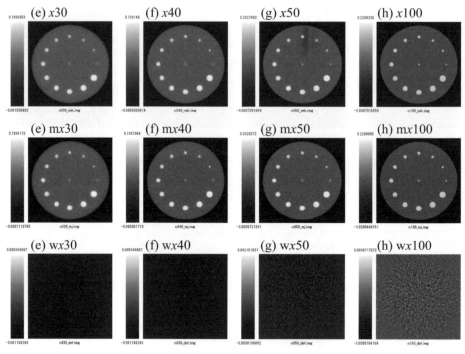

図 6-8-2　Nonlocal means フィルタを用いた逐次近似 CT 画像再構成の反復画像とフィルタ処理画像

プログラム P6-3trueIR_nlmeans.c

trueIR 法 +Non Local Means フィルタの画像再構成プログラム
1. 入力投影のファイル名　　[xdisk_1_I0_2000_sd20.prj]：
2. 投影の幅　　　　　　　[256]：
3. 投影数　　　　　　　　[256]：
4. 原画像のファイル名　　　[xdisk_1.img]：
5. 画像の幅　　　　　　　[256]：
6. 画像の高さ　　　　　　[256]：
7. 画素長（cm/pixel）　　　[0.078125]：
8. 対象領域の幅（画素）　　[3]：
9. 参照領域の幅（画素）　　[3]：
10. 重み係数 $\delta 2$　　　[0.01]：
11. 雑音に関する係数 h　　 [0.01]：
12. TV の重み係数　　　　　[0.00000]：
13. 繰り返し回数　　　　　[100]：

プログラム P6-4 に（6-53）式，（6-54）式を次式の TV にしたプログラムを示す．

$$J(\boldsymbol{x}) = \frac{1}{2}\|A\boldsymbol{x} - \boldsymbol{y}\|_2^2 + \beta \|W\boldsymbol{x}\|_1, \quad M = TV \tag{6-63}$$

xdisk_1 ファントムの投影データを用い，β を 0.001〜2 に変えた再構成画像を図 6-9 に示す．図 6-10 の 1 行は k 回目の反復画像（x），2 行は反復画像を TV でフィルタ処理した画像（mx），3 行は両者の

第 6 章 非線形フィルタを用いた逐次近似 CT 画像再構成 —— 239

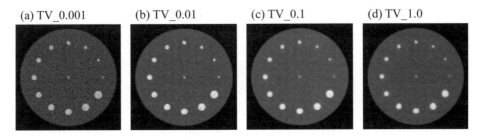

図 6-9 TV を用いた逐次近似 CT 画像再構成

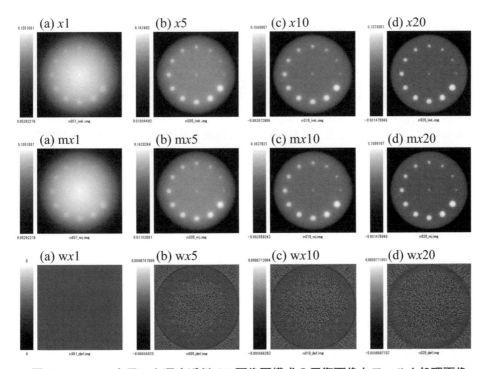

図 6-10-1 TV を用いた逐次近似 CT 画像再構成の反復画像とフィルタ処理画像

240 —— 逐次近似CT画像再構成の基礎

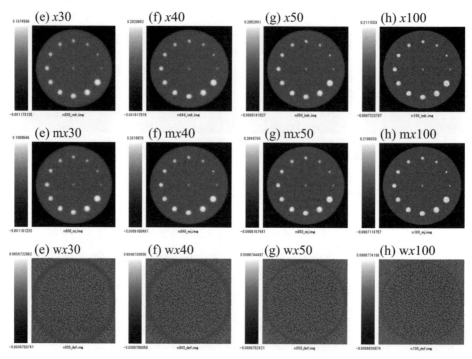

図6-10-2　TVを用いた逐次近似CT画像再構成の反復画像とフィルタ処理画像

差分画像（wx）を示す．各画像のxに続く数値は反復回数を示す．

プログラム P6-4trueIR_TV.c

trueIR法+TVフィルタの画像再構成プログラム
1. 入力投影のファイル名　　　[xdisk_1_I0_2000_sd20.prj]：
2. 投影の幅　　　　　　　　[256]：
3. 投影数　　　　　　　　　[256]：
4. 原画像のファイル名　　　　[xdisk_1.img]：
5. 画像の幅　　　　　　　　[256]：
6. 画像の高さ　　　　　　　[256]：
7. 画素長（cm/pixel）　　　[0.078125]：
8. TVの重み係数　　　　　　[0.01]：
9. 繰り返し回数　　　　　　[100]：

```
 1:   #define _CRT_SECURE_NO_WARNINGS
 2:   #include <stdio.h>
 3:   #include <stdlib.h>
 4:   #include <string.h>
 5:   #include <math.h>
 6:   #include <time.h>
 7:   #include <direct.h>
 8:
 9:   /* --- プログラムの説明 --- */
10:   char *filen = "P6-3trueIR_nlmeans.c";
11:   char *title = "trueIR 法 +NLmeans フィルタの投影再構成プログラム ";
12:   /*
13:     trueIR 法 +NLmeans フィルタの投影再構成プログラム
14:    （CT 用の重み付け最小二乗距離を利用）
15:    （Non Local Means 処理を利用）
16:   */
17:
18:   /* 入力 */
19:   char *menu[] = {  // 入力の際のコメント（入力変数とリンク）
20:   " 1. 入力投影のファイル名        ",
21:   " 2. 投影の幅                    ",
22:   " 3. 投影数                      ",
23:   " 4. 原画像のファイル名          ",
24:   " 5. 画像の幅                    ",
25:   " 6. 画像の高さ                  ",
26:   " 7. 画素長 (cm/pixel)           ",
27:   " 8. 対象領域の幅（画素）        ",
28:   " 9. 参照領域の幅（画素）        ",
29:   "10. 重みづけ係数 δ2            ",
30:   "11. 雑音に関する係数 h          ",
31:   "12. TV の重み係数               ",
32:   "13. 繰り返し回数                ",
33:   };
34:
35:   /* 出力 */
36:   /*
37:     再構成した画像データのファイル
38:      n***.img   : 更新された画像
39:      ※ "***" には繰り返しの回数が挿入される（例：001）
40:      ※ 自動で作成されたフォルダに格納される
41:   */
42:
43:   #define  PI  3.14159265358979
44:
45:   // プロトタイプ宣言
46:   void init(double *img, int size, double val);
47:   void read_data(char *fi, double *img, int size);
48:   void write_data(char *fi, double *img, int size);
49:   void detection_probability(int *cx, double *cc, int px, int pa, int p2, int nx, int ny, int ns);
50:   void recon_cs(void);
51:
52:   // グローバル変数の宣言と初期値設定
53:   char    g_f1[50] = "xdisk_1_I0_2000_sd20.prj"; // 入力投影のファイル名
54:   char    g_f2[50] = "xdisk_1.img";              // 原画像のファイル名
55:
56:   int     g_px = 256;     // 投影の幅
57:   int     g_pa = 256;     // 投影数
58:   int     g_nx = 256;     // 画像の幅
59:   int     g_ny = 256;     // 画像の高さ
60:   double  g_pl = 0.078125; // 画素長 (20 cm / 256 pixel)
61:   int     g_fw = 3;       // 対象領域の幅（画素）
62:   int     g_pw = 3;       // 参照領域の幅（画素）
63:   int     g_d2 = 8;       // 重みづけ係数 δ2
64:   int     g_h = 260;      // 雑音に関する係数 h
65:   double  g_bt = 0.001;   // TV の重み係数
66:   int     g_nit = 50;     // 逐次近似法の繰り返し回数
67:   int     g_p2 = 1;       // 全投影の角度（[2]pi or [1]pi）
68:   int     g_ns = 3;       // Cij で利用する 1 画素からの検出器幅（3 画素）
69:   double  g_wt = 0;       // 重みづけ係数 (0:without) ex. g_wt = 7 */
70:   double  g_a = 1000;     // 画像再構成のパラメータ (α)
71:   double  g_b = 500;      // 画像再構成のパラメータ (β)
72:   double  g_c = 10;       // 画像再構成のパラメータ (γ)
73:
74:   double *g_prj;          // 投影データ領域
75:   double *g_img;          // 原画像データ領域
76:   int    *g_cx;           // 検出確率の画素に対応する投影の x 座標
77:   double *g_cc;           // 検出確率 Cij
78:
```

プログラム【6-3】 trueIR 法 +NLmeans フィルタの投影再構成プログラム（1）

```
 79: void getparameter()
 80: {
 81:     int    i = 0;
 82:     char   dat[256];
 83:
 84:     // 変数への値の入力
 85:     fprintf(stdout, "\n%s\n\n", title);
 86:
 87:     fprintf( stdout, " %s [%s] :", menu[i++], g_f1 );
 88:     if (*fgets(dat, 256, stdin) != '\n') { dat[strlen(dat) - 1] = '\0'; strcpy(g_f1, dat); }
 89:     fprintf( stdout, " %s [%d] :", menu[i++], g_px );
 90:     if(*fgets(dat, 256, stdin) != '\n')   g_px = atoi(dat);
 91:     fprintf( stdout, " %s [%d] :", menu[i++], g_pa );
 92:     if(*fgets(dat, 256, stdin) != '\n')   g_pa = atoi(dat);
 93:     fprintf(stdout, " %s [%s] :", menu[i++], g_f2);
 94:     if (*fgets(dat, 256, stdin) != '\n') { dat[strlen(dat) - 1] = '\0'; strcpy(g_f2, dat); }
 95:     fprintf(stdout, " %s [%d] :", menu[i++], g_nx);
 96:     if (*fgets(dat, 256, stdin) != '\n')  g_nx = atoi(dat);
 97:     fprintf(stdout, " %s [%d] :", menu[i++], g_ny);
 98:     if (*fgets(dat, 256, stdin) != '\n')  g_ny = atoi(dat);
 99:     fprintf(stdout, " %s [%f] :", menu[i++], g_pl);
100:     if (*fgets(dat, 256, stdin) != '\n')  g_pl = atof(dat);
101:     fprintf(stdout, " %s [%d] :", menu[i++], g_fw);
102:     if (*fgets(dat, 256, stdin) != '\n')  g_fw = atoi(dat);
103:     fprintf(stdout, " %s [%d] :", menu[i++], g_pw);
104:     if (*fgets(dat, 256, stdin) != '\n')  g_pw = atoi(dat);
105:     fprintf(stdout, " %s [%d] :", menu[i++], g_d2);
106:     if (*fgets(dat, 256, stdin) != '\n')  g_d2 = atoi(dat);
107:     fprintf(stdout, " %s [%d] :", menu[i++], g_h);
108:     if (*fgets(dat, 256, stdin) != '\n')  g_h = atoi(dat);
109:     fprintf(stdout, " %s [%f] :", menu[i++], g_bt);
110:     if (*fgets(dat, 256, stdin) != '\n')  g_bt = atof(dat);
111:     fprintf(stdout, " %s [%d] :", menu[i++], g_nit);
112:     if(*fgets(dat, 256, stdin) != '\n')   g_nit = atoi(dat);
113: }
114:
115: int main(void)
116: {
117:     // プログラムで使用する変数の入力
118:     getparameter();
119:
120:     // 投影データ領域のメモリを動的に確保
121:     g_prj = (double *)malloc((unsigned long)g_px*g_pa*sizeof(double));
122:     g_img = (double *)malloc((unsigned long)g_nx*g_ny*sizeof(double));
123:     g_cx = (int *)malloc((unsigned long)g_pa*g_nx*g_ny*sizeof(int));
124:     g_cc = (double *)malloc((unsigned long)g_pa*g_nx*g_ny*g_ns*sizeof(double));
125:
126:     // 検出確率の計算
127:     detection_probability(g_cx, g_cc, g_px, g_pa, g_p2, g_nx, g_ny, g_ns);
128:
129:     // 投影データとオリジナルデータの入力
130:     printf(" *** Read projection data    ***\n");
131:     read_data(g_f1, g_prj, g_px*g_pa);
132:     read_data(g_f2, g_img, g_nx*g_ny);
133:
134:     // 逐次近似再構成
135:     printf(" *** Reconstruction ***\n");
136:     recon_cs();
137:
138:     free(g_prj);
139:     free(g_img);
140:     free(g_cx);
141:     free(g_cc);
142:     return 0;
143: }
144:
145:
146: // 検出確率のマトリクスを作成する関数
147: // int    *cx;    // 検出確率の検出位置 x の値
148: // double *cc;    // 検出確率の値
149: // int    px;     // 投影の動径方向の数
150: // int    pa;     // 投影の角度方向の数
151: // int    p2;     // 投影データの全角度（[2]πか[1]π）
152: // int    nx;     // 画像の x 方向の数
153: // int    ny;     // 画像の y 方向の数
154: // int    ns;     // 分解能の幅
155: void detection_probability(int *cx, double *cc, int px, int pa, int p2, int
```

第 6 章 非線形フィルタを用いた逐次近似 CT 画像再構成 —— 243

プログラム【6-3】 trueIR 法 +NLmeans フィルタの投影再構成プログラム (3)

```
156:           nx, int ny, int ns)
157:     {
158:         int     i, j, k, ix;
159:         double  x, y, xx, th, a, b, x05, d, si, co;
160:         double  cca[3];
161:
162:         for (i = 0; i < pa*nx*ny; i++)
163:             cx[i] = 0;
164:         for (i = 0; i < pa*nx*ny*ns; i++)
165:             cc[i] = 0;
166:
167:         for (k = 0; k < pa; k++)
168:         {
169:             fprintf(stderr, "\r *** Make cij [%3d/%3d]", k, pa);
170:             th = p2 * PI * k / pa;
171:             si = sin(th);
172:             co = cos(th);
173:             if (fabs(si) > fabs(co))
174:             {
175:                 a = fabs(si);
176:                 b = fabs(co);
177:             }
178:             else
179:             {
180:                 a = fabs(co);
181:                 b = fabs(si);
182:             }
183:             for (i = 0; i < ny; i++)
184:             {
185:                 y = ny / 2 - i;
186:                 for (j = 0; j < nx; j++)
187:                 {
188:                     x = j - nx / 2;
189:                     xx = x * co + y * si;
190:
191:                     cca[0] = cca[1] = cca[2] = 0.0;
192:
193:                     ix = (int)(floor(xx + 0.5));
194:                     if (ix + px / 2 < 1 || ix + px / 2 > px - 2) continue;
195:
196:                     x05 = ix - 0.5;
197:                     if ((d = x05 - (xx - (a - b) / 2)) > 0.0)
198:                         cca[0] = b / (2 * a) + d / a;
199:                     else if ((d = x05 - (xx - (a + b) / 2)) > 0.0)
200:                         cca[0] = d * d / (2 * a * b);
201:
202:                     x05 = ix + 0.5;
203:                     if ((d = xx + (a - b) / 2 - x05) > 0.0)
204:                         cca[2] = b / (2 * a) + d / a;
205:                     else if ((d = xx + (a + b) / 2 - x05) > 0.0)
206:                         cca[2] = d * d / (2 * a * b);
207:
208:                     cca[1] = 1.0 - cca[0] - cca[2];
209:
210:                     cx[k*nx*ny + i*nx + j] = ix + px / 2 - ns / 2;
211:                     cc[(k*nx*ny + i*nx + j)*ns + 0] = cca[0];
212:                     cc[(k*nx*ny + i*nx + j)*ns + 1] = cca[1];
213:                     cc[(k*nx*ny + i*nx + j)*ns + 2] = cca[2];
214:                 }
215:             }
216:         }
217:         fprintf(stderr, "\r *** Make cij [%3d/%3d]\n", k, pa);
218:     }
219:
220:     // *** Non local means フィルタ ***
221:     // double *im1;  // 処理後画像データ領域
222:     // double *im0;  // 処理前画像データ領域
223:     // int    nx;    // 画像の幅
224:     // int    ny;    // 画像の高さ
225:     // int    fw;    // 対象領域の幅
226:     // int    pw;    // 参照領域の幅
227:     // int    d2;    // 重みづけ係数 δ2
228:     // int    h;     // 雑音に関する係数 h
229:     void nlmeansfilter(double *im1, double *im0, int nx, int ny, int fw, int pw,
                     int d2, int h)
230:     {
231:         int     i, j, k, m, n, ii, jj;
232:         int     *x, *y, *x0, *y0, *x1, *y1;
233:         double  sum, sa, L2, w;
```

プログラム【6-3】trueIR法 +NLmeansフィルタの投影再構成プログラム（4）

```
233:
234:    x  = (int *)malloc((size_t)fw * sizeof(int));
235:    y  = (int *)malloc((size_t)fw * sizeof(int));
236:    x0 = (int *)malloc((size_t)pw * sizeof(int));
237:    y0 = (int *)malloc((size_t)pw * sizeof(int));
238:    x1 = (int *)malloc((size_t)pw * sizeof(int));
239:    y1 = (int *)malloc((size_t)pw * sizeof(int));
240:
241:    for (i = 0; i < ny; i++)
242:    {
243:       // y方向のずれ位置を計算
244:       for (k = 0; k < fw; k++) // 対象領域の幅
245:          y[k] = (i + ny + k - fw / 2) % ny;
246:       for (k = 0; k < pw; k++) // 参照領域の幅
247:          y0[k] = (i + ny + k - pw / 2) % ny;
248:
249:       for (j = 0; j < nx; j++)
250:       {
251:          // x方向のずれ位置を計算
252:          for (k = 0; k < fw; k++) // 対象領域の幅
253:             x[k] = (j + nx + k - fw / 2) % nx;
254:          for (k = 0; k < pw; k++) // 参照領域の幅
255:             x0[k] = (j + nx + k - pw / 2) % nx;
256:
257:          // フィルタの実行
258:          im1[i*nx + j] = 0;
259:          sum = 0;
260:          for (m = 0; m < fw; m++)
261:          {
262:             // y方向のずれ位置を計算
263:             for (k = 0; k < pw; k++) // 参照領域の幅
264:                y1[k] = (y[m] + ny + k - pw / 2) % ny;
265:             for (n = 0; n < fw; n++)
266:             {
267:                // x方向のずれ位置を計算
268:                for (k = 0; k < pw; k++) // 参照領域の幅
269:                   x1[k] = (x[n] + nx + k - pw / 2) % nx;
270:                // L2ノルムの2乗の計算
271:                L2 = 0;
272:                for (ii = 0; ii < pw; ii++)
273:                {
274:                   for (jj = 0; jj < pw; jj++)
275:                   {
276:                      sa = im0[y0[ii] * nx + x0[jj]] - im0[y1[ii] * nx + x1[jj]];
277:                      L2 += sa * sa;
278:                   }
279:                }
280:                w = exp(-(L2 - h * h) / (2 * d2*d2)); // フィルタの重み
281:                im1[i*nx + j] += w * im0[y[m] * nx + x[n]];
282:                sum += w;
283:             }
284:          }
285:
286:          // 要素の規格化
287:          im1[i*nx + j] /= sum;
288:       }
289:    }
290:
291:    free(x);
292:    free(y);
293:    free(x0);
294:    free(y0);
295:    free(x1);
296:    free(y1);
297: }
298:
299: // *** 画像領域の初期化 ***
300: // double *img;  // 画像領域
301: // int     size; // 画像領域のデータ数（画素数）
302: // double  val;  // 初期化する値
303: void init(double *img, int size, double val)
304: {
305:    int  i;
306:    for (i = 0; i < size; i++)
307:       img[i] = val;
308: }
309:
310: // *** 2次元画像データの入力（float型ファイルをdoubleとして入力）***
311: // char *fi;      // 入力画像のファイル名
```

```
312:    // double *img;    // 入力画像データ
313:    // int     size;   // 入力画像のサイズ（幅×高さ pixel）
314:    void read_data(char *fi, double *img, int size)
315:    {
316:        int     i;
317:        float   buff;
318:        FILE    *fp;
319:
320:        if ((fp = fopen(fi, "rb")) == NULL) {
321:            fprintf(stderr, " エラー：ファイルが開きません [%s].\n", fi);
322:            exit(1);
323:        }
324:        for (i = 0; i < size; i++)
325:        {
326:            fread(&buff, sizeof(float), 1, fp);
327:            img[i] = buff;
328:        }
329:        fclose(fp);
330:    }
331:
332:    // *** 2次元画像データの出力（doubleデータをfloat型として出力）***
333:    // char   *fi;     // 出力画像のファイル名
334:    // double *img;    // 出力画像データ
335:    // int     size;   // 出力画像のサイズ（幅×高さ pixel）
336:    void write_data(char *fi, double *img, int size)
337:    {
338:        int     i;
339:        float   buff;
340:        FILE    *fp;
341:
342:        if ((fp = fopen(fi, "wb")) == NULL) {
343:            fprintf(stderr, " エラー：ファイルが開きません [%s].\n", fi);
344:            exit(1);
345:        }
346:        for (i = 0; i < size; i++)
347:        {
348:            buff = (float)img[i];
349:            fwrite(&buff, sizeof(float), 1, fp);
350:        }
351:        fclose(fp);
352:    }
353:
354:    // *** RMSEをファイルに出力 ***
355:    // char   *fi;     // 出力データのファイル名
356:    // double *im1;    // RMSEの対象画像データ
357:    // double *im0;    // RMSEの原画像データ
358:    // int     size;   // 出力画像のサイズ（幅×高さ pixel）
359:    void write_rmse(char *fi, double *im1, double *im0, int size)
360:    {
361:        FILE    *fp;
362:        int     i;
363:        double  rmse, sum = 0, sum2 = 0;
364:
365:        for (i = 0; i < size; i++)
366:        {
367:            sum  += (im1[i] - im0[i])*(im1[i] - im0[i]);
368:            sum2 += im0[i]*im0[i];
369:        }
370:
371:        rmse = 100.*sqrt(sum)/sqrt(sum2);
372:
373:        if ((fp = fopen(fi, "a")) == NULL)
374:        {
375:            fprintf(stderr, " Error : file open [%s].\n", fi);
376:            exit(1);
377:        }
378:        fprintf(fp, "%f\n", rmse);
379:        fclose(fp);
380:    }
381:
382:    // *** RMSEの計算結果を返す ***
383:    // double *im1;    // RMSEの対象画像データ
384:    // double *im0;    // RMSEの原画像データ
385:    // int     size;   // 出力画像のサイズ（幅×高さ pixel）
386:    double calc_rmse(double *im1, double *im0, int size)
387:    {
388:        int     i;
389:        double  sum = 0, sum2 = 0;
390:
```

プログラム【6-3】 trueIR法 +NLmeans フィルタの投影再構成プログラム (6)

```
391:    for (i = 0; i < size; i++)
392:    {
393:        sum += (im1[i] - im0[i])*(im1[i] - im0[i]);
394:        sum2 += im0[i] * im0[i];
395:    }
396:
397:    return 100.*sqrt(sum) / sqrt(sum2);
398:    }
399:
400:    // *** ベクトルの内積を計算 : x・y ***
401:    // double *x;  // 1つ目のベクトル
402:    // double *y;  // 2つ目のベクトル
403:    // int    n;   // ベクトルの次元
404:    double inner_product(double *x, double *y, int n)
405:    {
406:    int     i;
407:    double  inpr = 0;
408:    for (i = 0; i < n; i++) {
409:        inpr += x[i] * y[i];
410:    }
411:    return inpr;
412:    }
413:
414:    // *** ガウス型の1次元 low-pass フィルタ ***
415:    // double *prw; // フィルタ後の投影データ
416:    // double *prj; // 対象の投影データ
417:    // int    px;   // 投影の幅
418:    // int    pa;   // 投影数
419:    void lowpass_filter(double *prw, double *prj, int px, int pa)
420:    {
421:    int i, j, k, n;
422:    int c = 4;   // フィルタ処理の範囲
423:    double *h;   // ガウシアンフィルタ関数
424:    double fwhm = 1;   // ガウス関数の半値幅
425:    double s = fwhm / (2 * sqrt(2 * log(2.0))); // 半値幅から標準偏差に換算
426:
427:    // ガウシアンフィルタ関数のメモリ確保
428:    h = (double *)malloc((size_t)c*sizeof(double));
429:
430:    // ガウシアンフィルタ関数の作成
431:    for (n = 0; n < c; n++)
432:    {
433:        h[n] = 1 / (sqrt(2 * PI)*s)*exp(-n*n / (2 * s*s));
434:    }
435:
436:    // 重畳積分によるフィルタリング
437:    for (i = 0; i < pa; i++)
438:    {
439:        for (j = 0; j < px; j++)
440:        {
441:            prw[i*px + j] = 0;
442:            for (k = 0; k < px; k++)
443:            {
444:                // 重畳積分
445:                if (abs(j - k) < c)
446:                    prw[i*px + j] += prj[i*px + k] * h[abs(j - k)];
447:            }
448:        }
449:    }
450:
451:    free(h);
452:    }
453:
454:    // *** ∇TV (Total Variation の勾配) の計算 ***
455:    // double *ntv; // ∇TV の計算結果
456:    // double *img; // 計算元の画像
457:    // int    nx;   // 画像の幅
458:    // int    ny;   // 画像の高さ
459:    void nabla_tv(double *ntv, double *img, int nx, int ny)
460:    {
461:    int     i, j, k, x[3], y[3];
462:    double  fil[9], tv1, tv2, ep = 1e-4; /*ep = 1e-8;*/
463:
464:    // TV の計算
465:    for (i = 0; i < ny; i++)
466:    {
467:        for (j = 0; j < nx; j++)
468:        {
469:            x[0] = (j + nx - 1) % nx;
```

```c
470:            x[1] = j;
471:            x[2] = (j + 1) % nx;
472:            y[0] = (i + ny - 1) % ny;
473:            y[1] = i;
474:            y[2] = (i + 1) % ny;
475:            for (k = 0; k < 9; k++)
476:                fil[k] = img[y[k / 3] * nx + x[k % 3]];
477:            tv1 = (fil[4] - fil[3]) / sqrt((fil[4] - fil[3])*(fil[4] - fil[3]) + (fil[6] - fil[3])*(fil[6] - fil[3]) + ep * ep)
478:                + (fil[4] - fil[1]) / sqrt((fil[2] - fil[1])*(fil[2] - fil[1]) + (fil[4] - fil[1])*(fil[4] - fil[1]) + ep * ep)
479:                - (fil[5] + fil[7] - 2 * fil[4]) / sqrt((fil[5] - fil[4])*(fil[5] - fil[4]) + (fil[7] - fil[4])*(fil[7] - fil[4]) + ep * ep);
480:            tv2 = (fil[4] - fil[1]) / sqrt((fil[4] - fil[1])*(fil[4] - fil[1]) + (fil[0] - fil[1])*(fil[0] - fil[1]) + ep * ep)
481:                + (fil[4] - fil[5]) / sqrt((fil[8] - fil[5])*(fil[8] - fil[5]) + (fil[4] - fil[5])*(fil[4] - fil[5]) + ep * ep)
482:                - (fil[7] + fil[3] - 2 * fil[4]) / sqrt((fil[7] - fil[4])*(fil[7] - fil[4]) + (fil[3] - fil[4])*(fil[3] - fil[4]) + ep * ep);
483:
484:            ntv[i*nx + j] = (tv1 + tv2) / 2;
485:        }
486:    }
487: }
488:
489: // *** 評価関数の勾配(正則化項のみ)の計算 ***
490: // double *im1;   // 評価関数∇Uの計算結果
491: // double *im0;   // 計算元の画像
492: // int    nx;     // 画像の幅
493: // int    ny;     // 画像の高さ
494: void nabla_U(double *im1, double *im0, int nx, int ny)
495: {
496:    int     i;
497:    double  *im2;
498:
499:    im2 = (double *)malloc((size_t)nx*ny*sizeof(double));
500:    for (i = 0; i < nx*ny; i++)
501:    {
502:        im1[i] = 0;
503:        im2[i] = 0;
504:    }
505:
506: /***  ∇TV(m) の計算  ***********************/
507:    if (g_bt != 0.0)
508:    {
509:        nabla_tv(im2, im0, nx, ny);
510:
511:        for (i = 0; i < nx*ny; i++)
512:        {
513:            im1[i] += g_bt*im2[i];
514:        }
515:    }
516: /*******************************************/
517:
518:    free(im2);
519: }
520:
521: // *** 検出確率を使って投影データを作成する関数 ***
522: // double  *prj; // 作成する投影データ
523: // int     px;   // 投影の幅
524: // int     pa;   // 投影数
525: // double  *img; // もとになる画像データ
526: // int     nx;   // 画像の幅
527: // int     ny;   // 画像の高さ
528: // int     ns;   // Cijの検出器分配数
529: // double  pl;   // 画素長
530: void projection_c(double *prj, int px, int pa, double *img, int nx, int ny, int ns, double pl)
531: {
532:    int    i, j, k;
533:
534:    for (i = 0; i < px*pa; i++)
535:        prj[i] = 0;
536:
537:    for (k = 0; k < pa; k++)
538:    {
539:        for (i = 0; i < nx*ny; i++)
540:        {
541:            for (j = 0; j < ns; j++)
```

プログラム【6-3】trueIR法+NLmeansフィルタの投影再構成プログラム (7)

```
542:          {
543:              int jj = g_cx[k*nx*ny + i] + j;
544:              if (jj < 0 || jj > px - 1) continue;
545:              prj[k*px + jj] += (g_cc[(k*nx*ny + i)*ns + j] * img[i] * pl);
546:          }
547:      }
548:  }
549: }
550:
551: // *** 検出確率を使って投影データから逆投影する関数 ***
552: // double   *img;   // 作成する画像データ
553: // int      nx;     // 画像の幅
554: // int      ny;     // 画像の高さ
555: // double   *prj;   // もとになる投影データ
556: // int      px;     // 投影の幅
557: // int      pa;     // 投影数
558: // int      ns;     // Cijの検出器分配数
559: // double   pl;     // 画素長
560: void backprojection_c(double *img, int nx, int ny, double *prj, int px, int pa, int ns, double pl)
561: {
562:  int    i, j, k;
563:
564:  for (i = 0; i < nx*ny; i++)
565:      img[i] = 0;
566:
567:  for (k = 0; k < pa; k++)
568:  {
569:      for (i = 0; i < nx*ny; i++)
570:      {
571:          for (j = 0; j < ns; j++)
572:          {
573:              int jj = g_cx[k*nx*ny + i] + j;
574:              if (jj < 0 || jj > px - 1) continue;
575:              img[i] += (g_cc[(k*nx*ny + i)*ns + j] * prj[k*px + jj] / pl);
576:          }
577:      }
578:  }
579:
580:  for (i = 0; i < nx*ny; i++)
581:      img[i] *= PI / pa;
582: }
583:
584: // *************************************
585: // ***   逐次近似投影再構成 ( 勾配法 )   ***
586: // *************************************
587: void recon_cs(void)
588: {
589:  int        i, k;
590:  char       fi[256], fd[256], fsr[256];
591:  time_t     timer;
592:  struct tm  *local;
593:  FILE       *fp;
594:  double     *pr0;    // 仮定画像から作成した投影データ
595:  double     *pr1;    // 差分に重みづけした投影データ
596:  double     *prw;    // 投影データへの重みづけ関数
597:  double     *im1;    // 仮定画像のデータ
598:  double     *dux;    // 正則化項
599:  double     *im2;    // 補正投影の逆投影画像
600:  double     *ima;    // 途中画像 aj(x)
601:  double     *imf;    // 非線形フィルタ処理後の画像
602:
603:  // データ領域の確保
604:  pr0 = (double *)malloc((unsigned long)g_px*g_pa * sizeof(double));
605:  pr1 = (double *)malloc((unsigned long)g_px*g_pa * sizeof(double));
606:  prw = (double *)malloc((unsigned long)g_px*g_pa * sizeof(double));
607:  im1 = (double *)malloc((unsigned long)g_nx*g_ny * sizeof(double));
608:  dux = (double *)malloc((unsigned long)g_nx*g_ny * sizeof(double));
609:  im2 = (double *)malloc((unsigned long)g_nx*g_ny * sizeof(double));
610:  ima = (double *)malloc((unsigned long)g_nx*g_ny * sizeof(double));
611:  imf = (double *)malloc((unsigned long)g_nx*g_ny * sizeof(double));
612:
613:  // 出力フォルダの作成
614:  timer = time(NULL);
615:  local = localtime(&timer); // 地方時に変換
616:
617:  sprintf(fd, "%d%02d%02d_%02d%02d%02d_%s_%s_TV%.3f_W%.1f",
618:      local->tm_year + 1900, local->tm_mon + 1, local->tm_mday,
619:      local->tm_hour, local->tm_min, local->tm_sec,
```

```
620:        filen, g_f1, g_bt, g_wt);
621:    _mkdir(fd);
622:
623:    // RMSE データの出力の準備
624:    sprintf(fsr, "%s\\_RMSE.txt", fd);
625:    if ((fp = fopen(fsr, "w")) == NULL)
626:    {
627:        fprintf(stderr, "Error: file open [%s].\n", fsr);
628:        exit(1);
629:    }
630:    fprintf(fp, "%s\n", fd);
631:    fclose(fp);
632:
633:    // 重み付け用の投影作成（フィルタリングによる平滑化；CT 用）
634:    if (g_wt <= 0.0)
635:    {
636:        init(prw, g_px*g_pa, 1.0);
637:    }
638:    else
639:    {
640:        lowpass_filter(prw, g_prj, g_px, g_pa);
641:    }
642:    sprintf(fi, "%s\\_prw.prj", fd);
643:    write_data(fi, prw, g_px*g_pa);
644:
645:    // 初期画像 x0
646:    init(im1, g_nx*g_ny, 0.0);
647:
648:    // RMSE の出力
649:    write_rmse(fsr, im1, g_img, g_nx*g_ny);
650:
651:    // L1 正則化逐次近似法の繰り返し
652:    for (k = 0; k < g_nit; k++)
653:    {
654:        fprintf(stderr, "\r *** iteration (true IR) [%2d/%2d]", k + 1, g_nit);
655:
656:        // g0 = At Wi(A xk - b)
657:        // 投影 A xk
658:        projection_c(pr0, g_px, g_pa, im1, g_nx, g_ny, g_ns, g_pl);
659:
660:        // 差分と重み付け Wi (A xk - b)
661:        for (i = 0; i < g_px*g_pa; i++)
662:        {
663:            pr1[i] = exp(-prw[i]) * (pr0[i] - g_prj[i]);
664:        }
665:
666:        // 逆投影 At Wi (A xk - b)
667:        backprojection_c(im2, g_nx, g_ny, pr1, g_px, g_pa, g_ns, g_pl);
668:
669:        // a(xk) の算出 a(xk)=xk-2/a At Wi (A xk -b)
670:        for (i = 0; i < g_nx*g_ny; i++)
671:        {
672:            ima[i] = im1[i] - 2 / g_a * im2[i];
673:        }
674:
675:        // TV 補正
676:        // 正則化項 β dU(x)/dx ( ∇ TV)
677:        nabla_U(dux, im1, g_nx, g_ny);
678:
679:        // a(xk) への追加 a(xk) = a(xk) - 2/a c ∇ TV
680:        for (i = 0; i < g_nx*g_ny; i++)
681:        {
682:            ima[i] -= 2 / g_a * g_c * dux[i];
683:        }
684:
685:        // --- Non Local Means フィルタ処理の実行 ---
686:        nlmeansfilter(imf, ima, g_nx, g_ny, g_fw, g_pw, g_d2, g_h);
687:
688:        // 次の繰り返し画像の作成 x(k+1)
689:        for (i = 0; i < g_nx*g_ny; i++)
690:        {
691:            if (ima[i] - imf[i] > g_b / g_a)
692:                im1[i] = ima[i] - g_b / g_a;
693:            else if (ima[i] - imf[i] < -g_b / g_a)
694:                im1[i] = ima[i] + g_b / g_a;
695:            else
696:                im1[i] = imf[i];
697:    }
698:
```

プログラム【6-3】 trueIR 法 +NLmeans フィルタの投影再構成プログラム（9）

```
699:        // 実部の負値は 0 にする拘束条件
700:        for (i = 0; i < g_nx*g_ny; i++)
701:        {
702:            if (im1[i] < 0.0) im1[i] = 0;
703:        }
704:
705:        // 結果画像の出力（1 桁目は全て，2 桁目から 10 個おきに出力する）
706:        if (k < 10 || k % 10 == 9)
707:        {
708:            sprintf(fi, "%s\\n%03d_1mk.img", fd, k + 1);
709:            write_data(fi, im1, g_nx*g_ny);
710:        }
711:        // RMSE のファイルへの出力
712:        write_rmse(fsr, im1, g_img, g_nx*g_ny);
713:        fprintf(stderr, ", RMSE = %f\n", calc_rmse(im1, g_img, g_nx*g_ny));
714:    }
715:    printf("\n");
716:
717:    free(pr0);
718:    free(pr1);
719:    free(prw);
720:    free(im1);
721:    free(dux);
722:    free(im2);
723:    free(ima);
724:    free(imf);
725: }
```

プログラム【6-3】trueIR 法 +NLmeans フィルタの投影再構成プログラム (10)

〔参考文献〕

第1章

1) Liang ZP, Lauterbur PC: Principles of Magnetic Resonance Imaging. A Signal Processing Perspective. IEEE Press Series in Biomedical Engineering and Biology. 36-51, IEEE PRESS, 2000.
2) 篠原広行, 橋本雄幸：テキストデータによる画像処理・画像表示一体型学習支援ツールの開発. 医学物理 35: 194-210, 2015.
3) 篠原広行, 橋本雄幸：Excel による医用画像処理入門. 108-122, 医療科学社, 2017.
4) Buzug TM: Computed Tomography From Photon Statistics to Modern Cone-Beam CT. 235-239, 462-463, Springer, 2008.
5) 森 一生, 風間正博：ストリーク状アーチファクトの緩和. Med Imag Tech 21: 272-276, 2003.
6) Mori I, Machida Y, Osanai M, et al.: Photon starvation artifacts of X-ray CT: their true cause and a solution. Radiol Phys Technol 6: 130-141, 2013.
7) 岩本新一郎, 汐崎 陽：雑音を含む投影データの対数変換による統計的影響とその簡易補正法. Med Imag Tech 24: 209-215, 2006.
8) Iwamoto S, Shiozaki A: Correction method of nonlinearity due to logarithm operation for X-ray CT projection data with noise in photon-starved state. IEIC Trans INF & SYST E-90D: 1697-1705, 2007.
9) Sauer K, Bouman CA: A local update strategy for iterative reconstruction from projections. IEEE Trans Signal Process 41: 534-548, 1993.
10) Zeng LG: Medical Image Reconstruction A Conceptual Tutorial. 131-134, Springer, 2010.
11) Bilgic G, Goyal VK, Adalsteinsson E: Multi-contrast reconstruction with Bayesian compressed sensing. Magn Reson Med 66: 1601-1615, 2011.
12) 金谷健一：これなら分かる最適化数学 基礎原理から計算手法まで. 55-59, 共立出版, 2005.
13) Nuyts J, Beque D, Dupont P: A concave prior penalizing relative differences for maximum-a-posteriori reconstruction in emission tomography. IEEE Trans Nucl Sci 49: 56-60, 2002.
14) Geman D, Yang C: Nonlinear image recovery with half-quadratic regularization. IEEE Trans Image Process 4: 932-946, 1995.
15) Elad M: Sparse and redundant representations. From theory to applications in signal and image processing. 188-191, Springer, 2010.
16) Rudin L, Osher S, Fatemi E: Non-linear total variation noise removal algorithm. Phys D 60:259-268, 1992.
17) Sidky EY, Pan X: Image reconstruction in circular cone-beam computed tomography by constrained, total variation minimization. Phys Med Biol 53: 4777-4807, 2008.

第2章

1)) 工藤博幸：低被曝CTにおける画像再構成—統計的画像再構成, 逐次近似画像再構成, 圧縮センシングの基礎—. Med Imag Tech 32: 239-248, 2014.
2) 篠原広行, 橋本雄幸：逐次近似CT画像再構成のコンピュータ支援学習プログラム. 医学物理 38 Sup. 1: 101, 2018.
3) 篠原広行, 橋本雄幸：統計的CT画像再構成アルゴリズムの実装と画質評価. 医学物理 38: 48-57, 2018.
4) 篠原広行, 中世古和真, 坂口和也, 橋本雄幸：逐次近似画像再構成の基礎. 74-83, 医療科学社, 2013.
5) 篠原広行, 橋本雄幸：ポアソン分布に従う投影データに対するカイ二乗統計最小化による逐次近似画像再構成法の誤差評価. 医学物理, 38: 113-128, 2018.

6) 篠原広行，橋本雄幸：逐次近似CT画像再構成法における入射光子数と線減弱係数の再構成値，医学物理，印刷中．
7) Sidky EY, Pan X: Image reconstruction in circular cone-beam computed tomography by constrained, total variation minimization. Phys Med Biol 53: 4777-4807, 2008.
8) Zaidi H: Quantitative Analysis in Nuclear Medicine Imaging. 112-114, Springer, 2006
9) 金森敬文，鈴木大慈，竹内一郎，左藤一誠：機械学習のための連続最適化．55-61, 講談社, 2016.

第3章

1) 橋本雄幸，篠原広行：C言語による画像再構成の基礎．251-260, 医療科学社, 2006.
2) 橋本雄幸，横井孝司，篠原広行：SPECT画像再構成の基礎．10-12, 53-76, 医療科学社, 2006.
3) 篠原広行，坂口和也，橋本雄幸：Excelによる画像再構成入門．95-108, 医療科学社, 2007.
4) 篠原広行，中世古和真，陳 欣胤，坂口和也，橋本雄幸：コーンビームCT画像再構成の基礎．167-193, 医療科学社, 2013.
5) Press WH, Teukolsky SA, Vetterling WT, Flannery BP 著，丹慶勝市，佐藤俊郎，奥村晴彦，左藤俊郎，小林　誠 訳：ニューメリカルレシピ・イン・シー日本語版―C言語による数値計算のレシピ．201-237, 技術評論社, 1999.
6) 篠原広行：画像再構成の基礎（1）―FBP法の原理―．日放技学誌 70: 277-286, 2014.
7) 篠原広行，中世古和真，橋本雄幸：C言語による画像再構成入門　フーリエ変換の基礎と応用．234-236, 医療科学社, 2014.

第4章

1) Chesler DA, Riederer SJ, Pelc NJ: Noise due to photon counting statistics in computed tomography. J Assist Comput Tomogr 1: 64-74, 1977.
2) Kijewski MF, Judy PF: The noise power spectrum of CT images. Phys Med Biol 32: 565-575, 1987.
3) Kak AC, Slaney M: Principles of computerized tomographic imaging. 190-200, SIAM, 2001.
4) 森 一生，山形 仁，町田好男 編：CTとMRI―その原理と装置技術―．63-68, コロナ社, 2010.
5) Sato K, Shidahara M, Goto M, Yanagawa I, Homma N, Mori I: Aliased noise in X-ray CT images and band-limiting processing as a preventive measure. Radiol Phys Technol 8:178-192, 2015.
6) Brooks RA, Di Chiro G: Statistical limitation in x-ray reconstruction tomography. Med Phys 3: 237-240, 1976.
7) 篠原広行，中世古和真，陳 欣胤，坂口和也，橋本雄幸：コーンビームCT画像再構成の基礎．21-30, 医療科学社, 2013.
8) 日本放射線技術学会 監修，市川勝弘，村松禎久：標準X線CT画像計測．62-71, 76-78, 100-105, オーム社, 2010.
9) 内田 勝 監修：ディジタル放射線画像．101-106, 119-122, オーム社, 1998.
10) Giger MI, Doi K: Investigation of basic imaging properties of digital radiography. 1. Modulation transfer function. Med Phys 12: 712-720, 1995.
11) Fujita H, Doi K, Giger MI: Investigation of basic imaging properties of digital radiography. 6. MTFs of I.I-TV digital imaging systems. Med Phys 11: 287-295, 1994.
12) 岡部哲夫，藤田広志 編：新・医用放射線科学講座 医用画像工学．74-76, 医歯薬出版, 2004.
13) IEC 62220-1: Medical electrical equipment-Characteristics of digital X-ray imaging devices-Part 1 Determination of detective quantum efficiency. Ed.1.0, 2003.
14) 市川勝弘，原 孝則，丹羽伸次，山口 功，大橋一也：CT画像におけるノイズパワースペクトルの比較評価．医用画像情報学会雑誌 25: 29-34, 2008.

15) Liang ZP, Lauterbur PC: Principles of Magnetic Resonance Imaging. A Signal Processing Perspective. IEEE Press Series in Biomedical Engineering and Biology. 26-35, IEEE PRESS, 2000.
16) 篠原広行，橋本雄幸：C言語による画像再構成入門　フーリエ変換の基礎と応用．85-95, 108-122, 医療科学社, 2014.
17) 篠原広行，橋本雄幸：MRIとフーリエ変換．492-498, 医療科学社, 2012.

第5章

1) Urahama K: Extracting intrinsic structures in images. Noise reduction and generation of illustrations by using bilateral filters. J Institute of Image Information and Television Engineers 62:1268-1273, 2008.
2) Buades A, Coll B: A non-local algorithm for image denoising. IEEE Proc. CVPR2005, 2: 60-65, 2005.

第6章

1) 永原正章：スパースモデリング　基礎から動的システムの応用．45-49, 182-184, コロナ社, 2017.
2) Lange K, Hunter DR, Yang I: Optimization Transfer Using Surrogate Objective Functions. J Comput Graph Stat 9: 1-20, 2000.
3) Fessler JA: Statistical Image Reconstruction Methods for Transmission Tomography, in Handbook of Medical Imaging, Vol. 2. Medical Image Processing and Analysis, Sonka M and Fitzpatrick JM, eds. 1-70, SPIE, 2000.
4) Candès E, Romberg J, Tao T: Robust uncertainty principles: Exact signal reconstruction from highly incomplete frequency information. IEEE Trans Inf Theory 52:489-509, 2006.
5) Donoho D: Compressed sensing. IEEE Trans Inf Theory 52:1289-1306, 2006.
6) Lustig M, Donoho DL, Pauly JM: Sparse MRI: The application of compressed sensing for rapid MR imaging. Magn Reson Med 58: 118-1195, 2007.
7) 田中利幸：圧縮センシングの数理．電子情報通信学会　基礎・境界ソサイエティ Fundamental Review　4: 39-47, 2010.
8) 宮本弘治，伊藤聡志，山田芳文：FRABAS変換を用いたMR画像の圧縮センシングに関する検討．電信情報通信学会技術研究報告．MI, 医用画像 110: 51-55, 2010.
9) 小久保潤，伊藤聡志，山田芳文：圧縮センシングを導入したMR高速撮像におけるGPU利用による再構成の高速化．Med Imag Tech 30: 115-122, 2012.
10) 町田好男，森一生：MRI高速撮像の進展～画像化の原理から圧縮センシングまで～．医用画像情報学会雑誌　30: 7-11, 2013.
11) 朝比奈諒，園川龍也，山本悦治：圧縮センシングによるMRI画像シミュレータの高速化．Med Imag Tech 32: 212-221, 2014.
12) 田中利幸：MRIにおけるスパースさを利用した画像再構成．Med Imag Tech 32: 182-187, 2014.
13) 齋藤俊輝，町田好男，宮本宏太，一関雄輝：圧縮センシングMRアンギオグラフィにおける血管描出能の評価－数値ファントムモデルによる検討―．日放技学誌 71: 1080-1089, 2015.
14) 玉田大輝：圧縮センシングを用いたMR高速撮像法．医学物理 35, Sup. 4: 29-37, 2015.
15) 篠原広行：画像再構成の基礎（2）―逐次近似法の原理―．日放技学誌 70: 406-415, 2014.
16) 篠原広行，橋本雄幸：圧縮センシングMRIの基礎．59-64, 医療科学社, 2016.
17) 篠原広行，橋本雄幸，竹山信之，田中絵里子，林　高樹，橋本東児：数値および視覚による3次元直交座標サンプリングを用いた圧縮センシングMRIの評価．医学物理 37: 70-84, 2017.
18) 篠原広行，橋本雄幸，竹山信之，田中絵里子，林　高樹，橋本東児：数値および視覚による2次元直交座標サンプリングを用いた圧縮センシングMRIの評価．医学物理 37: 137-149, 2017.

19) 篠原広行, 橋本雄幸, 玉田大輝, 竹山信之, 田中絵里子, 林　高樹, 橋本東児：数値および視覚による2次元極座標サンプリングを用いた圧縮センシングMRIの評価. 医学物理 37: 150-163, 2017.
20) Kojima S, Shinohara H, Hashimoto T, Suzuki S: Undersampling patterns in k-space for compressed sensing MRI using two-dimensional Cartesian sampling. Radiol Phys Technol 11: 303-319, 2018.
21) Guo W, Qin J, Yin W: A new detail-preserving regularization scheme. SIAM J Imaging Sci 7: 1309-1334, 2014
22) Dong J, Kudo H: Proposed of compressed sensing using nonlinear sparsifying transform for CT image reconstruction. Med Imag Tech 34: 235-244, 2016.
23) Dong J, Kudo H: Accelerated algorithm for compressed sensing using nonlinear sparsifying transform in CT image reconstruction. Med Imag Tech 35: 63-73, 2017.

和文索引

〔あ〕

一般化ガウス関数 …………………………… 33
移動平均フィルタ ……………………………201
ウィナースペクトル …………………………151
エッジ広がり関数 ……………………………148
エッジ法 ………………………………………150
エネルギー関数 ………………………………… 21
凹関数 …………………………………………… 24
重み付き最小二乗 ……………………………… 14
折り返し ………………………………………171

〔か〕

回転座標系 ……………………………………114
ガウスフィルタ ………………………………203
ガウス分布 ……………………………………131
ガウス乱数 ……………………………………131
加重平均フィルタ ……………………………202
緩和係数 ………………………………………… 61
逆問題 …………………………………………… 20
共役勾配法 ……………………………………… 71
近接作用素 ……………………………………225
櫛関数 …………………………………………163
クランプ処理 …………………………………… 9
勾配法 …………………………………………… 17
固定座標系 ……………………………………114

〔さ〕

最急降下法 ……………………………………… 67
最近傍補間 ……………………………………160
最小二乗 ………………………………………… 14
最小値フィルタ ………………………………197
最大値フィルタ ………………………………197
最尤推定－期待値最大化 ……………………… 14
サブセット化 …………………………………… 59
三角不等式 ……………………………………… 32
サンプリング周期 ……………………………163
サンプリング周波数 …………………………165
シグモイド関数 ………………………………148

事後確率 ………………………………………… 20
システム行列 …………………………………… 3
順投影 …………………………………………111
条件数 …………………………………………… 69
条件付き確率 …………………………………… 20
シンク関数 ……………………………………161
スパース変換 …………………………………231
正規分布 ………………………………………131
正則化画像再構成 ……………………………… 3
ゼロパディング ………………………………134
線積分 …………………………………………… 5
線広がり関数 …………………………………147

〔た〕

代数的方法 ……………………………………… 14
対数尤度 ………………………………………… 16
代理関数 ………………………………………228
畳み込み定理 …………………………………162
直線探索 ………………………………………… 74
テイラー展開 …………………………………… 8
デシベル ………………………………………131
デルタ関数 ……………………………………… 6
デルタ関数列 …………………………………163
点広がり関数 …………………………………203
投影 ……………………………………………… 5
投影データの期待値 …………………………… 8
透過光子数の期待値 …………………………… 8
統計的方法 ……………………………………… 14
等高線 …………………………………………… 25
凸関数 …………………………………………… 24
凸集合 …………………………………………… 24
トレンド ………………………………………151

〔な〕

ナイキスト周波数 ……………………………136
ノイズパワースペクトル ……………………151

〔は〕

バイラテラルフィルタ …………………197
バックトラッキング法 ………………… 75
非凸関数 ……………………………… 24
非凸集合 ……………………………… 24
不均一吸収体 ……………………………4
符号関数 ……………………………… 33
不良設定問題 ………………………… 20
ブロック化 …………………………… 59
分離性の性質 …………………………225
ベイズ定理 …………………………… 20
ポワソン分布 …………………………129

〔ま〕

マクローリン展開 …………………… 15
窓関数 …………………………………155
メジャライザー最小化法 ……………228
メディアンフィルタ …………………197

〔や〕

尤度 …………………………………… 15

〔ら〕

ラドン変換 ………………………………5
リプシッツ定数 ………………………227
リプシッツ連続 ………………………227
劣微分 ………………………………… 32

欧文索引

〔a〕
Armijo の条件 ………………………… 75

〔c〕
comb 関数 …………………………… 167

〔d〕
dB ……………………………………… 131

〔e〕
edge spread function：ESF …………… 148
Elad 関数 ……………………………… 40

〔f〕
FBP 法 ………………………………… 132

〔g〕
Geaman 関数 …………………………… 38

〔h〕
Huber 関数 ……………………………… 36
Hybrid IR 法 …………………………… 55

〔i〕
Image space denoising 法 ……………… 56
iterative reconstruction：IR …………… 10

〔l〕
L0 ノルム ……………………………… 22
L1 ノルム ……………………………… 22
L2 ノルム ……………………………… 22
least squares：LS ……………………… 14
line spread function：LSF …………… 147

〔m〕
MAP-EM ………………………………… 22
maximum a posterior EM ……………… 22
maximum likelihood-expectation maximization：ML-EM ……………………… 14
modulation transfer function：MTF … 147, 150

〔n〕
noise power spectrum：NPS ………… 151
Nonlocal means フィルタ …………… 197

〔p〕
point spread function：PSF ………… 203

〔r〕
Ramp フィルタ ……………………… 155

〔s〕
sgn (x) ………………………………… 33
Shepp-Logan ファントム …………… 118
Shepp-Logan フィルタ ……………… 155

〔t〕
Total variation ………………………… 43
True IR 法 ……………………………… 53

〔w〕
weighted least squares：WLS ………… 14
Wiener spectrum：WS ……………… 151

〔数字〕
2 次元櫛関数 ………………………… 163

〔ギリシア文字〕
γ-平滑関数 ……………………………… 227

著者略歴

●**篠原　広行**（しのはら　ひろゆき）

1978 年	東京都立大学大学院理学研究科博士課程修了
1978 年	昭和大学藤が丘病院放射線科
1985 年	同　講師
1995 年	同　助教授
2000 年	東京都立保健科学大学教授
2005 年	首都大学東京教授
2007 年	昭和大学医学部客員教授
2012 年	首都大学東京名誉教授

理学博士　医学博士　第1種放射線取扱主任者　第1種作業環境測定士

【研究領域】コンピュータトモグラフィを用いた生体機能解析

【主な著書】SPECT 機能画像（分筆，メジカルビュー，1998），最新臨床核医学（分筆，金原出版，1999），SPECT 画像技術の基礎（分筆，日本放射線技術学会，2001），核医学検査技術学（分筆，オーム社，2002），核医学画像処理（分筆，日本核医学技術学会，2010）

●**橋本　雄幸**（はしもと　たけゆき）

1994 年	筑波大学大学院工学研究科博士課程修了
1994 年	横浜創英短期大学情報処理学科　専任講師
1999 年	同　助教授
2004 年	横浜創英短期大学情報学科助教授
2008 年	同　教授
2012 年	横浜創英大学こども教育学部教授
2016 年	杏林大学保健学部診療放射線技術学科教授

工学博士

【研究領域】コンピュータトモグラフィを用いた生体機能および材料の非破壊解析

【主な著書】非破壊検査ハンドブック（分筆，日本非破壊検査協会編，1993），SPECT 画像技術の基礎（分筆，日本放射線技術学会，2001），核医学検査技術学（分筆，オーム社，2002），C 言語による画像再構成の基礎（共著，医療科学社，2006），SPECT 画像再構成の基礎（共著，医療科学社，2006），MRI 画像再構成の基礎（共著，医療科学社，2007），Excel による画像再構成入門（共著，医療科学社，2007），核医学画像処理（分筆，日本核医学技術学会，2010），医用画像位置合わせの基礎（共著，医療科学社，2011），MRI とフーリエ変換（共著，医療科学社，2012），コーンビーム CT 画像再構成の基礎（共著，医療科学社，2013），C 言語による画像再構成入門－フーリエ変換の基礎と応用（共著，医療科学社，2014），C 言語による画像再構成入門－トモシンセシスから 3 次元ラドン逆変換まで（共著，医療科学社，2014），圧縮センシング MRI の基礎（共著，医療科学社，2016），Excel による医用画像処理入門（共著，医療科学社，2017）

【画像再構成シリーズ】
逐次近似 CT 画像再構成の基礎

価格はカバーに表示してあります

2019 年 1 月 23 日　第一版　第 1 刷　発行

著　者　　篠原　広行・橋本　雄幸 ©
発行人　　古屋敷　信一
発行所　　株式会社 医療科学社
　　　　　〒113-0033　東京都文京区本郷 3 - 11 - 9
　　　　　TEL 03 (3818) 9821　　FAX 03 (3818) 9371
　　　　　ホームページ　http://www.iryokagaku.co.jp
　　　　　郵便振替　00170-7-656570

ISBN978-4-86003-104-6　　　　　（乱丁・落丁はお取り替えいたします）

本書の複製権・翻訳権・上映権・譲渡権・公衆送信権（送信可能化権を含む）は（株）医療科学社が保有します。

JCOPY ＜出版者著作権管理機構　委託出版物＞

本書の無断複製は著作権法上での例外を除き，禁じられています。複製される場合は，そのつど事前に出版者著作権管理機構（電話 03-5244-5088, FAX 03-5244-5089, e-mail: info@jcopy.or.jp）の許諾を得てください。